现代疼痛治疗学与临床麻醉技术

主编 黎嘉雅 易 星 屈岩松 等

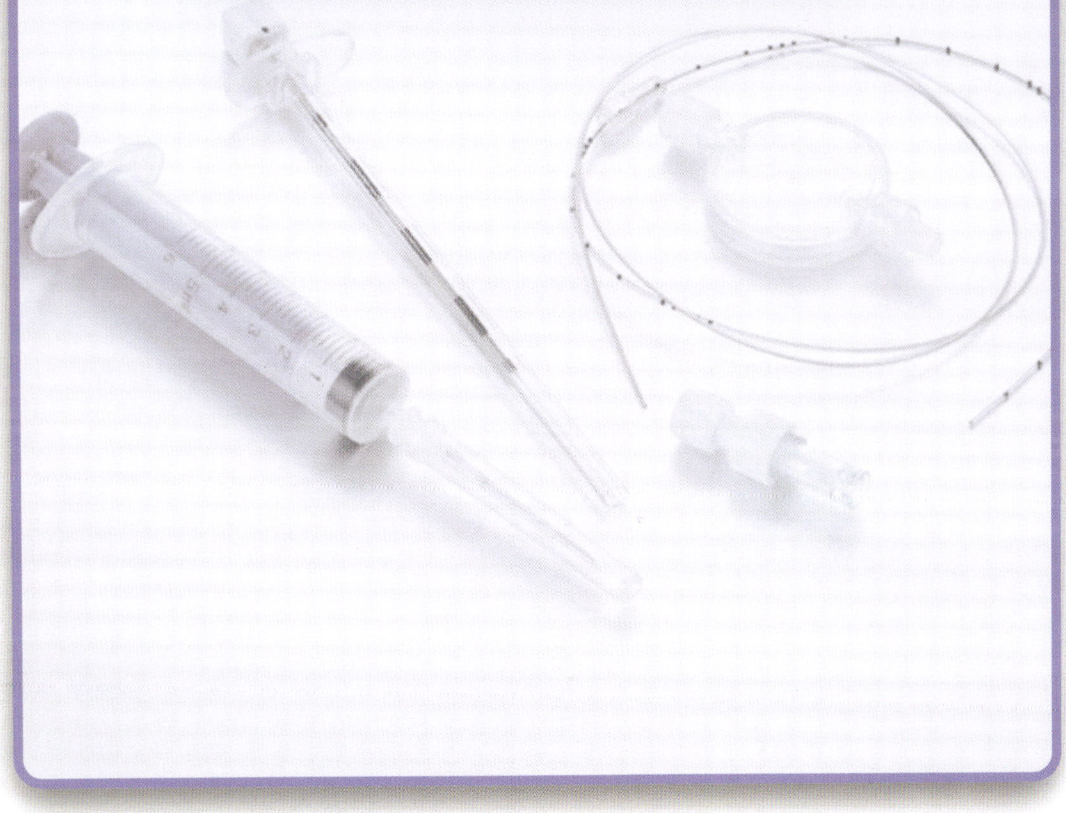

河南大学出版社
HENAN UNIVERSITY PRESS
·郑州·

图书在版编目（CIP）数据

现代疼痛治疗学与临床麻醉技术 / 黎嘉雅等主编 .— 郑州 ：河南大学出版社，2019.11
ISBN 978-7-5649-4035-5

Ⅰ .①现… Ⅱ .①黎… Ⅲ .①疼痛 – 治疗 ②麻醉学 Ⅳ .① R441.1 ② R614

中国版本图书馆 CIP 数据核字（2019）第 255132 号

责任编辑：郑　鑫　姜　畅
责任校对：李亚涛
封面设计：卓弘文化

出版发行：河南大学出版社
地址：郑州市郑东新区商务外环中华大厦 2401 号
邮编：450046
电话：0371-86059750（高等教育与职业教育出版分社）
0371-86059701（营销部）
网址：hupress.henu.edu.cn
印　　刷：北京虎彩文化传播有限公司
版　　次：2019 年 11 月第 1 版
印　　次：2019 年 11 月第 1 次印刷
开　　本：880 mm × 1230 mm　1/16
印　　张：11.75
字　　数：381 千字
定　　价：70.00 元

编 委 会

主 编 黎嘉雅 易 星 屈岩松 翟美琴

吴刘萍 叶阮昊 徐 韦 郭瑞云

副主编 黄穗翔 董兆辉 江 丹 陈晓炜

魏艳妮 任大鹏 李圣洪 李芳坤

编 委 （按姓氏笔画排序）

叶阮昊 梅州市人民医院（中山大学附属梅州医院）

任大鹏 重庆市开州区人民医院

江 丹 深圳市龙华区中心医院

李圣洪 江汉大学附属湖北省第三人民医院

李芳坤 河南中医药大学第一附属医院

吴刘萍 南通大学附属医院

陈晓炜 香港大学深圳医院

易 星 深圳市龙华区人民医院

屈岩松 赤峰市医院（内蒙古医科大学赤峰临床医学院）

徐 韦 景德镇市第一人民医院

郭瑞云 焦作市中医院

黄穗翔 广州市红十字会医院

董兆辉 深圳市萨米国际医疗中心（深圳市第四人民医院）

翟美琴 广州中医药大学深圳医院（福田）

黎嘉雅 深圳市人民医院

（暨南大学第二临床医学院，南方科技大学第一附属医院）

魏艳妮 重庆市开州区人民医院

前 言

疼痛是人类长期面临的挑战，尽管现代医学各个专业发展迅速，但对顽固性疼痛，比如癌痛、神经痛、幻肢痛、CRPS等仍然无能为力。另一方面，人类对生活质量的要求愈来愈高，将会导致疼痛对其发起更大的挑战。随着麻醉学基础研究的不断深入，临床麻醉学已有了长足的发展和进步，所涉及的范围也越来越广，从基础临床外科麻醉已扩展到急救复苏、重症监测及疼痛治疗等诸多方面；此外麻醉药物、麻醉方法、麻醉技术、麻醉设备的更新与发展以及现代新的理论和新的观点，推动了临床麻醉学向更高水平发展。结合现代疼痛与麻醉的所面临的情况，我们特组织编写了此书。

本书包含了疼痛的定义和分类、疼痛的临床诊断、头面部疼痛的生理学基础、头痛、神经病理性疼痛疾病、胸背部痛、癌性疼痛、风湿免疫性及退变性疼痛、特殊人群疼痛、现代临床麻醉概论与范畴、椎管内麻醉、神经外科手术的麻醉、心脏及血管外科手术的麻醉、骨科手术麻醉、产科麻醉、小儿麻醉。在本书编写过程中，编者们参阅了大量相关教材、书籍与文献，力求内容丰富、题材新颖、覆盖面广，适合本专业医师及对本专业感兴趣的相关人员使用。

本书由于编写人员较多，内容较广，在编写过程中文笔不尽一致，难免存在疏漏之处，望广大读者给予指正，以便再版时修正。

编 者

2019年11月

目　录

第一章　疼痛的定义和分类

第一节　疼痛的定义

痛觉与其他感觉不同，是一种与伤害及痛苦关联的令人讨厌的复合感觉。疼痛在强度（小、中、强）、性质（锐痛、钝痛或灼痛）、持续时间（瞬时、短时间、持续）和定位（体表、深部组织、定位明确或弥散）等方面有很大的变异性。因此，很难给痛觉下一个令人满意的明确定义。1994 年国际疼痛研究学会（International Association for the Study of Pain，IASP）将疼痛定义为："一种与组织损伤或潜在的损伤相关的不愉快的主观感觉和情感体验。"在正常生理条件下，疼痛提供躯体受到威胁的警报信号，是不可缺少的一种生命保护功能。但在病理条件下，疼痛是大多数疾病具有的共同症状，往往与自主神经活动、运动反射、心理和情绪反应交织在一起，给患者带来痛苦。事实上，慢性疼痛不仅仅是一种症状，它本身也可以是一种疾病，是临床的一大难题。

与其他躯体感觉最大的不同是，痛觉没有或极难产生适应，而且痛觉包含"感觉"和"情绪"两种成分。"感觉成分"具有其他感觉的共性特点：有特殊的感受器、感受器激活需要适宜的刺激、感受器有定位分布、具有对刺激强度进行鉴别的能力等。痛觉的"情绪成分"与逃避的驱动密切相关，其变异性极大，极易受过去经验的影响。大量的研究表明，痛觉不是简单地与躯体的某一部分的变化有关，也不能认为是由神经系统某个单一的传导束、神经核团和神经递质进行传递，它是一个复杂的感觉系统。

"痛阈"和"耐痛阈"是区分"感觉成分"和"情绪成分"的指标。阈值是感觉系统对刺激反应的一个特性，痛阈是对痛觉刺激的最小感知。不同个体或同一个体的不同时间，痛阈具有可重复性，是相对稳定的。耐痛阈是指忍耐疼痛的最大限度，它有很大的变异性。痛阈（痛觉感觉成分）完全相同的人，耐痛阈（痛觉情绪成分）可以有明显的不同，这与性格和环境因素有密切的关系。

在有关痛觉的英文文献中经常出现两个词汇：伤害性感受（nociception）和痛觉（pain）。这是两个有密切关系但又不相同的概念。伤害性感受是指中枢神经系统对伤害性传入信息的反应和加工，发生在中枢神经系统的各个水平，提供组织损伤的信息，是从低等动物到人所共有的。痛觉是指发生在躯体某一部分的厌恶和不愿忍受的感觉，属于知觉范畴，发生在脑的高级部位，尤其是大脑皮质，一般认为人类所特有的。

第二节　疼痛的分类

根据疼痛的起因、部位、性质和时程，可将其分为两大类：伤害性痛（nociceptive pain）和病理性痛（pathological pain）（图 1-1）。

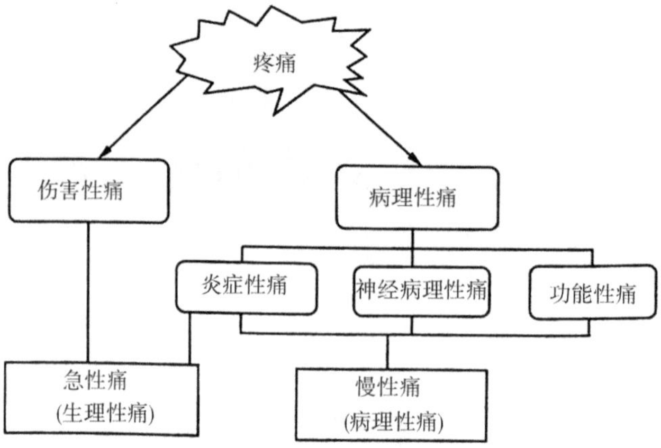

图 1-1 疼痛的分类

一、伤害性痛

伤害性痛是生理状态下，伤害性刺激直接兴奋伤害性感受器引起的疼痛，因此也称为“生理性痛”。有的伤害性刺激（如针刺等）几乎没有引起组织损伤或只引起轻微损伤，疼痛是瞬时的。即使组织损伤严重（如一般的手术创伤等），但损伤修复后，疼痛自行消失，疼痛持续时间不长。因此，也往往称作“急性痛”。

伤害性痛又可分为浅表痛和深部痛。

（一）浅表痛

浅表痛是由强刺激作用于皮肤引起的，有刺痛和灼痛之分，分别由外周神经中细的有髓鞘（A_δ）纤维和无髓鞘（C）纤维传导。“刺痛”又称锐痛、快痛或第一痛，定位明确，只在刺激时存在，刺激停止疼痛消失。“灼痛”也称钝痛、慢痛或第二痛，是定位模糊的持续性疼痛，具有烧灼和跳动感，刺激停止后依然存在，和刺痛不同，重复刺激可引起灼痛强度增加。

（二）深部痛

深部痛定位模糊，源于肌肉、肌腱、骨膜和关节的伤害性感受器的激活。内脏痛具有深部痛的特征。

伤害性痛是正常生理状态下日常体验到的感觉。在（表 1-1）中，从伤害性感受器分布、感受器的适宜刺激、疼痛躯体定位和疼痛的性质，总结了浅表痛、深部痛和内脏痛的特点。

表 1-1 伤害性痛的特性

名称	感受器分布	刺激	痛觉定位	疼痛性质
浅表痛	皮肤、皮下组织、黏膜	机械、化学、灼热	明确	锐痛、刺痛、灼烧痛
深部痛	肌肉、肌腱、筋膜、关节、骨骼	过度牵拉、缺血、机械损伤、痉挛	弥散、辐射	钝痛、痉挛痛
内脏痛	内脏器官	膨胀、缺血、肌肉痉挛	模糊	深部痛、刺痛、牵涉性痛

二、病理性痛

病理性痛按其起因分为“炎症性痛”（inflammatory pain）、“神经病理性痛”（neuropathic pain）和“功能性痛”（functional pain），在躯体和内脏组织均可产生。由于在病灶修复后疼痛仍存在，时程长达数月、数年乃至终生，因此也称为“慢性痛”，是临床的顽症。炎症性痛

由创伤、细菌或病毒感染以及外科手术等引起的外周组织损伤，刺激损伤细胞、免疫细胞（巨噬细胞、肥大细胞、中性粒细胞等）和神经末梢释放多种炎性介质，导致局部组织炎症。伴随局部红、肿、灼热感和功能障碍，出现强烈的损伤区的原发痛和损伤区周围的继发痛。这种由炎症引起的疼痛，表现为：①对伤害性刺激敏感性增强和反应阈值降低的“痛觉过敏（hyperalgesia）”；②非痛刺激（如触或冷刺激）

引起的“触冷诱发痛（allodynia）”（也称为“痛觉超敏”）；③无刺激诱导而自发产生的“自发痛”。当炎症消失或组织修复后，炎症性痛随之减弱。

三、神经病理性痛

由创伤、感染或代谢病引起的外周神经、脊髓和脑损伤所造成，也表现为痛觉过敏、触冷诱发痛和自发痛。多发于临床多种疾病，如糖尿病、带状疱疹恢复期、腰段神经根损伤、艾滋病引起的多发性神经疾病、脊髓损伤、多发性硬化症和脑中风等。图 1–2 表明，神经病理性痛又可分为：外周神经损伤引起的疼痛（单一性或多发性神经疾病的疼痛、去传入疼痛、交感神经性疼痛）和中枢痛。它们的产生机制是多样和复杂的，在后面的章节中有详细描述。

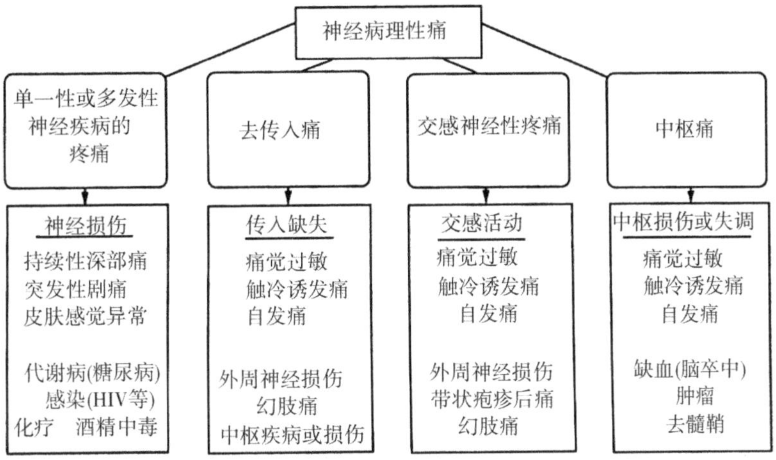

图 1–2 神经病理性痛的特性

四、功能性痛

功能性痛是在没有明显的神经学病变和外周异常的条件下，神经系统功能和反应异常引起的疼痛。临床上见到的纤维肌痛、肠应激综合征、非心脏性胸痛和紧张性头痛（不包括偏头痛）等可以归入这一类。

癌症痛属于病理性痛的范畴，起因既包括炎症，也有神经损伤等多种因素（肿瘤组织浸润、压迫神经、缺血、脏器梗死、化疗和放射治疗的毒性等），是兼有炎症性痛和神经病理性痛的复合类型，机制更为复杂，因此有其特殊性。

第二章　疼痛的临床诊疗

第一节　疼痛的诊疗范围、评定与诊断

一、疼痛诊疗大致可分为三类

1. 急性疼痛和慢性疼痛　急性疼痛包括外伤后疼痛、手术后疼痛、分娩痛等；慢性疼痛是指持续达1个月以上的疼痛，例如，神经源性疼痛如带状疱疹后痛、神经血管性疼痛如痛性糖尿病周围神经病、骨关节相关性疼痛及癌痛等。

2. 非疼痛性疾病　包括痉挛性斜颈、顽固性膈逆、面肌痉挛、眼睑痉挛、面神经麻痹等。

3. 功能性疾病　包括不定陈诉综合征、梅尼埃综合征、自主神经功能紊乱症、突发性耳聋、落枕、眩晕症、多汗症等。

疼痛的诊疗范围较广，但并非“所有的疼痛都由疼痛科诊治”，例如，胃穿孔虽有疼痛，但不是疼痛科的诊治范围，而面肌痉挛、面神经麻痹虽无疼痛，却可由疼痛科诊治，换言之，疼痛科的诊疗有其一定的适应证范围，应严格掌握其适应证。

二、疼痛的评定

对于疼痛程度的评定，至今尚无准确、科学的方法，大多离不开患者主观评判，但学习/掌握评估疼痛的方法又是疼痛科医生的基本功之一，也是疼痛治疗（用药）的依据和原理鉴定的重要指标。

目前较常采用的评定方法如下：

（一）视觉模拟评分法（visual analogue scale，VAS）

画一条横线（一般长为10cm），一端代表无痛（0），另一端代表最剧烈疼痛（10cm），让患者自己在线上最能代表其疼痛程度之处进行标记，此点到0点的距离即为评分值。

常见的两种方式：

（1）将横线定为10cm长，自无痛端至患者画线的交叉点间的距离（cm）作为疼痛指数。

（2）将横线与数字分级法的0～10数字并列，用与患者画线交叉点相对应的数字代表疼痛程度。

（二）数字评分法（numerical rating scales，NRS）

用0～10的数字代表不同程度的疼痛，0为无痛，10为最剧烈疼痛，让患者自己圈出一个最能代表其疼痛程度的数字。其中0为无痛；1～3为轻度痛；4～6为中度痛；7～10为重度痛。

（三）Wong- Baker 面部表情量表

此量表适用于7岁以下儿童或认知障碍成年人的疼痛评估（图2-1）。

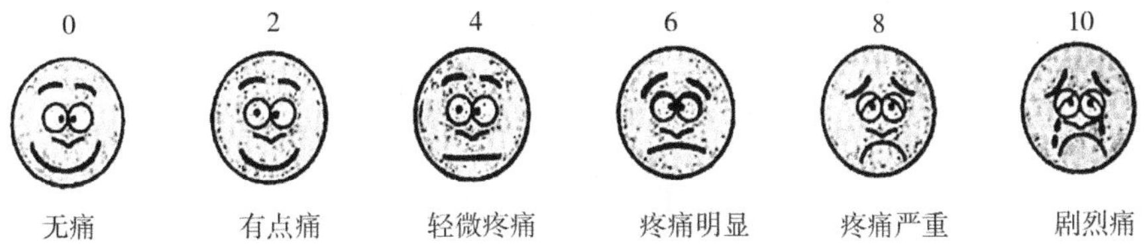

图 2-1　面部表情量表

（四）疼痛问卷表

疼痛问卷表包括 McGill 疼痛问卷表（McGill pain questionnaire，MPQ）、简化的 McGill 疼痛问卷（short form of McGill pain questionnaire，SF-MPQ）、简明疼痛问卷表（brief pain qusetionnaire，BPQ）等。

（五）其他

其他还有行为疼痛测定法、疼痛日记评分法等。

应该注意，疼痛常常伴有显著的病理生理变化，尤其在伤害性刺激或损伤的急性期。疼痛的生理相关性可以用来阐明疼痛产生的机制，并为发现新的治疗提供线索。疼痛最常测定的生理指标是心率、血压、皮肤的电活动、肌电图、皮质诱发电位、血浆皮质醇、酸性糖蛋白、阿片肽、神经肽类等。这些指标在疼痛的急性期有一定的相关性，但随着疼痛的持续存在和发展，许多指标逐渐恢复正常水平。此外，这些指标本身缺乏疼痛特异性，在情绪激动和应激反应时也可以出现。大量的研究提示，尽管疼痛过程中伴有许多生理变化，但许多似乎是对应激的反应，不是疼痛所特有的。

三、疼痛的诊断

疼痛的诊断应在详细了解病因的基础上，对患者做全面、认真的检查。

1. 常规的望诊、触诊、叩诊、运动功能检查　通过主动或被动活动检查四肢、躯干、关节、肌肉、神经及血管的功能。

2. 神经定位检查　确定神经根、脊髓病变部位，通过神经所支配区域的运动、感觉、反射来定位。

3. 检验学诊断　在许多疼痛性疾病的诊断中，实验室诊断是整个诊断系统中的重要组成部分，如鉴别感染与非感染疾病，往往需测定血常规；对于考虑风湿、类风湿、结核患者，应进行血沉和抗“O”的测定；考虑痛风患者应测定血清尿酸、尿尿酸含量；准备实施硬膜外腔穿刺及置管者应进行出、凝血时间测定。

4. 影像学诊断　影像学诊断在疼痛性疾病的诊断过程中占有极其重要的地位，尤其是近年来医学影像诊断技术发展迅速，为临床诊断提供了极大帮助。

（1）X 线片：对大多数骨、关节疾病，可作出诊断。

（2）CT 检查：能够对各种密度相似的软组织作出分辨，对有些疼痛性疾病的诊断具有特殊意义。

（3）磁共振：在神经、血管、脊髓系统病变方面的诊断具有重要意义。

（4）ECT：放射性核素全身骨显像，虽不作为肿瘤骨转移的诊断依据，但却是良好的筛查方法。

（5）PET-CT：正电子发射计算机断层显像，其原理是将微量的正电子核素显像剂注入人体，用扫描仪探测其在体内的分布，通过计算机断层以解剖图像方式、从分子水平显示机体及病变组织的功能、代谢、血流、细胞增殖等的技术。

5. 肌电图诊断　可描记神经肌肉单位活动的生物电，并以此判断所检查的神经肌肉功能状态，在临床上主要用于以下疾病检查：周围神经损伤；神经根压迫性疾病如颈椎病、椎间盘突出和椎管内肿瘤等；区分肌肉萎缩原因和性质。

6. 诱发电位诊断　躯体感觉诱发电位：给予神经末梢刺激后记录大脑皮质的感觉定位，如用于脊髓损伤和三叉神经、臂丛神经病变及颈椎病等的诊断；视觉诱发电位：当视觉受到刺激，可从枕叶皮质或相应皮质区域记录到诱发电位；脑干听觉诱发电位：当听觉受到刺激时可从颅顶正中记录到的诱发电位。

第二节　疼痛治疗的方法和原则

疼痛治疗的目的主要是消除病因，提高痛阈，改善功能，提高生活质量。

一、急性疼痛的治疗原则

若急性疼痛是某疾病并存之症状，则以治疗“原发病”为主，辅以治痛。

若急性疼痛是围手术期的术后疼痛，则所用药物以哌替啶、芬太尼（用于重度疼痛）或布桂嗪（中度疼痛）作为首选，给药途径以 PCIA、PCEA 为主。因治疗周期短，药物不良反应较为少见，但需要关注。

二、慢性疼痛的治疗原则

所谓疼痛治疗是指对慢性疼痛（本身就是疾病）的治疗，在合法、合情、合理的框架下，以介导微创手术为主，辅以药物、物理、心理等治疗方法；此外，可予个体化神经阻滞、神经破坏、神经毁损手术等。

三、术后疼痛的治疗原则

术后镇痛不仅能减轻患者的痛苦，更重要的是能预防或减少患者手术后疼痛引起的并发症。例如胸科术后患者，良好的镇痛可促进术后深呼吸及咳痰，防止肺不张和肺内感染。心脏病患者的非心脏手术后镇痛，可防止心动过速，减少心肌做功和氧耗量，这对心脏病患者是非常重要的。总之，手术后疼痛治疗可减轻或防止机体的一系列应激反应，有利于患者的恢复，减少各种并发症，对提高患者的围手术期安全十分重要。

（一）治疗方法的选择

术后镇痛的方式很多，其选择应根据手术的大小、部位等决定。包括全身用药，口服、静脉、肌内、皮下注射给药，硬膜外给药等和物理疗法及电刺激、心理治疗等技术。

1. 口服　适用于表浅、小手术的轻度、中度疼痛，术前口服。对患有消化性溃疡或肾脏疾病的患者相对禁忌。

2. 肌内注射　与口服相比，起效快，易于产生峰值而迅速达到镇痛目的。但存在注射部位疼痛、药物吸收不可靠、持续时间短等缺点。

3. 静脉给药　手术后的常用镇痛给药方法之一，可分次静脉注射或患者自控持续输注（PCA），起效迅速，血浆药物浓度稳定，但需要严密监测，防止出现呼吸抑制。

4. 硬膜外或鞘内给药　可使用局部麻醉药联合阿片类药物，镇痛效果较好。但可能出现低血压、全身无力、麻木的不良反应，应予重视。

（二）患者自控镇痛（patient- controlled analgesia，PCA）技术

1. 患者自控镇痛（PCA）　是利用一种机械微量泵装置，在患者感到疼痛时，自行按压 PCA 装置的给药键，按设定的剂量注入镇痛药，从而达到镇痛效果。其优点是：能维持稳定的血药浓度；避免镇痛药的滥用；可不用电源，而是通过特制的机械泵给药；体积小，便于携带。

2. PCA 分类　依其给药途径和参数设定的不同，可分为静脉 PCA（PCIA）、硬膜外 PCA（PCEA）、蛛网膜下隙 PCA（PGSaA）、皮下 PCA（PCScA）和区域神经 PCA（PCNA、PCRA）等。

3. PCA 技术参数　PCA 的技术参数包括单次给药剂量（bolus dose）、锁定时间（lock out time）、负荷剂量（loading dose）、最大给药剂量（maximal dose）、连续背景输注给药（basal infusion or background infusion）、单位时间的最大限量及注药速率等。

（1）负荷剂量：在开始 PCA 治疗时，由于受单次剂量和锁定时间的限制，短时间内难以达到镇痛所需的血药浓度，即最低有效镇痛浓度（MEAC）。给予负荷剂量的目的就是迅速达到镇痛所需要的血药浓度，即 MEAC，使患者迅速达到无痛状态。

（2）单次给药剂量：患者每次按压 PCA 泵所给的镇痛药剂量。由于不同患者对镇痛药的需求及不良反应的敏感性不同，应根据个体差异对单次给药剂量进行调整，剂量过小可能导致整个 PCA 过程镇痛效果欠佳，剂量过大有可能导致过度镇静甚至呼吸抑制。如果在足够的 PCA 次数后仍存在镇痛不全，可将剂量增加 25% ~ 50%，如果出现过度镇静，则应将剂量减少 25% ~ 50%。

（3）锁定时间：是指间断给药之间的最短间隔时间，该时间内 PCA 装置对患者再次给药的指令不做反应，可以防止用药过量。静脉 PCA 锁定时间一般为 8–15 分钟。

（4）最大给药剂量：是 PCA 装置的另一安全保护措施，有 1 小时或 4 小时最大给药剂量限定。其目的在于对超过平均使用量的用药引起注意并加以限制。

（5）连续背景输注：大部分 PCA 泵除了 PCA 单次给药方式外，还有其他功能可供选择，包括：①持续给药，难以做到个体化用药。②持续给药加 PCA，持续小剂量给药的目的在于减少镇痛药血药浓度波动，改善镇痛效果。③ PCA 基础上的持续给药，常使用速度可调节的给药方案。

4. PCA 常用药物

（1）PCIA: 静脉 PAC 常用药物有吗啡、芬太尼、曲马多、舒芬太尼等，一般与止吐药物氟哌利多、5- HT3 拮抗剂恩丹西酮、格拉司琼、雷莫司琼等合用。中国医科大学附属盛京医院目前用的配方：曲马多 600 ~ 800mg，加止吐药，稀释至 100mL，负荷量：曲马多 50 ~ 100mg；芬太尼 0.8 ~ 1mg，加止吐药，稀释至 100mL，负荷量：芬太尼 0.03 ~ 0.05mg；吗啡 30 ~ 40mg，加止吐药，稀释至 100mL，负荷量：吗啡 2 ~ 3mg；舒芬太尼 100 ~ 130μg，加止吐药，稀释至 100mL，负荷量：舒芬太尼 5μg。均 2mL/h 静脉泵入，使用负荷量前单次给予止吐药，如格拉司琼 3mg。

（2）PCEA: 术前先行硬膜外隙穿刺置管，术毕予以 PCEA 持续镇痛，一般常用局部麻醉药联合阿片类药。常用吗啡或芬太尼加用 0.125% ~ 0.25% 的布比卡因或 0.1% ~ 0. 2%罗哌卡因。中国医科大学附属盛京医院目前常用的配方：芬太尼 0.2 ~ 0. 5mg 或盐酸吗啡 4 ~ 6mg 加 0.125% 布比卡因溶液，生理盐水稀释至 250mL。持续剂量：5mL/h，PCA 剂量：2mL/ 次，锁定时间：8 分钟；吗啡 4 ~ 6mg 加氟哌利多 5mg 和布比卡因 100 ~ 150mg，生理盐水稀释至 100mL，持续剂量：2mL/h，PCA 剂量：0.5mL 次，锁定时间：15 分钟。PCEA 使用药物剂量和浓度要根据镇痛装置的特点、持续剂量进行调整，还应考虑患者手术大小、年龄、体重、性别等因素。

第三章 头面部疼痛的生理学基础

第一节 疼痛的概念

疼痛是由伤害性刺激所引起的一种复杂的主观感觉，常伴有自主神经反应、躯体防御反应以及心理和情感行为反应。所以，疼痛包括痛觉和痛反应两种成分。痛觉是指躯体某一部分厌恶和不愉快的感觉，主要发生在脑的高级部位即大脑皮质。痛反应的发生与中枢神经系统的各级水平有关，主要有屈肌反射、腹肌紧张性增强、心率加快、外周血管收缩、血压增高、呼吸运动改变、瞳孔扩大、出汗、呻吟、恐惧、烦躁不安和痛苦表情等。

疼痛为机体提供受到伤害的警报信号，使机体迅速做出逃避或防御反应，显然对机体的生存有重要意义。然而，严重的疼痛给患者带来痛苦。医师常以此作为诊断疾病的一个依据，并消除或减轻患者的痛苦。同时，疼痛的个体差异性很大，常因外周环境、机体状态、主观心理活动变化而发生改变。

第二节 头面部疼痛的形成和传导

简单地说，当机体受到某种伤害性刺激的时候，这些刺激转化为神经冲动，并迅速地传入神经中枢，产生痛觉。这个过程有它复杂而精确的解剖生理学基础和病理生理学基础。

一、痛觉感受器

痛觉是通过痛觉感受器感受的。感受器是一种特殊的结构，能被环境的变化所刺激，并能将不同形式的刺激能量转化为神经冲动，但这些冲动不会因为刺激种类的不同而有差异。因此可以说，感受器是将各种能量转化为神经冲动的换能器。

一般认为，痛觉感受器是游离的神经末梢，广泛分布于皮肤、角膜、牙髓、血管壁及深部组织如肌腱、关节及内脏中。不同组织中的感受器在结构上没有明显差异，但反应性各异，故许多学者倾向于将感受器分为以下几类（表 3-1）。

表 3-1　痛觉感受器的分类

分布	伤害性感受器的类型	有效刺激
皮肤	A_δ 机械型	机械损伤
	A_δ 多觉型	机械损伤和伤害性灼热
	C 机械型	机械损伤
	C 多觉型	伤害性机械、热、冷和化学刺激
肌肉	Ⅲ（A_δ）机械型	伤害性挤压
	Ⅳ（C）机械型	伤害性挤压
	Ⅳ（C）化学型	伤害性挤压
	Ⅲ和Ⅳ多觉型	重压和伤害性刺激

续 表

分布	伤害性感受器的类型	有效刺激
关节	$A_δ$ 机械型	极度扭转
	C 机械型	极度扭转
内脏	$A_δ$ 内脏伤害型	依器官不同
	C 内脏伤害型	强烈的机械、膨胀、灼热和化学刺激

分布于体表的痛觉感受器是呈点状分布的，称为痛感觉点，简称痛点。痛点分布随部位而有差异，因此，可表现为躯体不同部位对疼痛刺激敏感性的差异。如颈部皮肤对疼痛刺激的敏感性较手背部差，在手背部每平方厘米皮肤表面有痛点 100 ~ 200 个。

在某些特殊情况下，痛觉阈值降低的现象称为痛觉过敏。所谓痛觉感受器的阈值是指要使这个感受器兴奋，刺激要达到的一定强度。在正常情况下，其他的感觉纤维对痛觉有抑制作用，但在特殊情况下如脊髓损伤时，抑制作用减少则出现痛觉过敏。

在疼痛研究中，对于为什么不同性质的刺激只要达到一定的强度成为伤害性刺激时即可引起疼痛的问题，至今尚未解决。动物及人体实验中发现，将某些物质涂布在暴露的神经末梢上即可引起疼痛，有人认为，痛觉感受器的神经末梢实际上是一种化学感受器，目前所知，可以引起疼痛的物质有 K^+、H^+、组胺、缓激肽、前列腺素等。

二、与疼痛相关的化学物质

1. 致病物质　伤害性刺激引起初级传入末梢去极化，使感受器兴奋，这是一个换能过程。伤害性感受器如何将各类性质不同的刺激转化成电能的机制尚未阐明，已有的资料显示可能有多种机制，最有说服力的假说是伤害性感受器具有化学敏感性，即伤害性刺激使损伤的细胞释放致痛的化学物质（表 3-2），引起伤害性感受器产生去极化。

表 3-2　外周损伤部位释放的致痛物质及作用

致痛物质	释放来源和（或）合成酶	对初级传入末梢的作用
K^+、H^+、Ca^{2+}	损伤细胞	激活
乙酰胆碱（Ach）	损伤细胞	激活
三磷腺苷	损伤细胞	激活
5-羟色胺（5-HT）	血小板和（或）色胺酸羟化酶	激活
缓激肽	血浆激肽原和（或）激肽释放酶	激活
组胺	肥大细胞	激活
前列腺素	花生四烯酸代谢产物和（或）环氧化酶	降低阈值
白细胞三烯	花生四烯酸代谢产物和（或）5-脂氧化酶	降低阈值
P 物质	初级传入末梢	降低阈值

表 3-2 所列物质有 3 个来源：①直接来自损伤细胞，如 K^+、组胺（histamine）、Ach、5-HT 和三磷腺苷（adenosine triphosphate，ATP）等；②由损伤细胞释放一些酶，在局部合成一些物质如前列腺素（prostaglandin，PG）和白细胞三烯（leukotriene，LT），或是通过白细胞游走及血浆蛋白带到损伤部位被酶解而形成，如缓激肽（bradykinin，BK）；③由损害性感受器本身释放，如 P 物质（substance P，SP）。实验证明，伤害性感受器激活后释放的 P 物质可刺激肥大细胞释放组胺，从而进一步作用于伤害性感受器使其活动加强。

致痛物质引起伤害感受器的激活和敏感效应，可能通过两种方式：①直接作用：如 K^+、BK、PG 直接兴奋与伤害性感受器相联系的神经末梢；②继发作用：即伤害性冲动不仅传入中枢，同时也在传入纤维分叉处传向另一末梢引起P物质释放。P物质除直接引起血管舒张、导致组织水肿、BK的积累外，还刺激肥大细胞释放组胺，血小板释放5-HT，一方面刺激感受器的兴奋活动；另一方面可继发激活邻近的伤害性感受器。

2. 参与疼痛传递的物质　现已发现，参与痛信息传递的神经元中可能有十几种生物活性物质，如谷氨酸、P物质、缩胆囊素（cholecystokinin，CCK）、生长抑素（somatostatin，SS）、内啡肽（endorphin，EP）、强啡肽（dynorphin，DYN）、脑啡肽（enkephalin，ENK）、血管活性肠肽（vasodilative intestinal peptide，VIP）、5-HT、Ach等。这些物质通过相应受体介导而引起疼痛。人们发现各类神经递质与疼痛有着复杂的关系。一方面，每一类神经递质都或多或少地表现出多向作用，如在某些情况下参与疼痛传导或痛敏，而在某些情况下参与镇痛，或在某些情况下参与抗镇痛。另一方面，不同递质之间，不同受体之间又存在着广泛的协同或拮抗作用。

上述递质通过其相应受体的结合后，一是激活细胞膜上的酶，如腺苷酸环化酶，使细胞内的第二信使cAMP含量变化，后者再激活蛋白激酶A，诱发细胞的代谢变化；二是改变膜通道蛋白的形状，调控细胞内外的离子移动，改变膜内外电位或影响细胞内Ca^{2+}浓度，而影响递质的释放等。

近年来，痛觉研究令人瞩目的进展是某些原癌基因如c-fos和c-jun参与神经细胞内痛觉信息传递。这不仅在方法学上增加了研究跨突触多级神经元通路的新方法，而且揭开了痛觉分子机制的序幕。

三、疼痛的外周和中枢传导通路

1. 痛觉传导纤维　神经纤维是神经元细胞质突起的延长部分，主要是轴突的延长部分所组成。轴突外边包有髓鞘的称为有髓鞘纤维，如A、B纤维；另外一些轴突仅有一层神经膜（施万，Schwann）细胞包裹甚至包裹不完全裸露者称为无髓鞘纤维，如C纤维。

根据神经纤维的电生理特征可将其分为A、B、C 3类，而根据神经纤维的直径大小和来源可分为Ⅰ、Ⅱ、Ⅲ、Ⅳ类（表3-3）。神经纤维具有生理完整性、绝缘性、双向传导及相对疲劳性等4种主要特性。神经纤维的传导速度与其直径成正比（有髓鞘纤维）或与其直径的平方成正比（无髓鞘纤维）。

一般认为，痛觉是由A_δ（有髓鞘）和C（无髓鞘）纤维传导的。在传导痛觉的A_δ和C类纤维中，A_δ有髓鞘纤维传导速度快，兴奋阈较低，它主要传导快痛。而C类无髓鞘纤维兴奋阈较高，传导速度较慢，它主要传导慢痛。

表3-3　痛觉传导纤维分类

纤维分类		功能及来源	纤维直径（μm）	传导速度（m/s）
根据电生理学特征分类	A_α	初级肌梭传入纤维支配梭外肌的传出纤维	15（12～20）	100（70～120）
	A_β	皮肤的触压觉传入纤维	8（5～15）	50（30～70）
	A_γ	支配肌梭的传出纤维	6（6～8）	20（15～30）
	A_δ	皮肤痛觉传入纤维	＜3（1～4）	20（15～30）
	B	自主神经节前纤维	3（1～3）	7（3～15）
	C	后根痛觉传入纤维 自主神经节后纤维	（0.4～1.2） 1　（0.4～1.2） （0.3～1.3）	（0.5～2） 1　（0.5～2） （0.7～2.3）
根据纤维直径大小及来源分类	Ⅰa、b	肌梭及腱器官的传入纤维	13（12～22）	75（70～120）
	Ⅱ	皮肤的机械感受器传入纤维（触、压、振动等）	9（4～12）	55（25～70）
	Ⅲ	皮肤痛温觉、肌肉深部压觉传入纤维	3（1～4）	11（10～25）
	Ⅳ	无髓的痛温觉、机械感受器传入纤维	1（0.5～1.5）	1（0.5～2）

痛觉冲动的产生与神经纤维的自身病理改变也密切相关。神经纤维的损伤改变包括沃勒变性（沃勒变性）、轴突变性（axonal degeneration）、节段性脱髓鞘（segmental degeneration）、轴突萎缩，这些损

伤部位可发生异位放电。

（1）神经损伤、再生和神经瘤的形成：当一个轴突被截断以后，在连接细胞体的部位即轴突的中枢端，施万细胞开始增生，并向末端延伸，使末端封闭形成末端肿胀或“终球”，也称为再生芽枝，它可以再生几毫米，但末端的髓鞘肯定是破坏的。当向前生长被阻断时，末端终球继续存在，且新芽也转回到自身中，或形成一个纷乱的团块，这种结构是“神经瘤”。若神经瘤不再生长，与疼痛没有关系。神经瘤也能被触摸到，如“神经末梢神经瘤”，常常是在肢体离断术后形成。如果离断后生成的神经瘤相互再联结起来，一些纤维穿过裂孔并延长，甚至在一些病例中，在缝线附近的神经瘤中发现许多神经纤维，再生成的新芽随后生长，形成播散性的小神经瘤，沿着末梢神经干播散。

（2）终球和新芽是异位激动的根源：动物实验研究发现，鼠被切断坐骨神经而产生神经瘤，在其骶腰背根处存在大量自发冲动放电，冲动也可通过机械、化学刺激对神经瘤产生影响。这些实验支持了临床观察的结果。在周围神经系统（PNS）中，异位的异常神经活动，可以触发神经病的不良感觉和疼痛。从一些实验研究中可以清楚看到，很多冲动起源于神经瘤，这是因为挤压时增加放电，而麻醉时减少放电。在有髓和无髓轴突中，神经瘤是异位放电的主要部位，通过用细探针探查神经瘤表面，确定了对极小机械敏感的“神经瘤点”（或叫强放射点），过度应激的范围集中于 3mm，特别是在割离的神经末梢最近处的 300 μm，因为这一区域含有丰富的神经瘤和新芽，这些结构与异位冲动源密切相关。

（3）脱髓鞘后与周围神经病中的异位电起源：部分脱髓鞘的轴突在其他部分可以是连续的，也可以成为过度兴奋状态，这种过度兴奋发生率低于神经瘤中的发生率，但是释放的模式却异常地相似，因为切断的轴突常经历一定程度的脱髓鞘，它的正常功能的一部分是由于神经瘤和新芽维持，实际上神经瘤和新芽可以在脱髓鞘的斑片中产生。从引起传导阻滞的范围来说，脱髓鞘可以降低纤维兴奋性传导，这是脱髓鞘疾病如多发性硬化症的最主要的发病原因。同时，在轴突的一个分支中，继发性的膜再生电的特性可能引起过度兴奋性，并与包括疼痛在内的阳性症状有关。还有实验观察到了在糖尿病性多发神经病动物模型和化学中毒模型中，发现了异常的特发的异位放电。

（4）对机械性、热、化学物质的敏感性：动物实验表明，所有自发活动的纤维和许多曾是静止的纤维，被机械的探针探查所兴奋，引起的冲动有时在刺激开始时，有时在停止时，短暂地突然发放一次。在人类中，机械敏感性在以下情况可反映出来：提内尔征（Tinel sign，蚁走感症）中的敏感的神经瘤及非持续触发点上；在神经的走行中邻近肌腱和骨的地方（如腕管），或神经小分支穿过坚韧的筋膜的地方（低位背痛），这些都处于机械敏感点，常有被伤害的可能。

在异位起搏点冲动上，温度的效应很奇特。在有髓神经瘤纤维中，自发冲动率随温度的升高而增加，另外，原来静止的纤维被激发冲动。降温则抑制冲动；与之形成对照，无髓轴突则往往被升温所抑制，而被降温所激发冲动。这种情况可能与被截肢者中不耐寒及寒性痛觉过敏有关，也与其他的神经损伤性疾病有关。

除了物理刺激外，影响膜电位的代谢及化学因素也可以激发异位冲动，如局部缺血、血气和离子浓度的改变，儿茶酚胺、肽类及各种其他内在神经活性物质，钾离子传导药理学阻滞等。在受损伤的部位，再生进入到受损和炎症组织期间，受损的神经纤维末梢很可能成为与炎症有关的介体。这种物质可能选择性地兴奋 C 纤维。

（5）交感神经—感觉的联结：一个特别的重要的因素是交感神经输出的活性。在实验中，受损的 A-纤维和 C- 纤维发生的冲动，常常由于全身或局部的动脉注射肾上腺素或去甲肾上腺素而引起，并由此而加强冲动；也可由于神经节后交感神经输出的电刺激而引发或加强。使用感受器选择性药理学因素，表明这些反应可以通过 α－肾上腺素能受体传递。

通过交感神经输入刺激形成一个特殊的假设根据，神经病的疼痛与交感神经释放物有关，例如反射性的交感神经营养不良。交感神经末梢释放去甲肾上腺素，可妨碍感觉的输入，包括接触纤维和伤害感受器，并形成了异位 α－肾上腺素能的化学敏感；循环的肾上腺素也可以起作用，产生的去极化可能足以引起反复冲动并由此而引起疼痛；也可能将输入末梢进一步引向其节律冲动阈，而对机械性和热的刺激产生痛觉过敏。

2. 痛觉的传导路径 脊髓的背角是痛觉的初级中枢，接受外周伤害性传入冲动，经上行传导通路将信息传达到脑的高级中枢。主要痛觉上行传导通路有：脊髓丘脑束、脊髓网状束、脊髓中脑束、三叉丘脑束等。其中头面部痛觉传导的神经元细胞体的位置，三叉神经者在半月神经节，舌咽神经者在上神经节，迷走神经者在颈静脉神经节，面神经者在膝神经节。第Ⅸ、Ⅹ、Ⅻ脑神经的痛觉纤维三叉神经脊束终于三叉神经束核。三叉神经主核和侧支至三叉神经和面神经的运动核以及网状核组成的各种反射弧。主核和脊束核越至对侧的2级纤维组成三叉前束，主核的不交叉纤维组成三叉后束，此2束总称三叉丘系。三叉丘系上升终止于丘脑腹后内侧核并发出3级纤维经内囊枕区，投射至中央后回。

第三节 疼痛信息的中枢整合

一、与痛觉有关的中枢

1. 脊髓 是痛觉信号进入中枢后的第1级整合中枢，Rexed将脊髓分为10层。

A_δ 和C传入纤维由背根经Lissauer束进入背角，皮肤传入 A_α 终止于Ⅰ、Ⅴ、Ⅹ层；低阈值机械感受器C纤维终止在Ⅱ层。传递非伤害性信息的 A_β 传入纤维终止在第Ⅲ～Ⅴ层；内脏传入纤维主要终止在第Ⅰ、Ⅱ和Ⅴ层；肌肉传入主要在第Ⅰ和第Ⅴ层的外侧部。

每个脊髓节段的背角神经元除接受外围感觉传入外，还接受脊髓本身的中间神经元冲动和高位脊髓节段以及延髓以上中枢的下行调制的影响，这些调制作用有时可完全压抑伤害信息持续向高级中枢传递，即产生镇痛。

2. 丘脑 是痛觉皮质下最重要的整合中枢，外周伤害性传入冲动，经脊髓背角神经元整合之后，上行传递到丘脑不同的核团（主要有腹侧核群、髓板内核群和丘脑后核群），后换神经元，然后投射到大脑皮质的痛中枢。

3. 大脑皮质 是产生痛觉的最高级中枢。接受痛传入的丘脑各核团均投射到大脑皮质的不同区域。实验研究证明，大脑皮质的第Ⅰ、Ⅱ体感区和大脑皮质中央后回下1/3处，与痛觉的产生有关，这些部位被认为是痛觉产生的最高级部位。临床上实行全麻，最先丧失的是意识与痛觉，切除体感Ⅰ区和Ⅱ区也可能解除躯体、颈、面部痛觉。在动物实验中也发现猫皮质体感Ⅱ区对皮肤伤害性刺激有特异性反应。骨髓刺痛，在猫、猴皮质体感区均记录到诱发皮质电位和细胞放电反应，表明外周部位疼痛可反映到大脑皮质。

二、痛觉在中枢的整合

中枢神经系统有一套完整调制痛觉的神经网络。疼痛受两个基本生理过程所控制：一个是外周传入，在脊髓对疼痛的调制；另一个是中枢下行镇痛系统。

1. 脊髓中的疼痛调制 自古以来，人们都用热敷、按摩皮肤等方法来止痛，直到20世纪60年代才发现，弱刺激的初级传入纤维可减弱脊髓背角神经元的伤害性反应。相反，阻断有髓鞘纤维的传导可增强脊髓背角神经元的反应，这种纤维对脊髓背角伤害性传递的抑制主要发生在脊髓背角胶质区（substantia gelatinosa，SG），解释这种抑制作用机制的是Melzack-Wall提出的闸门控制学说（gate control theory）。该学说的核心是脊髓的节段性调制SG神经元起着关键的闸门作用，认为节段性调制的神经网络由初级传入粗纤维（A）和细纤维（C）、背角投射神经元（T细胞）和胶质区抑制中间神经元（SG细胞）组成。A和C传入均能激活T细胞，而SG细胞的作用相反，SG抑制T细胞。A传入兴奋SG细胞，C传入抑制SG细胞。所以当损伤刺激使C纤维紧张性活动增强时，则T细胞抑制解除，闸门打开。当按摩皮肤等刺激兴奋A传入时，SG细胞兴奋，加强了SG对T细胞的抑制，从而关闭闸门，减少或阻遏伤害性信息向高位中枢传递，而缓解疼痛或止痛。

超微结构证明，SG与A纤维和C纤维，投射神经元与SG神经元之间均形成了突触关系，A传入激活SG细胞可通过突触前抑制，反馈抑制和直接对投射细胞的突触后抑制。为此，1983年Melzack和

Wall 对闸门学说提出 3 方面的修改与补充：①强调 SG 细胞有兴奋性与抑制性两种；②抑制既存在突触前抑制也存在突触后抑制；③脑干下行抑制系统与 SG、T 细胞均有突触联系。

近年来发现，脊髓内部回路中，化学物质 GABA 通过激活 GAB A_{β} 受体，以及 ENK 和 DYN 通过激活 μ 受体关闭 C 纤维末梢上的 Ca^{2+} 通道，使末梢内的 Ca^{2+} 浓度降低，减少痛信息递质的释放。因此 GABA、ENK、DYN 等递质在阶段性调制中起重要作用。

2. 脑高级部位对背角伤害性信息的下行调制系统　近 20 年来，痛觉研究中的重大进展是发现在中枢神经系统内有一个以脑干中线结构为中心，主要由中央导水管周围灰质（periaqueductal gray matter，PAG）、延髓头端腹内侧核群 [中央大核（nucleus raphes magnus，NRM）及邻近的网状结构（RVM）] 和一部分脑桥背外侧网状结构（蓝斑核群和 KF 核）、间脑、中脑室灰质（PVG）组成的，经脊髓背外侧束下行对脊髓背角信息传递和三叉神经背核痛敏神经元产生抑制作用的镇痛系统。

3. 下行调制系统的递质　近年来放射免疫技术的发展已证实，在下行抑制系统中含有多种神经递质和神经肽，主要有 5-HT、P 物质、神经肽（neuropeptide Y，NPY）、强啡肽（DYN）、脑啡肽（ENK）、GABA、神经降压素（neurotensin，NT）、组胺、谷氨酸、天门冬氨酸等。上述递质是否都有镇痛作用尚待进一步证实。但已有大量实验证明上述递质中 ENK、DYN 通过阿片受体；组胺通过 H_1、H_2 受体；5-HT 通过 5-HT_1、5-HTB，5-HTIC 和 5-HT_2 受体；NE 通过 α 受体，产生镇痛效果。其中主要的镇痛物质是 ENK。ENK 和 DYN 其胞体和末梢分布在下丘脑、杏仁核、PAG，RVM 和脊髓背角的 Ⅰ、Ⅱ、Ⅴ层（表 3-4），而脊髓背角内的 ENK 含量极为丰富，并有密集的阿片受体。阿片受体分为 μ 受体、σ 受体、κ 受体、ε 受体 4 种类型。并有多种亚型，如 μ 受体为甲硫胺酸，是 ENK 的特异受体，它又分为 μ1 和 μ2 受体；δ 受体为亮氨酸脑啡肽特异结合受体；κ 受体为 DYN 的特异性受体等。目前认为，初级传入纤维末梢分布有阿片受体，而胶状质内啡肽神经元是局部中间神经元，它与初级传入纤维末梢形成突触联系。伤害性刺激的传入受到高位中枢下行的抑制，可能先作用于胶状质中 ENK 中间神经元，后者释放 ENK 作用于传入纤维的阿片受体，抑制 P 物质的释放（突触前抑制），因而使传入冲动受到控制。另一方面，也可能有突触后抑制，即 ENK 作用于突触后，抑制第 2 级感觉神经元的传入而产生镇痛效应。

表 3-4　阿片肽及受体的分布与镇痛关系

解剖学部位	内啡肽、脑啡肽、强啡肽	阿片受体	脑内局部注射微量阿片镇痛	脑内局部电刺激镇痛	局部用纳洛酮阻断阿片受体
杏仁核	+	+	+	+	?
脑室周围脑	+	+	+	+	?
中脑导水管	+	+	+	+	+
周围灰质				+	+
中缝大核	+	0	+	+	+
巨细胞网状核	+	0	+	+	+
脊髓背角	+	+	+	0	+

注：+ 存在；0 未发现或极少；？不知道

第四章 头 痛

第一节 头痛的分类

头痛不仅是最常见的神经系统症状，而且是最常见的疼痛综合征。目前认为头痛是由于来自颅内外伤害感受过度传入和（或）中枢对伤害感受传入控制发生障碍引起的。痛觉敏感组织除颅外的结构外，颅内结构主要有静脉窦、静脉、脑动脉近段、大血管附近的硬膜、脑神经以及上颈段神经根，脑实质对痛觉并不敏感。

根据国际头痛疾患分类（第三版）（ICHD- Ⅲ，2013 年），头痛分为三部分：原发性头痛，继发性头痛，痛性颅神经病及其他颜面痛。每一部分分为不同类型的头痛（表 4-1）；每一类型的头痛又分为许多不同的亚型。

本章重点讲述常见头痛疾患（偏头痛、紧张型头痛、丛集性头痛）的流行病学、病理生理机制、临床表现、诊断及鉴别诊断、治疗。

表 4-1 头痛的最新 IHS 分类（I CHD- II，2004 年）

第一部分：原发性头痛
1. 偏头痛
2. 紧张型头痛
3. 丛集性头痛和其他原发性三叉神经自主神经性头痛
4. 其他原发性头痛
第二部分：继发性头痛
5. 归因于头部和（或）颈部创伤的头痛
6. 归因于颅或颈部血管疾患的头痛
7. 归因于非血管性颅内疾患的头痛
8. 归因于某些物质或某些物质戒断的头痛
9. 归因于感染的头痛
10. 归因于内环境稳态疾患的头痛
11. 归因于头颅、颈部、眼、耳、鼻、鼻窦、牙齿、口腔或其他头面部结构疾患的头面痛
12. 归因于精神疾患的头痛
第三部分：颅神经痛、中枢和原发性面痛以及其他头痛
13. 颅神经痛和与中枢性疾患有关的面痛
14. 其他头痛、颅神经痛、中枢或原发性面痛

第二节 偏头痛

偏头痛是一种发作性头痛，常伴有恶心、呕吐和畏光或畏声，头痛发作之前可有局灶性神经系统症状——先兆。与旧的英语术语“偏头痛（megrim）”一样，“偏头痛（migraine）”这个词也来自希腊语“偏侧头痛（hemicrania）”。汉语中偏头痛的字面意思是半边头痛，易与“偏侧头痛（hemicrania）”相混淆。

虽然大多数偏头痛患者为单侧头痛，但是还有大约 20% ~ 40% 的患者为双侧头痛。

偏头痛是一种常见的使劳动能力下降的原发性头痛疾患。流行病学研究表明偏头痛患病率高，对社会经济和个人影响大。目前，世界卫生组织（WHO）对世界范围内所有使劳动能力下降的疾病进行排名，偏头痛位居第 19 位。大约 80%的偏头痛患者主诉头痛时有劳动能力下降，大约 50% 的患者主诉严重头痛导致活动极度受限、需要卧床休息。不同年龄阶段的偏头痛患病率不同，30 ~ 45 岁的人群患病率最高。12 岁以前的偏头痛患病率无性别差异。但是，青春期后女性患病率高于男性。男性与女性比例大约是 1 ∶ 3。一项美国调查研究发现偏头痛女性患病率为 18.2%，男性为 6.5%，8 岁以前到 40 岁之间患病率增加，40 岁之后男性、女性都下降。我们大陆尚缺乏基于国际头痛协会（IHS）诊断标准的流行病学资料。

一、病理生理

偏头痛是中枢神经系统（CNS）对各种内外环境变化的特定反应。偏头痛患者存在一个可能由基因决定的“偏头痛的阈值”。家族性偏瘫性偏头痛（FHM）是一种少见的偏头痛类型，为常染色体显性遗传，染色体 19 上的 CACNA1A 基因，1q21– 23 上的 ATP1A2 基因，或 2q24 上的 SCN1A 基因有异常突变。偏头痛发作的阈值可能受雌激素、兴奋性氨基酸、单胺类、阿片类和其他多种因素的影响。

偏头痛先兆源于大脑皮质。Leao 于 1944 年描述了一种在动物脑中出现的皮层功能进行性抑制的现象，称之为“皮层扩布性抑制（cerebral spreading depression，CSD）”，并推测可能与偏头痛先兆有关。这些抑制性波沿大脑皮质以 2 ~ 3 mm/min 的速度缓慢移动，持续 5 ~ 60 分钟。脑磁波描记术（MEG）、正电子发射断层扫描术（PET）和功能核磁共振（fMRI）等功能影像学研究发现偏头痛患者中存在 CSD 现象，后者可能是先兆产生的原因。

长期以来，由于偏头痛疼痛性质为搏动性，因此被认为是一种“血管性”头痛。目前研究表明偏头痛可能由三叉神经血管系统的激活和致敏化引起。由于软脑膜血管与皮层表面相隔很近，CSD 可以直接激活三叉神经血管传入系统。激活的三叉神经传入纤维可能释放某些血管扩张性肽类如降钙素基因相关肽（CGRP）、P 物质、神经激肽 A，它们引起硬脑膜等疼痛敏感组织发生无菌性神经源性炎症反应，表现为血浆外渗、血管扩张和肥大细胞改变。神经源性炎症使三叉神经系统第一级神经元快速致敏，然后疼痛由三叉神经传到脑干第二级神经元，一直到丘脑第三级神经元和皮层。特异性抗偏头痛药物——曲普坦类药物可以抑制三叉神经血管系统的激活，因此可以减轻疼痛。

二、临床表现

偏头痛可以分为四个不同的时相——前驱症状期、先兆期、头痛期、恢复期。但是，对于某个患者和某次发作，并非都有这四期的表现。例如，患者可以有头痛而无先兆，或有先兆而无头痛。偏头痛有两个最主要的亚型——有先兆偏头痛和无先兆偏头痛。同一个患者可有这两种类型的偏头痛。

（一）前驱症状

某些患者有前驱症状，发生于头痛前数小时或数天，但并非普遍存在。前驱症状有疲劳、注意力难以集中、颈部僵硬、对光或声音敏感、恶心、视物模糊、打哈欠、面色苍白、易怒、过度兴奋、抑郁、渴望某些特定的食物等等。

（二）先兆

偏头痛先兆大多起源于枕叶视觉皮层，视觉先兆常表现为闪光、暗点，即注视点附近出现的之字形闪光，它可以逐渐向右或向左扩展，随后可表现为锯齿形暗点。某些病例可能仅有暗点，而无闪光，这常常被理解为急性发作的开始，细察之后，会发现暗点通常会逐渐扩大。

发生于其他皮层的先兆十分少见。单侧感觉异常表现为针刺感从起始点开始缓慢移动，可影响一侧身体和面部的较大或较小的部分，之后可能会出现麻木，但是麻木也可能是唯一的症状。更少见先兆是言语障碍，通常表现为言语困难，但常常难以分类。先兆还有短暂性颞叶症状如嗅幻觉——闻到烧焦味、烹调味或不愉快气味。先兆症状通常相互接连发生，以视觉症状开始，然后是感觉症状和言语困难，也有相反或其他顺序的表现。

基底型偏头痛的先兆有构音障碍、眩晕、耳鸣、听力减退、复视、双眼颞侧和鼻侧视野的视觉症状、共济失调、意识水平下降、双侧感觉异常。先兆还包括家族性偏瘫性偏头痛或散发性偏瘫性偏头痛中的活动力弱。

（三）头痛

大约三分之二的偏头痛以单侧头痛为主，同一次发作中可以由一侧转到另一侧。尽管大多数偏头痛患者为单侧头痛，但是双侧头痛不能排除偏头痛的诊断。头痛常常位于额颞部，也可以位于眼球后部，可以向后放射至枕叶和上颈部，甚至到下颈部和肩部。

偏头痛常常开始为钝痛，然后变为搏动性疼痛，后者为偏头痛的一个特征。但是，许多偏头痛患者从未有过搏动性头痛。偏头痛常常为中到重度疼痛，会影响患者的日常活动。日常体力活动如散步或爬楼梯会加重头痛。因此，偏头痛患者喜欢卧床，避免头部或身体活动。

偏头痛发作时常伴有食欲减退、恶心、呕吐、畏光、怕声、讨厌某些气味。患者更喜欢待在安静的黑房间里。偏头痛患者还可有体位性低血压、头晕和精神改变，如言语表达困难和认知障碍。

（四）恢复期

偏头痛患者在头痛过后数天内常常感到疲劳和嗜睡，还有注意力不集中、易怒、精神不振、头皮触痛或食欲减退。少数患者可有欣快、渴望某些食物。一般而言，恢复期的症状与前驱期相似。

（五）诱发因素

偏头痛不同的发作有不同的诱发因素，不同的患者有不同的诱发因素，也可以无明显的诱因。偏头痛发作的常见诱因有：①激素变化（月经、口服避孕药）；②饮食因素（酒精、富含亚硝酸盐的肉类、味精、巧克力等）；③环境因素（闪烁的灯光、视觉刺激、气味、天气变化）；④心理因素（应激、焦虑、抑郁、烦恼）；⑤药物（硝酸甘油、利舍平、雌激素等）；⑥其他因素（睡眠不足、睡眠过多、疲劳、头部创伤）。

三、诊　断

诊断偏头痛的最重要要素是病史，重要内容有：①发病年龄；②发作频率和持续时间；③头痛的部位、性质及程度；④先兆；⑤伴随症状；⑥活动对头痛的影响；⑦诱发和缓解因素。建议患者记头痛日记来帮助诊断。

偏头痛分为两个主要亚型——无先兆偏头痛和有先兆偏头痛，前者为最常见的亚型。（表 4–2）列出了无先兆偏头痛的 IHS 诊断标准。对于儿童，偏头痛发作持续时间通常为 1 ~ 72 小时，比成人短。

表 4–2　无先兆偏头痛的诊断标准

A. 至少 5 次发作符合标准 B ~ D
B. 头痛发作持续 4 ~ 72 小时（未治疗或治疗不成功）
C. 头痛至少具备以下特点中的 2 条
1. 单侧
2. 搏动性
3. 疼痛程度为中到重度
4. 日常体力活动可以加剧或造成，避免日常体力活动（如散步或爬楼梯）
D. 在头痛期间至少具备以下中的 1 条
1. 恶心和（或）呕吐
2. 畏光和畏声
E. 不归因于其他疾患

表 4–3 列出了有典型先兆偏头痛的诊断标准。诊断标准 B 和 C 描述了典型先兆的特征。如果典型先兆后的头痛不符合无先兆偏头痛的标准（表 4–2），那么应该诊断为“无偏头痛的典型先兆”。只要先

兆期有活动力弱，就应该诊断为偏瘫性偏头痛。如果患者的一级亲属有相似的发作，就诊断为家族性偏瘫性偏头痛（FHM），否则诊断为散发性偏瘫性偏头痛。对于基底型偏头痛，偏头痛先兆症状明确源于脑干和（或）双侧半球，但是无活动力弱。它的先兆症状至少包括以下症状中的 2 项：①构音障碍；②眩晕；③耳鸣；④听力减退；⑤复视；⑥双眼颞侧和鼻侧视野的视觉症状；⑦共济失调；⑧意识水平下降；⑨双侧感觉异常。

表 4-3 有典型先兆偏头痛的 IHS 诊断标准

A. 至少 2 次发作符合标准 B ~ D

B. 先兆至少包括以下中的 1 条，但无活动力弱
  1. 可完全恢复的视觉症状，包括阳性症状（如点状、色斑或线形闪光幻觉）和（或）阴性症状（如视野缺损）
  2. 可完全恢复的感觉症状，包括阳性症状（如针刺感）和（或）阴性症状（如麻木）
  3. 可完全恢复的言语困难

C. 至少符合以下中的 2 条
  1. 双侧视觉症状和（或）单侧感觉症状
  2. 至少 1 个先兆症状逐渐发展时间≥ 5 分钟和（或）不同的先兆症状接连出现≥ 5 分钟
  3. 每个症状≥ 5 分钟并且≤ 60 分钟

D. 在先兆期或先兆症状随后 60 分钟之内出现符合无先兆偏头痛 B ~ D 标准的头痛

E. 不归因于其他疾患

四、鉴别诊断

首先，要排除继发性头痛才能诊断偏头痛。在以下情况下，应该考虑患者有器质性疾患并仔细进行检查：①有异常神经系统体征；②头痛发作频率或疼痛程度急剧增加或加重；③头痛性质发生改变；④ 50 岁以上新发头痛或突然发生最严重的头痛；⑤伴有全身性异常（发热、颈强直、皮疹）的头痛；⑥妊娠期、分娩后以及癌症或艾滋病（AIDS）患者新发的头痛；⑦多种治疗无效的头痛；⑨有头晕和麻木等伴随症状。

与其他原发性头痛如紧张型头痛和丛集性头痛进行鉴别也很重要，因为它们的最佳治疗不同，（表 4-4）列出了偏头痛与二者的鉴别要点。

紧张型头痛的临床特征有：①部位为双侧；②性质为压迫性或发紧性（非搏动性）；③疼痛程度为轻到中度；④日常体力活动如散步或爬楼梯不会加剧头痛；⑤不伴有恶心或呕吐。

丛集性头痛是一种典型的周期性疾病，这与偏头痛不同。其定义是一种严重的严格位于单侧的头面痛，每次发作持续 15 ~ 180 分钟，常伴有同侧结膜充血、流泪、鼻塞、流涕、前额和面部出汗、瞳孔缩小、眼睑下垂和眼睑水肿。丛集性头痛分为丛集期和间歇期，一般而言，一个丛集期持续 2 周 ~ 3 个月，间歇期为 3 个月 ~ 3 年。丛集性头痛发作期间，患者有不安或易激动的感觉。

表 4-4 偏头痛与紧张型头痛和丛集性头痛的鉴别诊断

临床特点	偏头痛	紧张型头痛	丛集性头痛
男：女	25 ： 75	40 ： 60	90 ： 10
偏侧	60% 单侧	弥漫性双侧	100% 单侧
部位	前额、眶周 颞部、半侧头部	弥漫性	眶周
频率	1 ~ 4 次 / 月	1 ~ 30 次 / 月	1 ~ 3 次 / 天（持续 3 ~ 12 个月）
疼痛程度	中度 / 重度	轻度 / 中度	极重度
持续时间	4 ~ 72 小时	不定	15 分钟 ~ 3 小时
疼痛性质	搏动性	钝痛	锐痛、钻痛
周期性	±	-	+++

续 表

临床特点	偏头痛	紧张型头痛	丛集性头痛
家族史	+ + +	±	±
伴随症状			
先兆	+ + +	–	–
自主神经症状	±	–	+ + +
恶心 / 呕吐	+ + +	–	±
畏光 / 恐声	+ + +	–	±
活动后加重	+ + +	–	–

五、治　疗

目前偏头痛尚不能根治，但是大多数患者可以在行为和药物联合治疗下得到缓解。建议偏头痛患者过规律健康的生活、避免诱发因素。可以用心理学和生理学技术抵抗应激。针灸、按摩、放松运动、生物反馈和认知行为疗法有助于治疗偏头痛。中医药也有广泛应用，但是尚需要更多的循证医学证据。偏头痛的药物治疗包括急性发作期治疗和预防性治疗。

（一）急性发作期的治疗

偏头痛急性发作期治疗的目的是尽快终止头痛发作、消除伴随症状、恢复日常活动能力。药物可分为两大类——非特异性药物和特异性药物，前者指有止痛作用而不是特异性针对偏头痛的止痛剂；后者指有抗偏头痛作用而无一般止痛作用的药物。

1. 非特异性药物包括　①非甾体消炎药（NSAIDs）：含阿司匹林、布洛芬、萘普生钠、托灭酸或对乙酰氨基芬的复合制剂，有许多循证医学证据；②镇静剂如巴比妥类；③阿片类。巴比妥类和阿片类只适于其他治疗无效的严重病例，因为它们有成瘾性。

2. 特异性药物包括　①麦角类如麦角胺和双氢麦角碱，国内常用的麦角类制剂是咖啡角——一种麦角胺和咖啡因的复合制剂；②曲普坦类，是 5–HT1B/1D 受体激动剂，并可部分激动 5–HT1F 受体，国内上市的有舒马普坦和佐米曲普坦，国外有多种不同的制剂。应该注意特异性药物的不良反应，例如它们都有血管收缩作用，因此有冠心病、缺血性脑血管病和未控制的高血压等的患者不应该用这些制剂。

偏头痛发作开始后及早足量的治疗对缓解头痛更有效。但是不应该用太多止痛剂以避免药物过量性头痛（medication–overuse headache，MOH）。

另外，止吐剂和促胃肠动力药如甲氧氯普安和多潘立酮可以减轻伴随症状，并有助于其他药物的吸收和作用。糖皮质激素可用于严重偏头痛发作如偏头痛持续状态。

（二）预防性治疗

偏头痛预防性治疗的目的是降低偏头痛的发作频率、减轻头痛的严重程度、减少劳动能力的下降、提高急性发作期治疗的疗效。

预防性治疗的适应证：①过去的 3 个月内，偏头痛发作超过 2 次 / 月，或头痛日平均超过 4 天 / 月；②急性期治疗无效，或因药物不良反应和禁忌证而不能进行急性期治疗；③应用止痛剂大于 2 次 / 周；④特殊的情况，如偏瘫性偏头痛、长时间先兆的偏头痛和偏头痛性脑梗死；⑤月经性偏头痛；⑥患者的取向。

预防性治疗的原则如下：①应该排除合并 MOH，因为此种情况对预防性药物治疗无效，如果疑诊 MOH，建议撤除止痛药 2 个月来确诊，如果撤除 2 个月后头痛仍然很严重，有必要进行预防性治疗；②根据个体化原则、药物的药理作用和不良反应选择疗效确定、不良反应少的药物（要有证据）；③重要的一点是小剂量开始，缓慢加量，逐渐达到治疗量或出现不能接受的不良反应为止；④ 4 ~ 8 周内评估预防性药物的疗效；⑤足量治疗（通常 3 ~ 6 个月）；⑥确保患者对预防性治疗有正确的期望值，有助于提高他们的依从性，偏头痛发作频率降低 50% 即为有效。

常用的预防性药物有：① β-肾上腺素受体阻滞剂，并非所有的制剂对预防偏头痛都有效，普萘洛尔和替马洛尔有更多的循证医学证据，纳多洛尔、阿替洛尔和美托洛尔也有一定的疗效；②钙离子通道阻滞剂，氟桂利嗪有更多的循证医学证据；③抗癫痫药物如丙戊酸钠和托吡酯；④三环类抗抑郁药如阿米替林；⑤ 5-HT 阻断剂如苯噻啶；⑥其他：大剂量核黄素（维生素 B_2）、镁剂、肉毒素 A 和中医药，这些尽管已经开始应用，但是尚未达成共识。

第三节 紧张型头痛

紧张型头痛是最常见的原发性头痛类型，不同的研究发现总人群的终生患病率介于 30% 和 78% 之间，表现为双侧头部紧束样或压迫性头痛，起病时可能与心理应激有关，转为慢性形式后常无明显的心理因素。以前的命名比较混乱，有肌肉收缩性头痛（muscle contraction headache）、紧张性头痛（tension headache）、心因性肌源性头痛（psychomyogenic headache）、应激性头痛（stress headache）、日常性头痛（ordinary headache）、原发性头痛（essential headache）、特发性头痛（idiopathic headache）、心因性头痛（psychogenic headache）。1988 年国际头痛学会（IHS）将其确定为紧张型头痛（tension- type headache），并得到大多数国家的认同。发作频繁的紧张型头痛患者的生活常常受到相当严重的影响，造成劳动能力下降以及高昂的个人和社会经济负担。

一、病理生理

紧张型头痛的病理生理机制尚知之甚少，可能与多种因素有关，包括心理因素、颅周肌肉收缩和肌筋膜炎、中枢痛觉致敏作用、神经递质因素等。发作性紧张型头痛（尤其是偶发性紧张型头痛）可能源于周围疼痛机制；而慢性紧张型头痛则可能源于中枢的伤害性痛觉的致敏作用。目前，许多的研究得到一个假说，首先肌肉紧张可以增强伤害感受觉，然后由于应激使得中枢在疼痛控制方面的作用发生短暂的改变；另外，心理因素可以通过控制肢体肌肉系统来增加肌肉紧张度，同时降低内源性抗伤害感受系统的作用。发作频率越高，中枢作用的改变越大，长期的伤害感受性神经元致敏化以及抗伤害感受系统作用减弱可以导致慢性紧张型头痛。

二、诊断与鉴别诊断

紧张型头痛为原发性头痛，因此在诊断时应该首先进行详细的病史询问、体格检查，需要时进行必要的辅助检查以排除继发性头痛。然后，应该按照 ICHD- Ⅱ所列的诊断标准与其他常见的原发性头痛如偏头痛、丛集性头痛相鉴别，鉴别要点见表 4-4。鼓励患者记录头痛日记，对于病史较长、不易与继发性头痛相混淆的患者，不提倡进行过多的辅助检查。紧张型头痛的前 3 个类型（2.1、2.2、2.3）主要是发作频率不同，诊断标准见（表 4-5）。2.4 很可能的紧张型头痛分为 3 个亚型，其诊断标准见（表 4-6）。

表 4-5 各型紧张型头痛的 IHS 诊断标准

项目	2.1 偶发性紧张型头痛	2.2 频发性紧张型头痛	2.3 慢性紧张型头痛
频率	A. 每月发作＜1 天，至少发作 10 次以上（每年＜12 天）	A. 每月发作≥1 天，但＜15 天，至少发作 10 次以上（每年≥12 天但＜180 天），3 个月以上	A. 每月发作≥15 天，（每年≥180 天），3 个月以上
持续时间	B.30 分钟至 7 天	B.30 分钟至 7 天	B. 数小时或呈持续性不缓解
头痛性质	C. 至少符合下列特点中的 2 条：①双侧头痛；②性质为压迫性或紧箍样（非搏动性）；③轻至中度头痛；④日常活动，如行走或爬楼梯不加重头痛		
伴随症状	D. 符合以下 2 条：①无恶心或呕吐，但可以有厌食；②畏光或畏声（两项中不超过一项）		
其他	E. 不能归因于其他疾病		

表 4-6　很可能的紧张型头痛的 IHS 诊断标准

项目	2.4.1 很可能的偶发性紧张型头痛	2.4.2 很可能的频发性紧张型头痛	2.4.3 很可能的慢性紧张型头痛
A	2.1 诊断标准中 A ~ D 项仅一项不满足	2.2 诊断标准中 A ~ D 项仅一项不满足	符合 2.3 诊断标准中的 A ~ C 项
B	发作不符合无先兆偏头痛诊断标准	发作不符合无先兆偏头痛诊断标准	符合以下 2 条：畏光、畏声或轻度恶心三项中不超过一项；无中到重度恶心和呕吐
C	不能归因于其他疾病	不能归因于其他疾病	不能归因于其他疾病；但是药物过量者符合药物过量性头痛任一亚型的诊断标准 B，即摄入某种止痛药至少 3 个月，≥ 15 天 / 月

三、治　疗

1. 非药物治疗　首先应该建立起患者对医生的信任，进行适当的心理疏导，鼓励患者建立良好的生活习惯，尽可能采用非药物治疗，如松弛治疗、物理治疗、生物反馈以及针灸等。

2. 药物治疗

（1）对症治疗：对发作性紧张型头痛，尤其是偶发性紧张型头痛患者，适合对症治疗。可给予非甾体消炎药治疗：可单一用药，如阿司匹林、对乙酰氨基芬等；也可以应用复合制剂。但是注意切勿滥用镇痛药物，因为其本身也可引起药物性头痛。遇到以下情况需要考虑到药物过量的可能：①治疗开始后头痛缓解，之后头痛持续性加重；②停用药物后头痛减轻；③阿司匹林每周剂量 > 45g；④吗啡制剂用量 > 2 次 / 周。

（2）预防治疗：对于频发性和慢性紧张型头痛，应采用预防性治疗，主要方法如下：①抗抑郁药物：主要是三环类抗抑郁药，如阿米替林、多塞平，也可试用 5- 羟色胺再摄取抑制剂，尤其是并发严重抑郁和焦虑状态时；②肌肉松弛剂：盐酸乙哌立松、巴氯芬等；③部分抗癫痫药物：丙戊酸钠；④ A 型肉毒素注射治疗：适于口服药物无效或不能耐受的顽固性头痛患者。此外，中药目前广泛用于治疗紧张型头痛，但需要进一步的循证医学证据的支持。

第四节　从集性头痛

从集性头痛是一种最严重的原发性头痛，人群患病率约为 0.1% ~ 0.4%，男：女约为 9 ∶ 1，大多在 20 ~ 40 岁起病，其特有的头痛形式、周期性、自主神经表现与其他的原发性头痛显著不同。头痛位于单侧眼眶或眶上或颞部，常伴有同侧结膜充血、流泪、鼻塞、流涕，还可有同侧 Horner 综合征、前额和面部出汗、瞳孔缩小、眼睑下垂和眼睑水肿，每次发作持续 15 ~ 180 分钟。它具有典型的周期性，可分为从集期和间歇期，1 个从集期可持续 2 周 ~ 3 个月，从集期内发作频率为 1 次 / 隔天 ~ 8 次 / 天。

一、病理生理

从集性头痛的发病机制尚不明确。许多研究发现，三叉神经血管系统的激活参与从集性头痛的发病过程，这可以解释其头痛形式；由于上涎核与三叉神经核尾端在脑干有功能性联系，来自三叉神经核尾端的副交感神经环路激活的参与产生自主神经症状；Horner 综合征的出现提示有颈交感神经丛的参与；由于副交感神经系统、交感神经系统和三叉神经纤维在颈动脉海绵窦段聚合，考虑颈动脉海绵窦段可能是病变部位。PET 影像学研究发现下丘脑灰质后部明显激活，并且对从集性头痛有特异性，可以解释其周期性。

综合上述情况得到一个假说：在丛集期内，中枢或周围的触发因素激活硬脑膜的三叉神经血管和头颅副交感神经系统，这个丛集期由功能异常的下丘脑节拍器调控。由于下丘脑与脑干和脊髓中的泌涎核和其他副交感神经核、节前交感神经元有明确的功能联系，这些通路的激活可导致海绵窦痛性血管的改变，继而颈动脉海绵窦段的交感神经丛参与进来，刺激泪腺和其他黏膜腺体的分泌功能。总之，与偏头痛一样，丛集性头痛是由于中枢神经系统功能异常引起的一种神经血管性疾患。

二、临床表现

（一）头痛的形式

头痛的形式为急性起病的头痛，10 ～ 15 分钟达到高峰，一般持续 30 ～ 45 分钟，剧烈头痛可持续 1 小时或更长时间，在头痛高峰波动一段时间后，头痛迅速减轻，头痛后患者感到极度虚弱。头痛通常都局限于一侧，最常见的部位按发作频率高低依次是眼眶、眶后、颞侧、眶上和眶下。极少数发生在三叉神经区域以外。头痛发作频率不等，1 次 / 周～ 8 次 / 天。

（二）周期性

发作的周期如钟表一般规律，有显著的昼夜节律性、季节节律性和年节律性。

（三）自主神经症状

副交感神经过度兴奋导致同侧眼流泪、结膜充血、鼻塞或流涕；由于部分交感神经麻痹也导致瞳孔缩小、眼睑下垂；常伴随面部发红或苍白、头皮和面部触痛、同侧颈动脉压痛、心率减慢等症状。

（四）发作时的行为变化

在丛集性头痛发作期，患者烦躁、易怒。一些患者平卧可使疼痛加重，因此不停踱步或保持坐位，疼痛会有所减轻；有的患者行为怪异、咆哮、哭喊或尖叫，甚至有的会自杀；还有患者慢跑、用冰袋或热毛巾压住眼睛或颞部、独处或到户外可缓解疼痛。

（五）诱发因素

任何形式的酒精制剂如啤酒、烈酒和葡萄酒在丛集期都可诱发患者出现头痛，而在间歇期很少会诱发头痛。其他血管扩张剂，例如硝酸甘油片和组胺，也可诱发易感患者出现丛集性头痛发作。

食物类型以及对某种食物嗜好不会诱发丛集性头痛发作。丛集性头痛患者中吸烟者的比例较高，一些患者戒烟后，头痛获得缓解。

三、分类及诊断

丛集性头痛的诊断主要是临床诊断，依赖于头痛发作史、头痛发作形式、伴随的自主神经症状等。（表 4–7）列出了丛集性头痛的 IHS 诊断标准。丛集性头痛分为发作性丛集性头痛和慢性丛集性头痛，二者区别在于前者丛集期持续 7 ～ 365 天，无痛缓解期≥ 1 个月；后者发作超过 1 年不缓解或缓解期小于 1 个月。

表 4–7　丛集性头痛的 IHS 诊断标准

A. 符合标准 B ～ D 发作 5 次以上
B. 发生于眶、眶上和（或）颞部的重度、极重度的单侧疼痛，如不治疗疼痛持续 15 ～ 180 分钟
C. 头痛伴有以下几项中至少一项
1. 同侧结膜充血和（或）流泪
2. 同侧鼻充血和（或）流涕
3. 同侧眼睑水肿
4. 同侧前额和面部出汗
5. 同侧瞳孔缩小和（或）上睑下垂
6. 感觉躁动或不安
D. 发作频率从隔日 1 次到每日 8 次
E. 不能归于其他疾病

四、鉴别诊断

同偏头痛一样，首先要排除继发性头痛才能诊断丛集性头痛。有报道继发性丛集性头痛样发作可由以下颅内病变引起，它们是鞍旁脑膜瘤、垂体腺瘤、第三脑室区域钙化病变、前部颈动脉动脉瘤、侵入鞍上池的斜坡表皮样瘤、椎动脉动脉瘤、鼻咽癌、同侧半球巨大动静脉畸形以及上颈部脑膜瘤。当临床表现不典型时，如：①头痛表现像慢性丛集性头痛；②在头痛发作间期，有其他的头痛表现；③对原发性丛集性头痛有效的治疗如吸氧或麦角胺，疗效不佳；④除眼睑下垂、瞳孔缩小外，还存在其他神经系统体征，需要考虑是否有继发性头痛。

其次，要与三叉神经痛鉴别。三叉神经痛常见于50岁以上患者，是三叉神经第2、3支分布范围内短暂的、剧烈疼痛，每次疼痛仅持续数秒钟，其特征是面部存在“扳机点”，刺激该处可引起剧烈疼痛。三叉神经痛患者不愿触摸面部，而丛集性头痛患者却宁愿按压面部以缓解疼痛。

再次，要与其他的三叉神经自主神经痛［主要是阵发性偏侧头痛和伴有结膜充血及流泪的单侧短暂持续性神经痛样头痛（SUNCT）］相鉴别。二者发作的疼痛特点、伴随症状和体征与丛集性头痛相似，但是持续时间和发作频率不同。阵发性偏侧头痛常见于女性，一般持续2 ~ 30分钟，超过一半时间的发作频率 > 5次/日，吲哚美辛治疗有效；SUNCT一般持续5 ~ 240秒，发作频率为3 ~ 200次/日。

最后，要与其他常见的原发性头痛如紧张型头痛、丛集性头痛相鉴别。鉴别要点见（表4–4）。

五、治　疗

丛集性头痛的治疗分为急性发作期治疗和预防性治疗，后者又分为药物治疗及神经阻滞和手术治疗。

（一）急性发作期的治疗

丛集性头痛急性发作起病突然，持续时间短暂，因此须给予迅速起效的药物治疗，常用药物有曲普坦类、麦角胺类药物，国内尚无这些快速起效的药物。另外，氧疗可显著收缩脑血管和减少丛集性头痛发作期降钙素基因相关肽（CGRP）的释放，对60% ~ 70%的患者有效。还有报道利多卡因局部滴鼻对丛集性头痛有效，其作用机制完全是依靠其局部麻醉作用，它通过与鼻腔黏膜以及蝶腭神经节中的痛觉环路相互作用，从而抑制三叉神经系统的传入活动。

1. 曲普坦类药物　曲普坦类药物中，最有效的是舒马普坦皮下注射剂，其次为舒马普坦鼻喷剂、佐米格鼻喷剂和口服佐米格，舒马普坦片剂无效。

皮下注射舒马普坦6mg，一般在5分钟内开始起效，15分钟内头痛缓解，耐受性好；

鼻腔喷雾舒马普坦20mg或佐米格5mg治疗，缓解头痛的效果虽不如皮下注射舒马普坦好，但是易携带，使用方便，也是重要的药物；

对发作性丛集性头痛患者，口服佐米格（10mg和5mg）30分钟后，头痛缓解，易于耐受；而对慢性丛集性头痛无效。

2. 麦角胺类药物　在美国，双氢麦角碱（DHE）静脉注射，在10分钟内迅速缓解疼痛，而肌内注射和鼻腔给药起效较慢。

3. 氧疗　在头痛开始时可通过面罩吸氧治疗，推荐的氧流量是7L/min，共10分钟。大约5分钟后效果显著。某些患者吸氧虽不能完全终止其头痛发作，但可推迟下次发作时间。

4. 表面局部麻醉　推荐用4%利多卡因滴鼻。让患者仰卧，头后仰与地面成角30°，并转向头痛侧。可以使用一个药物点滴器，4%利多卡因1mL滴鼻，15分钟后可重复一次。也可试用利多卡因鼻腔喷雾或局部注射。

（二）预防性药物治疗

发作性丛集性头痛的丛集期和慢性丛集性头痛均需预防性药物治疗。最有效的药物包括麦角胺、维拉帕米、碳酸锂、糖皮质激素、美西麦角和丙戊酸盐，国内尚无美西麦角。

预防性药物治疗的原则是，在丛集期的早期开始坚持每日用药，直至头痛消失后至少2周，逐渐减量到治疗结束，在下一个丛集期再重新给药。期间出现头痛发作可终止发作治疗。

1. 糖皮质激素 糖皮质激素对发作性丛集性头痛和慢性丛集性头痛均有效。泼尼松用法：泼尼松（60mg）早晨顿服，连用3天，接着每隔3天减10mg，18天后减完。一般而言，如果激素有效，通常是在用药第3天才见效。由于激素有体重增加、水潴留、胃部刺激症状、高血糖或股骨头坏死等不良反应，应该短期使用，同时补钾、补钙、制酸治疗，并尽可能避免重复使用。

当激素递减或停用时，头痛可能会再次出现，建议给泼尼松时，同时给予预防性口服麦角胺或维拉帕米，当强的松的效果减退后，后者则逐渐起效。

2. 维拉帕米 维拉帕米对发作性丛集性头痛和慢性丛集性头痛亦都有效，常规剂量为120 ~ 480mg/d，分次口服，对慢性丛集性头痛，最大剂量可达1 200mg/d。常见的不良反应是便秘、水潴留和低血压。在用此药之前，建议行心电图检查以排除心脏传导阻滞。

3. 碳酸锂 碳酸锂常用于慢性丛集性头痛的预防性治疗，对发作性丛集性头痛亦有效。常用剂量是600 ~ 900mg/d，分次给予，有效血药浓度是0.4 ~ 0. 8mEq/L，若有效，则患者将在第1周即感觉头痛显著缓解，慢性丛集性头痛患者似乎更加敏感，但仅在数月内有效。锂盐有效的治疗中，大约20%的慢性丛集性头痛会转变为发作性丛集性头痛，有时需与麦角胺或维拉帕米联用。锂盐不能预防酒精诱导性丛集性头痛。

第1周及以后定期复查锂盐浓度，如果达到中毒剂量，可出现神经毒性作用，如震颤、嗜睡、言语含糊、视物模糊、意识障碍、眼震、共济失调、锥体外系体征和癫痫。应该避免同时使用排钠利尿剂，以防止锂浓度升高而出现上述反应。其他不良反应有多核白细胞升高、甲状腺功能低下以及肾脏并发症，注意定期排查。

4. 丙戊酸钠 有报道丙戊酸钠600 ~ 2 000mg/d，分次口服，可以减少丛集性头痛的发作频率，其血药浓度必须保持在50 ~ 100μg/mL，须定期复查血药浓度和肝转氨酶。有肝病的患者禁用。

5. 托吡酯 托吡酯可能有效，有报道平均剂量为100mg（25 ~ 200mg）/d的托吡酯可有效减轻或终止发作性或慢性丛集性头痛。可从每次25mg、1次/日开始，根据疗效每3 ~ 7天增加25mg或50mg，最高可达200mg。

6. 预防性治疗选药原则 一般而言，发作性丛集性头痛首选麦角胺1mg，2次/日，其次为维拉帕米120 ~ 480mg/d。对顽固的丛集性头痛，推荐联用麦角胺和维拉帕米；也可单用美西麦角2mg，3 ~ 4次/日，尤其适于年轻患者。糖皮质激素可短期使用，同时联用麦角胺或维拉帕米。

对慢性丛集性头痛，首选维拉帕米、锂盐联用。对顽固的慢性丛集性头痛，可选择麦角胺或美西麦角与维拉帕米及锂盐三联药物。最后可选丙戊酸盐。

（三）预防性神经阻滞和手术治疗

1. 神经阻滞与封闭 据报道，枕神经封闭，即在头痛同侧枕大神经处注射含有利多卡因的甲泼尼龙120mg能使头痛缓解5 ~ 73天，这是使患者头痛短时间内得到缓解的理想疗法。枕神经封闭治疗丛集性头痛的机制，可能与其减少C_2和三叉神经脊髓束及三叉神经核传入三叉神经血管系统的冲动有关。蝶腭神经节阻滞用可卡因或利多卡因，阻滞蝶腭神经节能使丛集性头痛发作暂时缓解数天，但是复发率很高。

2. 慢性顽固性丛集性头痛的手术治疗 慢性丛集性头痛手术治疗的适应证：①对所有药物无效；②严格单侧出现；③稳定的心理和人格状态，极低的成瘾倾向。射频三叉神经根切断术的方法为在立体定向下利用热能损毁三叉神经的痛觉纤维，大约70% ~ 75%的患者有效，头痛仍会复发。该手术术后并发症较多，但多较轻，常在术后出现，主要包括：短暂复视、三叉神经分布区刺痛、病损侧咀嚼费力及下颌偏斜，这些并发症通常是暂时性的，可完全恢复；比较麻烦的并发症是麻醉性感觉缺失，但发生率极低；射频毁损后可引起角膜痛觉障碍，因此必须让患者术后注意角膜护理，若出现角膜感染而不治疗，容易导致角膜浑浊。

第五章　神经病理性疼痛疾病

第一节　三叉神经痛及舌咽神经痛

一、三叉神经痛

三叉神经痛在病因上通常可分为原发性和继发性两种。原发性三叉神经痛病因尚不明确。继发性又称症状性，是指由三叉神经本身或邻近组织的病变而引起疼痛的发生，同时伴有神经系统体征，其病因多种多样，有血管性病变、肿瘤性病变、颅骨的畸形以及多发性硬化等。而原发性三叉神经痛在临床上更为常见，通常听说的三叉神经痛即指原发性三叉神经痛。

原发性三叉神经痛是一种临床上常见的、顽固的、异常痛苦的疼痛性疾病。有些患者反复发作数十年不得治愈。本病的主要特点是在三叉神经分布区内出现阵发性剧痛，患者往往难以忍受，严重影响生活和工作。本病诊断较容易，但治疗棘手，是多学科临床研究的热点问题之一。

（一）有关解剖

头面部的疼痛传导通路由以下几个环节构成：①第一级神经元，位于半月神经节，周围突随三叉神经分支分布于头面部皮肤及眼口鼻腔黏膜，中枢突上传入脑桥的第二级神经元；②第二级神经元，位于三叉神经脊束核（司痛、温觉），经丘系交叉到对侧脑桥被盖腹侧，传入第三级神经元，形成三叉丘系；③第三级神经元，位于丘脑腹后内侧核，经内囊后肢沿丘脑中央辐射到达中央后回下部的感觉中枢。

三叉神经自半月神经节发出，三大分支分别为眼神经、上颌神经和下颌神经。

眼神经是最小的一个分支，属于感觉神经。从半月神经节前上内侧分出，向前穿经海绵窦外侧壁，经眶上裂入眶，入眶前分为额神经、泪腺神经和鼻睫神经。眼神经还有与动眼神经、滑车神经和展神经等感觉纤维的交通支。额神经入眶后前行经上睑提肌和骨膜间分为眶上神经和滑车上神经。分布于额部、上眼睑头皮前部的皮肤，眶上神经纤维末梢可延伸至颅顶部。眼神经最内侧的分支是鼻睫神经，出眶后发出睫长神经、滑车下神经，终支是筛前神经。睫长神经自鼻睫神经发出，从视神经的内、外侧入眼球，包含鼻孔开大肌的交感纤维、虹膜的感觉纤维。筛前神经穿过筛前孔到颅窝，分布于硬脑膜后穿筛板入鼻腔。

上颌神经由半月神经节前部经圆孔出颅，入翼腭窝，穿眶下裂入眶，终支为眶下神经。上颌神经在翼腭窝内发出数支神经分支，有翼腭神经、颧神经、眶下神经和牙槽神经后支。与颜面部疼痛相关的上颌神经分支有：①下睑支（分布于下睑的皮肤及黏膜）；②鼻外支（分布于鼻外侧皮肤）；③鼻内支（分布于前庭皮肤）；④上唇支（分布于上唇及附近颊部皮肤和黏膜）。上颌神经最大的终支为眶下神经。

下颌神经后股主要是感觉神经纤维，包括属于感觉的舌神经、耳颞神经和只含一小束运动纤维的下牙槽神经。舌神经走终支分布于舌黏膜深层，支配舌体的前 2/3 黏膜感觉。下行时与面神经的鼓索神经分支相交通。下牙槽神经为下颌神经后股最大的一支，在下颌骨的内侧面进入下颌骨管，向前分出分支到犬牙、切牙、下磨牙和前磨牙。在出颏孔前分为两支：一支为颏神经出颏孔，另一支仍在下颌管中前行，称为切牙支，形成下牙丛和较小的下唇支，支配下唇部的感觉。颏神经末梢分布于下唇及相应的口角至中线的牙龈。耳颞神经分出耳支和颞支，分布于颞区和头皮的外侧皮肤，走行中也发出小分支到下颌关节、外耳道、鼓膜、耳屏、耳郭上部和颞下颌关节、腮腺以及顶部的皮肤。此外还有分支支配汗腺分泌、小血管运动和腮腺分泌功能。

（二）发病机制

原发性三叉神经痛病因尚不明确，关于其发病机制存在以下几种假说。

1. 血管压迫假说　三叉神经的中枢轴突受血管压迫，特别是神经根入脑桥处受压迫被推断为大多数三叉神经痛患者可能的病因。神经脱髓鞘可能改变了三叉神经的电活动。血管压迫并发神经脱髓鞘或神经损伤几乎见于所有需手术的患者。当血管（大多数是动脉，偶尔是静脉）由神经处分离或去除微血管压迫，患者的阵发性疼痛几乎立即消失。磁共振成像研究术前血管神经关系，显示需外科手术患者血管和三叉神经有接触的比例很高。同时研究显示无症状的对照组中有 6% ~ 32% 的神经血管有接触。

2. 结构损伤假说　结构损伤导致的病理过程涉及疼痛时的功能、生化、形态水平变化。研究神经痛涉及鞘磷脂和免疫细胞，其病理生理作用是直接通过神经信号起作用或通过炎症介质或生长因子间接起作用。但是，对于三叉神经痛来讲，其在神经元和非神经细胞的病理生理改变还未完全阐明。

3. 三叉神经节病变假说　最近由 Rappaport 和 Devor 提出的三叉神经节病变假说包括癫痫活动、回路环、神经元间联系以及中枢联系的改变等，几乎能用以阐述三叉神经痛所有的临床特性。他们假设血管压迫产生三叉神经根损坏，导致一小部分三叉神经节神经元过度兴奋，以此作为燃烧点，引起更多的神经节受累。

4. 受体异常假说　松扎大鼠下牙槽神经模型造成慢性窄缩性神经损伤，会导致大鼠一系列行为异常，表现为其三叉神经感觉异常或感觉迟钝和机械性痛觉过敏。这种痛觉过敏持续至术后 60d。该疼痛模型已被广泛用于三叉神经痛的研究。

在上述模型上，巴氯芬对机械刺激引起的过度反应有对抗作用，能部分减轻痛觉过敏，但其剂量已超过其能避免运动协调障碍的剂量。巴氯芬抗痛觉过敏的作用能被 CGP35348 完全拮抗，故其完全是通过 GABAB 受体起作用的。

实验证据表明激动 α_2 肾上腺受体能使三叉神经节神经无超极化，产生抑制性作用。另外，证实 α_2 肾上腺受体的 mRNA 信号在单一三叉神经节的神经元细胞内表达。在没有神经损伤的情况下，无论是在三叉神经元细胞胞体或是初级传入终末，激动 α_2 肾上腺受体在三叉神经系统会对伤害性传递有抑制作用。

有研究报道显示，腹腔内急性注射 5-HT_{1A} 受体的激动剂 F13640 和 F13714，在三叉神经下牙槽神经松扎模型中能产生显著的镇痛作用。提示 5-HT_{1A} 受体的激动剂可能在三叉神经痛的机制中起作用。

5. 炎性介质改变假说　有报道称，IL-6 和 NGF 与三叉神经损伤后的机械性痛觉过敏有关，因此，IL-6 和 NGF 的释放可能部分参与从损伤的三叉神经处异位释放。

（三）临床表现

三叉神经痛患者主要表现为在三叉神经分布区内反复发作的阵发性剧烈疼痛。主要见于中老年人。女性略多于男性。疼痛大多为单侧，以面部三叉神经一支或几支分布区内、骤然发生的闪电式剧烈面部疼痛为特征，患者常描述成撕裂样、触电样、闪电样、针刺样、刀割样或烧灼样剧痛。以三叉神经第 2 支、第 3 支发病率最高。疼痛以面颊、上颌、下颌、唇部或舌部最明显。在上唇外侧、鼻翼、颊部、舌尖等处稍加触动即可诱发，故称“扳机点”。三叉神经痛的发作常无预兆，疼痛历时数秒至数分钟。突发突止，间歇期完全无痛。重者发作时在床上翻滚，并有自杀倾向。每次发作时间由几秒钟到几分钟不等。一般神经系统检查无阳性体征。

（四）诊断依据

三叉神经痛的诊断一般不难。诊断主要依据患者的临床表现，一般不需要特殊的辅助检查，当怀疑为继发性三叉神经痛时，应有针对性地进行相关辅助检查如颅脑 CT、MRI 等。三叉神经痛的主要诊断要点为：

（1）发痛部位为三叉神经或其某一分支或某几分支的分布区（图 5-1、图 5-2）。

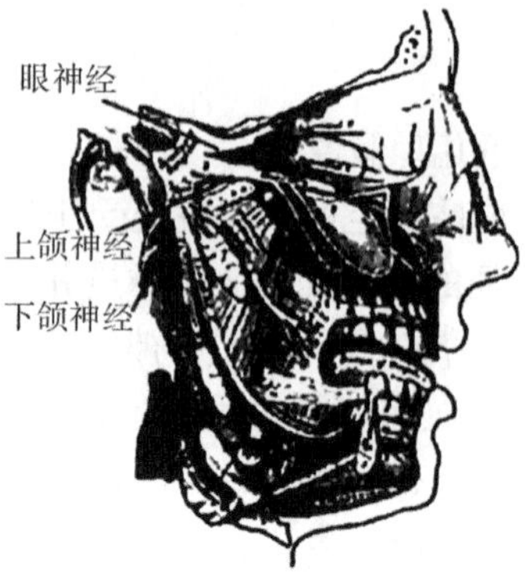

图 5-1　三叉神经三大分支图

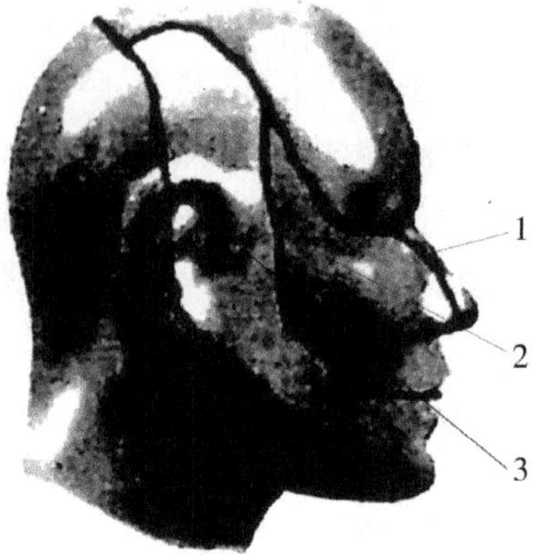

图 5-2　三叉神经三大分支支配范围

（2）多为突然发作的阵发性剧烈疼痛，不发作时绝大部分患者完全无痛，仅极少数重症患者仍有轻度疼痛。

（3）大多数患者有明确的“扳机点”，即触发点，刺激这些部位可引起疼痛发作，但发作刚过去有短暂不应期，即短期内再刺激“扳机点”可暂不引起发作。

（4）95% 以上的三叉神经痛患者为一侧发病。

（5）疼痛发作时不合并恶心、呕吐等伴随症状。

（6）一般抗炎镇痛药完全无效。

（7）迁延不愈，病程冗长。

（五）鉴别诊断

虽然三叉神经痛的诊断并不难，但误诊仍时有发生。本病应注意与下列疾病相鉴别。

1. 三叉神经支炎　属于继发性三叉神经痛，此病多发生于眶上神经分布区，亦为持续性剧痛，发作后数日，部分患者额部出现带状疱疹。少数患者可累及眼神经主支而发生角膜炎与溃疡。病原体是一种病毒。此病有自限性，大多在 1 ~ 3 周自行痊愈。消炎镇痛药物、维生素或局部外用双氯芬酸软骨、注射糖皮质激素溶液等治疗皆有效。

2. 牙源性三叉神经痛　属继发性三叉神经痛，临床常可遇到将本病误诊为牙痛的，应详细检查牙部有无病变。牙源性三叉神经痛的阵发性不明显，但仍有明显的“扳机点”；牙痛无“扳机点”，另外牙痛的发作与食物冷热关系很大。

3. 副鼻窦炎或肿瘤　上颌窦、额窦、筛窦疾病患者均可引起头面部疼痛。鉴别时应特别注意：鼻腔检查，注意两侧是否通畅，细查各鼻窦的投影点有无压痛；鼻腔有无分泌黏液或脓液；疼痛的发作性是否明显；上额窦癌患侧面部可有肿胀；上颌窦及额窦的透光检查阳性；影像学检查有助于明确诊断。

4. 半月神经节附近的肿瘤　发生于半月神经节和小脑脑桥角处的肿瘤并不罕见，如听神经纤维瘤、胆脂瘤、血管瘤、脑膜瘤或皮样囊肿等，这些肿瘤引起的疼痛一般并不十分严重，不像三叉神经痛那样剧痛发作，而是轻中度持续性疼痛。另外，可同时伴有外展神经麻痹、面神经麻痹、耳鸣、眩晕、听力减退、三叉神经支感觉减退，以及颅内压增高的症状，如头痛、呕吐和视盘水肿等。颅底 X 线检查，岩骨尖区或内耳道区有骨质破坏，CT、X 线造影检查有助于诊断。

5. 膝状神经节痛　膝状神经节在发出鼓索神经之前，发出岩大浅神经，以副交感神经纤维支配泪腺，司理泪腺分泌。中间神经主要司理舌前 2/3 的味觉及耳鼓膜和外耳道后壁的皮肤黏膜感觉，也有部分纤维司理颌下腺、舌下腺及口、鼻腔黏液腺的分泌。膝状神经节神经痛为阵发性，但发作时痛在耳内深部，向其附近的眼、颊、鼻、唇等多处放射，并在外耳道后壁有“扳机点”。这些患者多并发面神经麻痹或面部抽搐，并有时在软腭、扁桃体窝及外耳道等处发生疱疹并导致味觉丧失。

6. 舌咽神经痛　疼痛亦为阵发性，大多在吞咽时诱发。疼痛从扁桃体区及舌根部起，向外耳道、耳前、耳后、耳郭或患侧面部放射。发作时患者多习惯用手压迫下额角下方。舌根背面外侧及扁桃体处可有“扳机点”，颈外皮肤则无“扳机点”。吞咽动作、说话及转头、大笑均可诱发剧痛，吞咽酸、苦食品时尤甚。发作时易出现心动过缓或眩晕。患病年龄多在 35 ~ 65 岁。该病较为少见，发病率约为三叉神经痛的 1%。以 1% 丁卡因液涂布咽后壁或扁桃体区的“扳机点”可停止疼痛发作。此外，三叉神经痛发作部位在舌尖及舌缘亦可作为鉴别点。

7. 偏头痛　偏头痛是周期性发作、轻重不同的单侧头痛，有时亦表现为前额部头痛。此病发作前多有先兆，如同侧眼看到闪光或视力减退，甚至一过性同侧偏盲。头痛发作时间可持续数小时至数日不等。发作多有一定的时间规律。难以确诊时可试验性口服麦角胺治疗有助于鉴别。

（六）治疗

由于三叉神经痛的病因和病理改变至今还不清楚，因此治疗的目的应是长期镇痛。镇痛的方法多种多样，可分为无创和有创两类治疗方法。无创治疗方法包括药物治疗、中医中药、针灸疗法、物理治疗等，适用于病程短、疼痛较轻的患者，也可作为有创治疗方法的补充治疗方法。有创治疗方法主要包括注射疗法、射频热凝疗法和手术疗法。

1. 药物疗法

（1）卡马西平（carbamazepine）：别名痛惊宁、叉癫宁、酰胺咪嗪，为咪嗪类抗癫痫药，亦为传统抗三叉神经痛药。口服，开始每日 2 次，以后可每日 3 次。每日 0.2 ~ 0.6g，分 2 ~ 3 次服用，每日极量 1.2g。其不良反应有头晕、嗜睡、厌食、失眠、皮疹、肝功能损害等。此药可与 0.1g 苯妥英钠同服。

（2）苯妥英钠（sodium phenytoin）：别名苯妥英钠（dilantin），为白色粉末，无臭，味微苦。易溶于水，几乎不溶于乙醚或氯仿，在空气中易潮解。本品为乙内酰脲类抗癫痫大发作和抗精神运动性发作药，对大脑皮质运动区具有高度选择性抑制作用。除可用于三叉神经痛外，也可用于抗高血压，抗心律失常及维持和预防癫痫发作。用于三叉神经痛，口服，每次 100 ~ 200mg，每日 2 ~ 3 次；用于心律失常，每次 100 ~ 200mg，每日 2 ~ 3 次；用于高血压，每次 100mg，每日 3 次；防止癫痫大发作和精神运动性发作，每次 50 ~ 100mg，每日 3 次。

2. 中药治疗　中医学认为，三叉神经痛属“头痛”“偏头痛”“面痛”等范畴。古医书中有“首风”“脑风”“头风”等名称记载，如《素问・风论》：“首风之状，头面多汗恶风，当先风一日则病甚，头痛不可以出内。”有些三叉神经痛患者，经服用中药后有效，可使疼痛发作减轻或停止。

3. 三叉神经痛注射疗法　三叉神经周围支阻滞是治疗三叉神经痛的常用方法。注射部位主要是三叉神经分支通过的骨性孔道，如眶上孔（眶上切迹）、眶下孔、下齿槽孔、颏孔、翼腭孔等。所用药物包括局部麻醉药、无水乙醇、苯酚溶液、多柔比星、链霉素等。三叉神经周围支注射治疗的效果与操作者的技术水平和患者的病情程度以及局部解剖变异等因素关系密切。

（1）眶上神经阻滞术

①穿刺操作方法：患者取仰卧位，在眶上眉毛外，眼眶上缘中、内 1/3 交界或离正中线 2.5 ~ 3cm 处扪及切迹或用棉签触压眶缘找到放射性痛点的位置，皮肤消毒及局部麻醉后，采用 5 号针头自切迹或压痛点垂直刺入皮肤直达骨面，若无放电样感，则调整针头方向在附近寻找，出现放射痛时注药则效果较好。

②常用药物：常用 1% ~ 2% 普鲁卡因或 1% 利多卡因及神经阻滞合剂等。神经破坏药则可选用 95% 乙醇、无水乙醇或苯酚制剂。

③适应证：适用于三叉神经第 1 支痛局限于眶上神经分布区者。单纯局部麻醉药阻滞也可用于治疗前额部带状疱疹后遗神经痛和头痛。

④并发症：注药后常有上眼睑水肿，多在数日内消退。故注射前应先与患者详细说明。注射乙醇后，少数患者残留局部疼痛可达 2 周，严重者可局部注射利多卡因数次以缓解。

（2）眶下神经阻滞术

①穿刺操作方法：患者仰卧，头取中立位。局部皮肤消毒后，操作者戴无菌手套，先在眶下缘正下方 1cm、距鼻中线 3cm 处扪及眶下孔。或采用连线定位方法：由眼外眦到上唇中点连一直线，再由正视前上方时瞳孔中点向同侧口角连一直线，两线的交叉点即为眶下孔的体表投影点。自眶下孔标志的内下

方，约位于鼻翼旁1cm处以5号细短针头刺入皮肤，同时用另一只手的示指压住眶下缘，以防针尖滑向上方而伤及眼球。然后使针尖向上、后、外方向倾斜穿刺，直达眶下孔附近骨面，以针尖在周围轻轻试探并寻找眶下孔。当针尖滑入骨孔时可有落空感，患者随即出现放射样疼痛。然后使针尖与外、上、后方成40° ~ 45° 时沿眶下孔缓慢深入约5mm，回吸试验无血，先注入1%利多卡因0.5 ~ 1mL，待眶下神经分布区出现麻木后，再缓慢注射95%乙醇或无水乙醇0.5 ~ 1mL或其他药物。

②适应证：适用于三叉神经第2支痛局限于眶下神经分布区者。

（3）后上齿槽神经阻滞术

①后上齿槽孔的解剖：上颌骨的后侧即颞下面的最突出部分为上颌结节，后上齿槽孔即位于此结节上。该孔是后上齿槽神经进入上颌骨而达臼齿的必经之路，多数为单孔，少数变异为2 ~ 3个，个别亦可缺如。

②穿刺操作方法：患者取仰卧位，头部转向健侧。穿刺点在颧骨下缘与齿槽嵴夹角处，即相当于过眼眶外缘的垂线与颧骨下缘的交点。局部消毒后，先用手指将附近皮肤向前下方拉紧（有利于下一步进针时针尖朝内侧倾斜），继之以5号针头自穿刺点稍向后、上、内方刺入直达齿槽嵴的后侧骨面，然后紧贴骨面缓慢深入2 ~ 2.5cm，即达后上齿槽孔附近，一般情况下很少出现放电样疼痛。回抽试验无血，先注入1%利多卡因2mL，待臼齿出现麻木感后，再注射95%乙醇或无水乙醇1mL或其他药物。

后上齿槽神经阻滞还可经口腔入路穿刺。患者取仰卧位，局部消毒后，用10cm长、中部弯曲成约150° 的针头，在第2 ~ 3臼齿间隙上的黏膜皱襞处以45° 向后上方刺入，并紧贴骨面深入至2.5 ~ 3cm即达上颌结节。有人认为此法较容易发生感染，在采用乙醇进行阻滞时应注意。

③适应证：适用于三叉神经第2支痛局限于后上齿槽神经分布区患者。

④并发症：乙醇阻滞后易发生局部肿胀、轻微血肿，可自行消退。

（4）上颌神经阻滞术

①上颌神经的解剖和定位：上颌神经主干经圆孔穿出颅腔至翼腭窝，并在此处开始发出分支。由于圆孔穿刺非常困难，而且可发生严重并发症，故上颌神经阻滞一般在翼腭窝处穿刺。翼腭窝位于颅底下面、眼眶后方、颞下窝内侧，内有上颌神经、蝶腭神经节、上颌内动静脉以及填充其间的脂肪组织。此窝为宽0.3 ~ 0.4cm、深约1cm的裂隙，呈漏斗状，尖端朝下。其前壁由上颌骨后面内缘与腭骨眶突构成，经此处的眶下裂向前与眼眶相通；后壁为蝶骨翼突及大翼，上端由圆孔向后通颅腔，另有翼管与破裂孔相通；内壁为腭骨垂直板，经上面的蝶腭孔向内通向鼻腔；外侧为空隙，即翼上颌裂，经此处向外通向颞下窝；顶盖由蝶骨体和大翼根部构成；而翼腭窝的下端则缩窄为翼腭管，向下经腭大孔和腭小孔与口腔相通。上颌神经位于翼腭窝的上部深处，蝶腭神经节位于神经干下方约2mm处。

翼腭窝外侧开口称翼颌裂，又称镰状裂，上宽下窄，长约1.5cm，最宽处约0.5cm。此裂距离颧弓的颧颞缝（相当于额弓中点）下缘约4cm。

腭大孔居于硬腭后部，上颌骨齿槽突与腭骨之间，在末位臼齿的内侧，即生有第3臼齿者，在该齿内侧，否则在第二臼齿内侧。该孔距硬腭后缘约0.5cm，距腭正中缝和上臼齿齿槽缘距离大致相等。由腭大孔经翼腭管至圆孔的距离约3cm，翼腭管的长度为0.8 ~ 2cm。最窄处横径仅1.5 ~ 3mm，其轴向近于矢状位，与上臼齿咬合面约成135° 。

②穿刺操作方法：常用方法有以下3种。

侧入路：患者仰卧，头转向健侧。穿刺点定于颧弓下缘中点的乙状切迹处，约为眼眶外缘与外耳道连线中点的下方。以7号长8cm的针头自该点垂直刺入，进针深度4cm左右即可触及骨面，为蝶骨翼突外侧板，标记进针深度，然后退针2cm，稍调整方向朝前方重新刺入，直至针尖滑过翼外骨板前缘，再继续进针0.5cm即进入翼腭窝。不可过深，以免刺入鼻腔或眶下裂。若出现上颌部放射性疼痛，立即固定针头，并使针斜面向上，回抽无血，注入1%利多卡因1mL。待上颌部麻木又无眼肌麻痹后，再注射95%乙醇或无水乙醇0.5 ~ 1mL，或用其他药物。

前侧入路：体位同上。穿刺点定于颧骨下缘最低点，即经眼眶外缘的垂线与颧骨下缘交点。以7号长8cm的针头自该点皮肤向后、上、内方刺入。从侧面看，针头应朝向颧弓下缘中点，并且应紧贴上颌骨的骨面渐向内方深入。进针约 2cm 即达上颌结节，然后继续沿骨面进针，大约至 4cm 后即可出现落空感而滑入翼腭窝。有时可因进针的角度偏外触及翼突外板基底部而受阻，应退针少许，并调整方向使针尖稍偏内侧重新进针，直至滑过翼突前缘。然后继续深入 0.5cm 即可触及神经而出现放电样疼痛，由此处至皮肤的距离一般不超过 5cm。注药方法和剂量与侧入路相同。注意穿刺针不可刺入过深，以免刺入眼眶内引起眼外肌麻痹，甚至影响视神经导致失明。

经口腔腭大孔穿刺法：患者取坐位，头向后仰，尽量张口。穿刺点在腭大孔稍前方。腭大孔位于末位臼齿（第 3 或第 2）内侧的硬腭上，如从该臼齿舌面向腭正中缝虚拟划一垂线，则中、外 1/3 交界处即为腭大孔。若上臼齿脱落，则可靠硬腭的后缘确定腭大孔的前后位置，该孔多在硬腭后缘前方 0.5cm 处。口腔黏膜消毒和局部麻醉后，采用长细针头（事先在距离针尖 4cm 处弯成约 135° 的钝角）自腭大孔的稍前方由前下向后上方穿刺，若遇骨面受阻，则用针头在附近试探进针，直至针尖经腭大孔落空滑入翼腭管内。在翼腭管内继续缓慢进针 2.5 ~ 3cm，可出现放电样疼痛，即表明已达翼腭窝并触及上颌神经。注药方法和剂量同上。

遇有翼腭管弯曲或异常可导致穿刺失败。此外，尚可因局部感染导致硬腭黏膜溃疡，应严格无菌操作，治疗后 3d 内口服抗生素以预防感染。

（5）颏神经阻滞

①操作方法：患者仰卧，头转向健侧。扪及颏孔的位置并标记。皮肤消毒和局部麻醉后，由标记点的后外上方并与皮肤成 45° 向前下方穿刺直达骨面，可刺入颏孔并出现放电样疼痛。否则可略退针，用针尖在附近骨面寻找颏孔，直至进入孔内，针尖可进入颏孔内 0.5 ~ 1cm，回吸无血，先注入 1% 利多卡因 1mL，观察数分钟出现下唇和颏部的皮肤感觉减退后，缓慢注射 95% 乙醇或无水乙醇 0.5 ~ 1mL 或其他药物。注射药物时，应用手指压紧颏孔周围软组织，以防止乙醇流到孔外，损伤周围组织引起疼痛。

②适应证：适用于原发性三叉神经第 3 支痛，主要痛区及触发点位于颏部、下唇及其附近黏膜者。

（6）下齿槽神经阻滞

①操作方法

口外法：患者仰卧，肩下垫薄枕，头转向健侧并略向后仰。穿刺点定于下颌骨下缘稍下偏内，下颌角前方 1.5 ~ 2cm 处。左手示指紧贴下颌骨后缘（右侧穿刺指尖朝上，左侧则朝下），以指示进针方向。右手持针由穿刺点刺入皮肤达下颌骨内侧面，与左手示指平行并沿骨面向上缓慢进针 3.5 ~ 4cm，出现放电样疼痛，则表示已达下颌孔。回吸无血，即可注入 1% 利多卡因 1 ~ 2mL，待下颌部麻木后，再注入 95% 乙醇或无水乙醇 0.5 ~ 1mL。

口内法：患者坐位，头后仰并尽量张口。在臼齿的后方可见一尖端朝上、面向前内方的臼齿后三角。其外斜边为下颌前缘，较锐利，在第三臼齿外侧；其内斜边则为下颌支另一骨缘，较圆钝，在臼齿之后，向后即为较平坦的下颌支内侧面。穿刺点取臼齿咬合面的上 1cm 的内斜边处（如为牙脱落者，则可选上、下齿槽缘间线中点水平的内斜边处）。自穿刺点黏膜由前内向后外方进针直达骨膜，如未遇到骨质，则表示针头过于偏向内侧。最后，将针头紧贴下颌支的内侧骨面、与下臼齿咬合面平行方向缓慢进针 1.5 ~ 2cm，待出现颏部放射痛，即表示已触及下齿槽神经。注药方法及剂量同上。

②适应证：适用于原发性三叉神经第 3 支痛，其主要痛区和触发点位于下臼齿、颏部及其附近黏膜，或经颏神经阻滞失败或无效者；下齿槽神经分布区的继发性疼痛，如癌痛、带状疱疹后遗痛等；下颌部口腔科治疗操作的局部麻醉。

③并发症：偶有反射性下颌挛缩，不需特殊处理，可自行缓解。

（7）下颌神经阻滞：在颅底卵圆孔附近阻滞下颌神经，可使该神经分布区感觉丧失。针尖可不进入卵圆孔内，但有时乙醇能在神经支内向上扩散，进入半月神经节，由此也可获得半月神经节阻滞的长期镇痛效果。

①卵圆孔的解剖和定位：卵圆孔位于蝶骨大翼后部，多在蝶骨翼突外板后缘的后侧或后内侧，少数位于其后外侧。国内一组 1 284 个颅骨卵圆孔及其周围结构的观察与测量结果表明，卵圆孔的长径为 4 ~ 13mm（左侧平均为 6.4mm，右侧为 6.6mm），其中 6 ~ 8mm 者约占 80%。卵圆孔的短

径为1～7.5mm，平均3.2mm，3～4mm者占86%，小于2mm者仅占2.8%。卵圆孔为圆形或近圆形者占6.8%。卵圆孔与翼突外板后缘根部延长线一致者占48.4%。卵圆孔外口向前外倾斜者占94.2%，向后内倾斜者占5.8%（可致穿刺困难）。卵圆孔与棘孔合二为一者占1.8%，与颞岩裂相合者1.9%。有6例三者合并为一。卵圆孔的后外侧为棘孔，脑膜中动脉经此孔进入颅腔，其内侧有咽鼓管及破裂孔，后者为颈内动脉进颅腔的通道。

②操作方法：单纯在卵圆孔处阻滞下颌神经时，穿刺点可取颧弓下缘中点，即相当于眼眶外缘与外耳道间距离的中点。患者仰卧，头转向健侧。以7号长8cm穿刺针自穿刺点垂直刺入皮肤，并缓慢进针约4cm（不超过5cm），触及骨面即为翼突外板根部，此深度即为由穿刺点至卵圆孔的距离，标记此深度。然后退针至皮下，调整方向使针尖向后（向耳侧）以15°～20°并略微向上重新刺入同样的深度或略深，遇有向下颌或舌部放射痛，即表明已达卵圆孔并触及下颌神经。

③适应证：三叉神经第3支痛，或颏神经及下齿槽神经阻滞无效者；三叉神经第3支分布区的癌痛、带状疱疹后神经痛等；下颌部口腔科操作的局部麻醉处理。

4. 半月神经节阻滞　采用半月神经节阻滞治疗三叉神经痛目前已在国内外应用，注射的药物包括乙醇、甘油、苯酚甘油等。多年来，这一注射疗法已被证明能有效治愈三叉神经痛。但因其注射技术难以掌握，而且治疗效果随着各人的技术不同而大有出入。国内有报道，镇痛期超过1年者达87%。而国外文献报道，治愈率相差悬殊，有的高于98%，有的则低于40%。由于药物扩散的可控性较差，近来已倾向于采用更易于精确控制的影像引导下射频热凝术。

（1）穿刺入路的选择：半月神经节阻滞的穿刺途径有侧入路法和前入路法。侧入路法的重要标志为下颌切迹，此切迹的后方为下颌骨髁状突，前方为下颌骨喙突，穿刺进针点是在喙突后方，当半张开口时髁状突约向下移位1cm，此位置可使侧入路法易于成功。前入路法的主要标志为正视位的瞳孔及颧弓中点，颧弓中点相当于颞骨的颧结节的前方，穿刺进针点是在喙突前方，正对第2臼齿处。近来随着医疗影像设备的普及，卵圆孔穿刺操作多在C臂X线机、CT扫描、DSA成像引导下进行。

（2）术前准备

①注射前需要向家属详细交代治疗方法、预期效果和可能发生的并发症等问题，取得患者知情同意及必要的配合。

②治疗前患者要清洗头面部、理发、剃胡须。

③全面进行体格检查，了解全身脏器功能状况，尤其注意眼耳情况、血压、心电图、出血时间和凝血时间。

④应安排有足够的治疗时间（一般约为2h），不能匆忙进行。

⑤备好各种用具及药品，包括5mL及1mL注射器，无菌手套，2.5%碘酒，乙醇棉球，无菌巾与纱布，长10～14cm的7号（或23号）穿刺针各一支（带有针芯），2%利多卡因等有关治疗用药及无水乙醇，7号注射针头，并检查急救药品和相关设备是否齐全、有效。

（3）穿刺操作方法

①体位：患者仰卧，头取中立位，双眼正视上方。

②定位：常用即体表划线法和影像定位法。体表划线法：我们在实践中总结出双线定位法，即经患侧眼眶外缘的纵轴平行线与经口裂的水平延长线，二线交点即为穿刺进针点。影像定位法：在C臂X线机透视下显示卵圆孔，将C臂图像增强器向患侧倾斜15°～20°，向足端倾斜30°～45°，依据患者头部位置、脸型、有无牙齿及咬合情况具体调节倾斜角度，直至清晰显示卵圆孔，影像投照位置约在患侧上颌窦与下颌骨之间、患侧下颌切迹与上齿根部连线上。

③穿刺：接心电、脉搏氧饱和度监测及吸氧管后，常规消毒铺巾，用长约10cm、外有绝缘套的射频穿刺针经定点穿刺。划线法可经另两条线调整进针的方向，即定点与瞳孔中点连线及定点与颞下颌关节结节连线，前者矫正进针的内外方向，后者矫正进针的前后方向。复制疼痛后，再细微调节针尖位置，直至进针骨质阻挡感消失，即进入卵圆孔，进针深度为5～7cm。若针尖触及自卵圆孔出颅的下颌神经，患者可述下唇部疼痛。可凭感觉沿骨面继续试探进针，滑入卵圆孔并触及下颌神经，患者可有下颌部的

放射性疼痛。最后将针尖再推进 0.3 ~ 0.5cm，上颌部出现剧痛即表明进入半月神经节内。影像法则在射频穿刺针影像引导下进行穿刺，针尖直对卵圆孔。

④到位：如果穿刺针尖的位置合适，则轻微活动针体，患侧面部的患支分布区即有电击样的疼痛麻木等不适反应和感受。可再经影像进一步证实，侧位透视显示针尖在蝶鞍斜坡与颞骨岩部形成的夹角内，具体位置因毁损靶神经不同而异。第三支射频针尖进卵圆孔的位置应偏向后外侧，深度应距斜坡约 0.5cm；第二支毁损针尖进卵圆孔的位置应在正中，深度应刚好抵在斜坡上；第一支针尖进卵圆孔的位置应偏向前内侧，应略超过斜坡。然后经电刺激进一步定位穿刺针尖是否处于准确位置。同时毁损第二支和第三支时，针尖位置同第二支，但选用常裸露端的射频针，单支毁损用短裸露端的射频针。

⑤电刺激：将中性电极（无关电极）连接于患侧肩部或上肢，将刺激电极插入射频针内。施加电刺激，根据放射性疼痛定位反应，确定射频针尖穿刺进入卵圆孔的位置是否正确。先施以 0.5 ~ 1mA 的高频电刺激。如果穿刺针尖的位置合适，则患侧面部的患支分布区可有电击样的疼痛麻木等不适反应和感受。如果位置不准确，须反复调整进针深度和方向，再给予电刺激，直至患侧面部出现相应的反应和感受。一般电刺激强度逐渐加大，所需的强度越低，说明穿刺针尖的位置越准确，治疗效果越好。如果超过 2mA 仍无反应，说明穿刺针的针尖偏离神经组织，应重新调整穿刺针的位置。直至正侧位透视显示针尖位置合适。

⑥射频热凝：经方波电刺激校对穿刺针的位置准确无误后，可开始热凝。原则上应从短时间低热开始，逐步缓慢加温，以减轻患者的痛苦。温度在 60℃以下不容易使神经纤维发生蛋白变性，达不到治疗目的。而温度超过 85℃以上时，可损伤神经周围组织而产生严重的并发症。可先加热到 60℃维持 1min，然后再酌情加热至 70℃、80C 和 85℃。为防止并发症，温度最高不超过 90℃。每次升温后，维持 0.5 ~ 1min，同时不断用针刺及棉絮擦拭皮肤，测试患支分布区的痛觉和触觉，直至痛觉消失，同时保留触觉为止。一般患者的最终加热温度在 70 ~ 80℃，最终加热温度持续为 120 ~ 180s。本方法需取得患者配合。治疗前应讲清楚，在局部麻醉下施行此种治疗具有一定的痛苦，必须取得患者的理解和配合，并注意从 60℃开始缓慢升温，避免突然高温所引起的剧烈疼痛。患者不能耐受升温时的疼痛时，可给予丙泊酚静脉麻醉后再行射频热凝治疗，可直接升温至 85℃，热凝时间 120 ~ 180s。同时毁损第一、三支或全部第一、二、三支时针尖进卵圆孔的位置应偏向内侧，深度应先略超过斜坡，射频热凝 120 ~ 180s 后退至斜坡以下，再行射频热凝 120 ~ 180s。

⑦术后处理：操作完毕，拔出穿刺针，按压穿刺点 2 ~ 3min，以无菌敷贴覆盖穿刺点，并以冷水或冰水外敷穿刺部位，以防止局部出血及肿胀。患者术中应用广谱抗生素预防感染，术后常规应用脱水药治疗 3d。同时密切观察并发症情况。

（4）适应证：①本注射疗法适用于一切较严重而顽固的三叉神经痛患者，尤其是具有开颅手术禁忌的老年和体弱及慢性病患者。②三叉神经痛同时累及第 2、3 支，1、2 支或全部 3 支，并经各周围支阻滞无效者。③面部的晚期癌痛。④面部带状疱疹后神经痛。

（5）并发症：半月神经节阻滞可能引起多种并发症，而且有时非常严重。大多由于穿刺方向不准或进针过深损伤附近的血管和脑神经，或乙醇剂量较大并流入蛛网膜下间隙引起损害。

①阻滞范围内感觉丧失或异常：2% ~ 5% 的患者在治疗后可出现感觉异常和不同程度的“麻木性痛苦”，大多为乙醇注射过量引起。部分患者在治疗后可出现麻、针刺、冰冷、虫爬、奇痒等异常痛苦的感觉。这些患者若还保留触觉和感觉，可再次重复半月神经节乙醇注射，使感觉完全消失。

②眩晕综合征：是比较常见的并发症，约占半月神经节阻滞患者的四分之一。多在注射利多卡因或乙醇后 0.5 ~ 1min 出现。在 30min 内消失，有的可持续数日。一般不需特殊处理。

③咀嚼困难：是三叉神经运动根受累所致。患者表现为同侧咀嚼无力，牙齿咬合不紧，易发生颞下颌关节脱位，另有的患者可出现张口困难。经数日或数月后可自行恢复。

④其他脑神经损害：药物损伤第Ⅶ对脑神经引起同侧面神经麻痹。而第Ⅲ、Ⅳ、Ⅵ对脑神经受累时，则出现上睑下垂、复视及瞳孔散大等。

⑤同侧失明及角膜病变：失明是最严重的并发症。亦有少数人在治疗后发生角膜炎和角膜溃疡。主

要是由于针尖进入卵圆孔过深或乙醇剂量较大损伤邻近的视神经所致。

5. 射频热凝疗法　射频热凝疗法是一种微创伤性神经毁损疗法，其利用可控温度作用于神经节、神经干和神经分支等部位，使其蛋白质凝固变性，从而阻断神经冲动的传导。目前，射频热凝疗法在临床疼痛治疗领域发展很快，已广泛应用于治疗三叉神经痛及其他多种神经病理性疼痛。与三叉神经半月神经节乙醇阻滞术相比，热凝术可控性好，治疗效果良好，年老体弱者亦可以良好耐受，因而依从性好。并发症较少，目前尚无死亡等严重并发症报道。虽然复发率较高，但由于操作方便，能重复实施，可最终达到长期镇痛的目的。

（1）穿刺入路：采取前入路法穿刺，在 C 臂 X 线透视或 CT 扫描引导下进行。

（2）操作方法

①穿刺卵圆孔：患者仰卧，头取中立位，双眼正视前方。穿刺采用前入路法，定点方法同上。局部消毒后在穿刺点局部进行浸润麻醉。先将中性电极（无关电极）连接于患侧下肢。用特制的长约 10cm、外有绝缘套的射频穿刺针进行穿刺，直至到达卵圆孔。穿刺均在影像引导下进行。

②电刺激确认射频穿刺针针尖的位置：根据放射性疼痛反应，确定穿刺到达卵圆孔后，尚需用脉冲电刺激判定射频穿刺针针尖的位置是否正确。先将刺激电极插入射频针内，然后施以 0.5 ~ 1mA 的高频电刺激。如果穿刺针尖的位置合适，则患侧面部的患支分布区可有电击样的疼痛麻木等不适反应和感受。如果位置不准确，须反复调整进针深度和方向，再给予电刺激，直至患侧面部出现相应的反应和感受。一般电刺激强度逐渐加大，所需的强度越低，说明穿刺针尖的位置越准确，治疗效果越好。如果超过 2mA 仍无反应，说明穿刺针的针尖偏离神经组织，应重新调整穿刺针的位置。直至正侧位透视显示针尖位置合适。

③温控热凝：经方波电刺激校对穿刺针的位置准确无误后，可开始加热。原则上应从短时间低热开始，逐步缓慢加温，以减轻患者的痛苦。温度在 60℃以下不容易使神经纤维发生蛋白变性，达不到治疗目的。而温度超过 85℃以上时，可损伤神经周围组织而产生严重的并发症。可先加热到 60℃维持 1min，然后再酌情加热至 70℃、80℃和 85℃。为防止并发症，温度最高不超过 90℃。每次升温后，维持 0.5 ~ 1min，同时不断用针刺及棉絮擦拭皮肤，测试患支分布区的痛觉和触觉，直至痛觉消失，同时保留触觉为止。一般患者的最终加热温度在 70 ~ 80℃，最终加热温度持续 2min 左右。

（3）适应证：三叉神经第 1、2、3 支痛患者；面部晚期癌痛患者。

（4）不良反应及并发症

①操作中疼痛：本方法需取得患者配合。治疗前应讲清楚，在局部麻醉下施行此种治疗具有一定的痛苦，必须取得患者的理解和配合，并注意从 60℃开始缓慢升温，避免突然高温所引起的剧烈疼痛。

②手术后反应：有些患者治疗后可出现一过性头痛、头晕、恶心甚至呕吐，数小时内可自行缓解；有的患者在治疗结束后 1 ~ 2 周毁损神经支配区有串跳感，有的可持续很长时间；或在治疗后 1 ~ 2 周仍有疼痛，但较原发疼痛程度低，可自愈，不必急于近期再次行射频热凝术。

③颅内出血：半月神经节内侧邻近海绵窦和颈内动脉，穿刺损伤易致出血，严重者可形成颅内血肿。

④其他脑神经损害：如面部轻瘫等。

⑤颅内感染：严格无菌操作可有效防止颅内继发感染。尤其需要注意防止穿刺针穿破颊黏膜将细菌带入颅内。

⑥带状疱疹：可在手术后数日出现在毁损神经所支配皮区，较常见于眶上神经分布区，其机制尚不清楚。局部可涂喷阿昔洛韦软膏或可的松软膏，数日即可愈合。

⑦角膜炎：角膜反射消失是半月神经节热凝术的一个较为严重的并发症，严重者可形成麻痹性角膜炎和角膜溃疡，最终可致失明。治疗操作过程中应注意适度控制射频热凝的温度和时间，并随时观察角膜反射的变化。一旦发生角膜反射消失，应嘱患者戴墨镜，并涂抹眼膏保护角膜，防止角膜炎和角膜溃疡。角膜反射消失后常需数月才能逐渐恢复。

⑧面部感觉障碍：大多数患者治疗后可遗留不同程度的面部皮肤感觉障碍。Menzel 报道 315 例患者中，半月神经节射频热凝治疗后约 93. 1% 的患者面部遗留不同程度的麻木感或烧灼感。孟广远报道

325例患者中，治疗后面部均有轻度麻木感，少数患者有蚁行感，经过一段时间均可明显缓解。在治疗前，应向患者及家属详细说明治疗达到的目的、实施方法和可能产生的不良反应及并发症。

6. 微球囊压迫疗法　微球囊压迫法是近年来治疗三叉神经痛的新技术。采用气管插管下全身麻醉，在X线透视引导下进行半月神经节穿刺。以14号套管针经面部皮肤穿刺。到位后，拔出针芯，将Fogarty微球囊放入半月神经节。用注射器接球囊外的导管接头，注入1～2mL造影剂，使球囊膨胀，形成约1cm×1.5cm的鸭梨形，并维持数分钟。压迫结束后抽出造影剂，使膨胀的球囊复原。拔出球囊与穿刺针，压迫穿刺点止血。有报道120例患者中，手术后即刻成功率为93%，1例手术后成功，但半年后复发并再次治疗有效，远期效果尚有待进一步观察。

7. 手术治疗三叉神经痛　目前常用于治疗三叉神经痛的手术有：周围神经撕脱术、经颅中窝三叉神经感觉根切断术、三叉神经脊束切断术、三叉神经根减压术和颅后窝三叉神经根微血管减压术等。应用较多的为周围神经撕脱术和经颅后窝微血管减压术。

（1）周围神经撕脱术：李剑农教授等研究发现，原发性三叉神经痛患者三叉神经周围分支的病变比主干更严重。周围分支表现纤维肿胀、增粗、髓鞘疏松改变、神经周围纤维结缔组织增生压迫神经和滋养血管病变等；而主干病变则表现为严重而普遍的空泡变性、纤维松解、断裂和脱髓鞘改变。由于三叉神经痛多发生在中老年，供养三叉神经的动脉多发生硬化、缺血，故可致神经纤维营养代谢异常而发生变性。外周神经分支周围纤维组织增生对血管的压迫致使血供进一步恶化，加重神经变性，终致神经纤维脱髓鞘而发生“短路串线”现象。这一发现不仅明确了三叉神经痛患者主干及神经根切断术后复发的原因，而且为周围神经撕脱术的应用提供了理论依据。手术时，应尽可能撕脱至近心端正常段，以减少手术后复发。

（2）微血管减压术：众多临床资料表明血管压迫三叉神经是原发性三叉神经痛的原因之一。微血管减压术治疗三叉神经痛已为越来越多的学者所采用。临床实践表明，微血管减压术治疗原发性三叉神经痛的效果是确切的。手术采用2%的利多卡因浸润麻醉或全身麻醉。沿标记线作切口，依次切开皮肤、皮下组织、肌肉及骨膜，以骨膜剥离子逐层分离，然后以颅骨钻开一直径约2cm的骨窗。在手术显微镜下轻轻向后上方牵开小脑，向前沿小脑幕在岩静脉与第Ⅶ、Ⅷ对脑神经间剪开桥池蛛网膜，将微型脑压板放入达三叉神经根部，自神经出脑桥处向远端探查血管压迫情况。将压迫在三叉神经根部的血管用显微剥离子轻轻分开，并在神经与血管之间夹放一块自体小肌片。若在不同的方向及部位有多条血管压迫时，应分别夹放数块小肌片或取一块较大肌片，将该段受血管压迫的神经包绕以与血管隔开。此时嘱患者自己用手撞击扳机点及做平时易诱发疼痛的动作，若无疼痛则达到减压目的。仔细观察确无活动性出血后逐层缝合关闭切口。

二、舌咽神经痛

舌咽神经痛为一种局限于舌咽神经分布区的发作性剧烈疼痛。也分为原发性和继发性舌咽神经痛两类。可与三叉神经痛相伴发。

（一）有关解剖

舌咽神经或第Ⅸ对脑神经系混合性神经，内含运动、感觉和副交感神经纤维。与迷走神经、副神经一起经颈静脉孔穿出颅腔。舌咽神经主干自颅底相下通过颈动脉和静脉之间、茎突及其附着肌内侧，并绕茎突咽肌下缘弯向前行而达舌咽部（图5-3）。

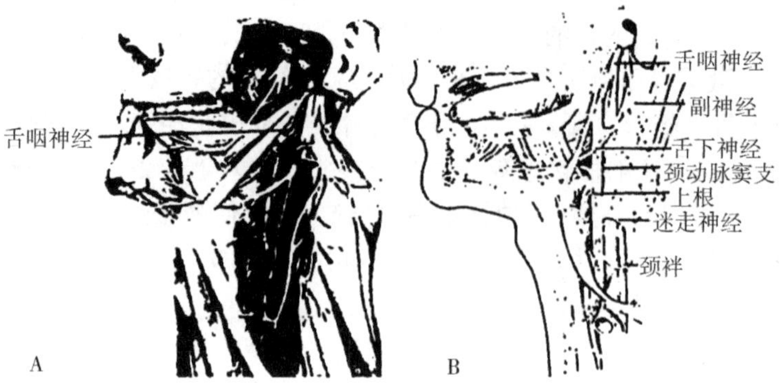

图 5-3　舌咽神经解剖

A．解剖图；B．示意图

（二）发病机制

（1）继发性舌咽神经痛多见于茎突过长或茎突综合征。只有耳深部剧痛，但咽部不痛者称为耳痛性舌咽神经痛，极少见。也可见于颈静脉孔区、颅底、鼻咽部、扁桃体等的肿瘤，局部蛛网膜炎或动脉瘤。

（2）原发性舌咽神经痛病因及发病机制尚未明了，可能为神经脱髓鞘病变引起舌咽神经的传入冲动与迷走神经之间发生"短路"的结果。近年来因显微血管外科的发展，临床上发现有些患者舌咽神经受椎动脉或小脑后下动脉的压迫。

（三）临床表现

舌咽神经痛是以舌咽部、耳深部的短暂发作性剧烈疼痛为主要特征的一种疾病。临床极少见，其发生率与三叉神经痛相比约为 1 ∶ 88。发病多见于 35 岁以后，男性相对多见。

疼痛性质与三叉神经痛相似，主要表现为吞咽时短暂性刀割样、烧灼样或钻刺样剧痛。疼痛位于扁桃体、舌根、咽、耳道深部等处，可因吞咽、讲话、咳嗽、打呵欠等诱发，每次发作仅数秒至数十秒至 1 ~ 2min，从舌侧或舌根部向同侧耳深部放射。骤然发作并停止。停止发作时无任何症状。有的可伴咽喉痉挛、心律失常、低血压性晕厥等。检查时无异常所见，偶于同侧下颌角后有压痛，或舌后对苦味感觉过敏；各种味觉刺激均感觉为苦味。有的患者在咽后壁、舌根、扁桃体窝处可有疼痛触发点。舌咽神经痛的主要特征为用 4% 丁卡因喷涂于舌侧可使疼痛减轻或消失。

（四）诊断依据

（1）扁桃体、舌根、咽、耳道深部等处的短暂发作性剧烈疼痛。

（2）中年男性多见，常因吞咽、谈话、咳嗽而诱发。

（3）检查时无异常所见，偶于同侧下颌角后有压痛，或舌后对苦味感觉过敏。有的患者在咽后壁、舌根、扁桃体窝处可有疼痛触发点。

（4）以 4% 丁卡因喷涂于舌根可使疼痛减轻或消失为其主要特征。

（五）鉴别诊断

1. 三叉神经痛　三叉神经第Ⅲ支痛易与舌咽神经痛混淆。但三叉神经痛时，疼痛部位在舌前部而非舌根，通常累及下颌神经的分布区，不向外耳道放射，疼痛触发点在下唇、颊部或舌尖等处。必要时可做可卡因试验或用普鲁卡因局部封闭三叉神经第Ⅲ支，以资鉴别。

2. 喉上神经痛　喉上神经为迷走神经的分支。该神经疼痛可单独存在，也可与舌咽神经痛伴发。疼痛发作常起自一侧喉部，该处常有显著压痛，如在该区行局部麻醉，往往疼痛暂获缓解，可以鉴别。

3. 中间神经痛　为一侧耳部剧痛，发作时间较长，常伴外耳道或耳郭疱疹，有时可引起周围性面瘫。个别不典型者仅表现为耳痛，与单纯表现为耳痛的舌咽神经痛不易区别。有人认为，对这种患者行手术治疗时除切断舌咽神经根外，还需同时切断中间神经根，以确保治疗效果。

4. 继发性舌咽神经痛　疼痛常为持续性，有阵发性加重，无触发点。检查中可见患侧有某种舌咽神经功能障碍（如舌咽部感觉和舌后部味觉减退、咽反射迟钝、软腭运动无力等）或其他阳性神经体征，以及有局部病变发现（如鼻咽部肿瘤），必要时可做特殊辅助检查，如头颅 CT 扫描、摄颅底或颅骨 X 线片等。

（六）治疗

1. 药物治疗　治疗三叉神经痛的药物均可用于本病。1% 丁卡因或 1% 潘妥卡因直接涂抹咽部、舌根部扳机点处或表麻喷雾可获得短时间的镇痛作用。用 0.5 ～ 1mg 阿托品静注或颠茄酊 5mg 口服可以预防心动过缓、心脏停搏、晕厥、抽搐等。

2. 舌咽神经阻滞　经药物治疗效果不佳或症状严重者，可考虑行药物神经注射治疗，如用利多卡因、无水乙醇、酚甘油、东莨菪碱、维生素 B_{12} 等。可经咽部入路和颈部入路两种方法，将穿刺针置入舌咽神经周围，注入药物损毁或营养神经，以减轻症状。

颈部入路时需经侧颈部进针到颈静脉孔附近，该部位舌咽神经与迷走神经、副神经伴行，注入药物时易同时阻滞或损伤这些神经，故操作应谨慎。

咽部入路阻滞疗法，适用于各类患者，对扁桃体和舌根部有扳机点的原发性舌咽神经痛患者以及不能耐受手术的患者尤为适用。①从舌咽弓的外侧下方进针向扁桃体下极的后外侧刺入 1 ～ 1.5cm，注药阻滞舌咽神经扁桃体支；②从舌腭弓附近的舌外侧表面进针向舌根部刺入，注药阻滞舌咽神经的舌支。注入神经破坏剂前可先注入 2% 的利多卡因 1mL，以确定注射的准确性并可减轻酚甘油引起的疼痛。此方法简便，便于掌握，技术要求较低，适于门诊治疗，不良反应包括穿刺时损伤血管而出血、注射后病变复发等，对复发者可考虑行再次注射。

3. 舌咽神经射频电凝　由于该方法不可避免地影响舌咽神经的运动根，故限制了它的应用，仅适用于颅底部癌肿、病侧声带功能已丧失者。

4. 手术治疗　手术从颅内切断患侧舌咽神经及迷走神经最高的 1 ～ 2 根神经纤维。须严格掌握适应证。

（1）舌咽神经和迷走神经上部根丛切断术：采用颅后窝一侧切口。

（2）面、舌咽和迷走神经束切断术：采用枕下部中线切口，切除枕骨大孔后缘和寰椎后弓，在第二颈神经后根的中点水平切断该神经束。

（3）微血管减压术：颅后窝一侧切口，解除小脑后下动脉或椎动脉对舌咽神经的压迫。

第二节　带状疱疹后遗痛

带状疱疹后遗痛（postherpetic neuralgia，PHN）是带状疱疹最常见的并发症，是老年人中最常引起疼痛的一种疾病。PHN 的定义为在带状疱疹的特征性的急性出疹期后疼痛仍存在于受累的神经区域，主要表现为自发痛和痛觉超敏（触诱发痛）。目前常将自疱疹出现持续 1 个月后疼痛仍持续存在称为 PHN。因为在 1 个月后疼痛有逐渐消失的趋势，故一些学者在研究时选择疼痛超过带状疱疹出现后 2 ～ 3 个月甚至 6 个月。

一、流行病学

PHN 的发病率（疼痛自带状疱疹出现持续 1 个月以上）在 9% 到 14% 不等。有人对 100 例带状疱疹患者进行了 3 个月、5 个月和 1 年的跟踪研究，发现仅 3 个患者出现了持续的严重的疼痛。尽管 PHN 的发病率很低，且随着时间可逐渐改善，其发病率和严重性（以时间来衡量）与年龄有直接的关系（表 5–1）。在 60 岁以上大约 50% 的患者、在 70 岁以上近乎 75% 的患者在疱疹出现 1 个月以上发生 PHN。

表 5-1　PHN 发病率和严重性与年龄的关系

年龄（岁）	疼痛患者（%）	超过 1 年的疼痛患者（%）
10 ~ 19	4.0	4.0
20 ~ 29	2.0	2.0
30 ~ 39	15.0	10.0
40 ~ 49	33.0	7.0
50 ~ 59	49.0	18.0
60 ~ 69	65.0	37.0
70 ~ 79	74.0	48.0

二、发病机制

PHN 的病理改变表现为神经元和相应神经纤维炎性浸润、沃勒变性、出血性坏死及神经脱髓鞘改变。尸体解剖发现，背根神经节呈卫星状态、淋巴细胞浸润和节细胞退行性变、局部软脑膜炎、节段性脊髓炎等。在中枢神经系统也可发生类似变化。Watson 首次描述了 PHN 患者可表现出特异的脊髓后角萎缩。

（一）触诱发痛

目前关于触诱发痛的机制存在两种观点。第一种观点是感觉传入神经纤维传导阻滞引起神经系统重塑。PHN 患者可伴有一级传入感觉神经元的坏死，可引起其中枢端突触末梢的变性，导致脊髓神经元失去这些突触，形成感觉传入纤维传导阻滞，并使非伤害感受的大神经传入纤维有机会和中枢疼痛传导神经元间形成新的突触，从而导致异常性疼痛。第二种观点是感觉传入小纤维（包括伤害感受器）的活性增高、异常放电引起中枢的过度兴奋。Rowbotham 等于 1996 年采用感觉定量测量，除发现 PHN 患者有感觉缺失外，还发现触觉异常性疼痛的程度与感觉缺失量成反比，即与传入感觉纤维（包括伤害感受器在内）的残存量成正比，因此他们认为：这些感觉传入纤维受到轻度损伤后仍然存活，并与中枢保持着相对完整性，而且活性增强，过度放电。当大量的这种神经电冲动传入中枢神经系统（CNS），就会造成 CNS 敏感化，继而小的、无痛性的机械刺激就可以引起异常疼痛。

（二）自发性疼痛

LoHlba N 等发现采用背根切除术去除人和动物的一级传入突触后，可引起去传入阻滞，使脊髓神经元细胞产生自发性的癫痫样放电，从而引起自发疼痛。推测背根的损伤导致脊髓神经元（尤其是抑制性中间神经元）的坏死、胶质细胞增生、瘢痕形成或其他结构和生化改变，造成剩余神经元的敏化现象，出现自发性癫痫样放电，从而产生自发性疼痛。Sehon J 等发现水痘—带状疱疹病毒感染的感觉神经元细胞能自发放电，并经免疫荧光证实有病毒复制，而对照的非感染的感觉神经元细胞却无自发放电活动。原因可能是病毒的复制诱发了感觉神经元间兴奋性突触的形成，而且已证明这种突触是一种电偶联，而非化学性突触。因此自发性疼痛也可能是病毒在背根神经节神经元内复制所引发的异常的神经电冲动造成的。

三、临床表现和诊断

（一）临床表现

（1）急性带状疱疹临床治愈后患区仍存在持续或发作性剧烈疼痛，受累的皮肤常出现发红、发紫或褐色。在此消退后，常有苍白色的瘢痕。有时病程较长的病例也无瘢痕而有非常严重的疼痛。

（2）患区常有感觉减退或感觉缺失，而皮肤常有痛觉超敏（触诱发痛），即轻轻触摸皮肤即可产生剧烈难以忍受的疼痛；并有痛觉过敏，即对伤害性刺激的疼痛感觉增强。

（3）疼痛性质：可出现两种类型的疼痛：一种是持续的烧灼样疼痛，另一种是阵发性刀割样疼痛。两种都可是自发出现及在轻触皮肤时出现。用力按压皮肤常可减轻疼痛，而轻触皮肤常不可忍受。

（4）感觉异常：一些患者常描述有不可忍受的发痒、蚁行感或感觉迟钝。这些感觉也可由机械性的活动、温度改变和情绪低落所诱发。

（5）由于对剧烈疼痛的恐惧，患者的心理负担沉重，情绪低落，甚至对生活失去信心和有自杀倾向。

（6）查体时常发现在瘢痕区域甚至瘢痕区域周围的皮肤对针刺、温度或触摸的感觉丧失。但与之相矛盾的是，以拇指和食指轻擦或牵拉皮肤可出现皮肤感觉过敏。

（二）诊断要点

（1）急性带状疱疹临床治愈后疼痛持续超过1个月或既往有急性带状疱疹病史。

（2）有明显的按神经支配区域分布的感觉、痛觉、触觉异常，局部可有色素改变。

（3）疼痛的性质为自发性刀割样或闪电样发作性疼痛或持续性烧灼样疼痛、紧束样疼痛。

（4）患区内有明显的神经损伤后遗症状，如痒、紧束感、蚁行感、抽动或其他不适感。

（5）患者心理负担沉重，情绪抑郁，甚至对生活失去信心，有自杀倾向。

四、治 疗

带状疱疹后遗神经痛的治疗及效果非常复杂和多变，到目前仍然没有任何一种方法能够缓解一些非常顽固的带状疱疹后遗神经痛，只有采用合理的综合治疗方法，才能有效缓解患者的剧烈疼痛，改善患者的生存质量。

（一）药物治疗

药物治疗是基本、常用的方法。选择用药应根据具体患者的病情特点，合理搭配，联合用药，以减少不良反应，并依据治疗反应及时调整给药方案。

1. 局部药物治疗

（1）利多卡因贴剂：5%利多卡因贴剂能相对快速地缓解疼痛，且其全身吸收少，不需增加剂量，无严格的禁忌证和相互作用。Rowbotham等对PHN患者局部用利多卡因，发现其可使PHN患者有中度以上的疼痛缓解。Davies等综述了5%利多卡因贴剂用于治疗疱疹疼痛的疗效认为：5%利多卡因贴剂能够有效地缓解带状疱疹后遗痛尤其是痛觉超敏，且具有较少的全身不良反应和其他药物的相互作用。因其良好的安全性和有效性已经成为治疗带状疱疹后遗痛的一线药物。

（2）辣椒碱制剂：辣椒碱的化学名称为香草壬酰胺，是由茄科植物辣椒的成熟果实中提取的天然生物碱，与初级神经末梢细胞膜上的香草醛受体结合，拮抗神经肽P物质，影响神经P物质的合成、释放和储藏，影响疼痛刺激的传递。此外，辣椒碱尚有促进局部血液循环作用，改善外周神经的组织代谢和营养供给，从而减轻局部的病理反应。辣椒碱在治疗PHN中尤为重要，因为C纤维通过释放P物质，从而引起了神经源性炎症和化学性疼痛，因此，辣椒碱通过抑制P物质的产生而抑制神经源性炎症和减轻化学性疼痛，此外，在大剂量时辣椒碱还可使这些神经元脱敏。临床研究也证实了辣椒碱较安慰剂可暂时地减轻PHN的疼痛。

2. 抗抑郁药　目前被用于治疗PHN的抗抑郁药主要包括三环类抗抑郁药和新型的抗抑郁药。三环类抗抑郁药可分为仲胺和叔胺类。仲胺类是相对选择地抑制去甲肾上腺素再摄取，药物主要是去甲替林和地昔帕明。叔胺类是通过对去甲肾上腺素和5-羟色胺平衡的抑制，常用的为阿米替林和丙咪嗪，它们有抗胆碱的不良反应。新型的抗抑郁药也是通过对去甲肾上腺素和5-羟色胺平衡的抑制，但无典型的三环类药物的抗胆碱的不良反应，主要包括文拉法辛和度洛西汀。研究显示对去甲肾上腺素和5-羟色胺都有作用的抗抑郁药似乎对PHN的效果更好。阿米替林仍是治疗PHN最有效的药物。研究表明三环类抗抑郁药的镇痛作用并不依赖于它们的抗抑郁作用，它们的有效剂量也小于治疗抑郁时的剂量。

Hempenstall等对抗抑郁药治疗PHN的系统性回顾性研究发现，对于三环类抗抑郁药，其不良反应较轻微，主要是头晕、镇静和抗胆碱作用（口干、便秘），且其更容易出现在上调剂量时。地昔帕明还有出现左束支传导阻滞的报道。

3. 抗癫痫药（或抗惊厥药）　抗癫痫药能够增加抑制性神经递质，减少兴奋性神经递质，调节阳离子通道的传导，目前最常用于治疗PHN的抗癫痫药主要是加巴喷丁和普利巴林。

加巴喷丁是最早用于神经源性疼痛的抗癫痫药，它在结构上类似 GABA，是一种参与疼痛调节和传导的神经递质，其确切作用机制尚未明确。目前认为主要是结合到电压门控 Ca^{2+} 通道的 $\alpha_{2\delta}$ 亚单位，从而抑制脊髓背角神经元谷氨酸的释放而发挥作用。加巴喷丁不在肝代谢，未发现与其他药物之间有相互作用，因此被认为是一种相当安全的药物。其镇痛效果呈剂量依赖性。Rowbotham 在一项历时 8 周的多中心、随机、双盲研究中，对 229 例带状疱疹后遗痛患者进行治疗，结果显示加巴喷丁治疗带状疱疹后遗痛有效。患者加巴喷丁最大量达 3 600mg/d，疼痛评分（11 分 Likert 标度）明显下降（从 6.3 下降到 4.2）（$P < 0.001$）（而对照组从 6.5 下降到 6.0），睡眠质量得到改善，第二次疼痛评分也明显降低（$P < 0.001$）。大多数患者对加巴喷丁耐受，常见不良反应有嗜睡、眩晕、共济失调、水肿。

普瑞巴林（pregabalin，商品名“乐瑞卡”）是最近在中国获准上市的新药，性质与加巴喷丁相似，治疗带状疱疹后遗痛效果优于加巴喷丁，血药浓度较快达到目标水平，而不良反应较少。其确切机制尚不明确，应该与加巴喷丁类似。

4. 镇痛药　中枢性镇痛药如曲马多，可用于治疗轻中度的 PHN。一项随机对照研究证实口服曲马多控释片（平均滴定剂量 275. 5mg/d）对 PHN 有明显的疗效。

对于重度疼痛的患者，可使用麻醉性镇痛药。有人推荐在需要时可每 6 小时予以 30 ~ 60mg 可待因。在控制 PHN 时，一些研究显示阿片类药物如羟考酮和吗啡，与安慰剂比较可明显地减轻疼痛，不良反应主要包括恶心、便秘、镇静和食欲下降。

5. NMDA 受体拮抗剂　NMDA 是一种涉及中枢和外周疼痛通路有关的复杂性受体，可维持神经元的兴奋性，对神经损伤后疼痛的发生和维持有促进作用。氯氨酮可部分阻滞 NMDA 受体，对 PHN 起到止痛效果，但它可能产生比较严重的副反应，如疲劳、眩晕等；右美沙芬有止痛作用，但小剂量产生的止痛作用不能持久；美沙酮既可阻滞 NMDA 受体，也有阿片样止痛作用，是一种具用潜在治疗价值的药物。

6. 其他药物

（1）糖皮质激素：早期小剂量应用糖皮质激素可减少 PHN 的发生，但对病程较长者疗效欠佳，且糖皮质激素的禁忌证和不良反应较多。

（2）利多卡因：被提倡用于治疗许多类型的慢性神经源性疼痛，包括带状疱疹后遗痛，报道结果令人兴奋。然而，还缺乏口服抗心律失常药治疗带状疱疹后神经痛的疗效的权威性研究。

（3）神经妥乐平：可通过激活疼痛的下行抑制系统、抑制缓激肽的游离等达到止痛效果，还可通过扩张外周血管，加速神经损伤修复。赵华等的研究发现神经妥乐平 10.8 U/d 使带状疱疹后遗神经痛明显改善，并具有快速起效、长时间止痛作用。

（二）神经阻滞治疗

1. 脊神经阻滞　神经根受累是带状疱疹后神经痛的一个典型特点，在早期使用感觉神经阻滞减轻疼痛。神经阻滞主要用于带状疱疹后神经痛的诊断和预后的判断，尤其是在神经毁损前作为一判断预后的方法。

2. 交感神经阻滞　交感神经阻滞可减轻疼痛，尽管效果是暂时的，可能在短于 2 个月的神经痛患者中获得较好疗效。星状神经节和三叉神经干的阻滞常用于治疗三叉神经带状疱疹。

3. 硬膜外阻滞　硬膜外注入皮质醇对各种腰骶 PHN 有效。硬膜外阻滞可用于治疗颈 5 节段以下的带状疱疹。

（三）神经毁损治疗

对于 PHN 患者，神经毁损主要是针对周围神经、脊神经、脊神经后根和半月神经节及交感神经节，常在预测性阻滞显示有效时才进行神经毁损。常用的毁损方法可分为物理性和化学性毁损。

1. 化学性毁损　化学性毁损包括 50% 的乙醇、95% 的乙醇和 6% 的苯酚。应用乙醇发生神经炎的可能性高于苯酚，这与穿刺针位置不正确或药物泄漏在感觉神经周围有关。作用的时间可从几天到几年，通常为 2 ~ 6 个月。

2. 物理性毁损　目前国外使用最为广泛的一种物理毁损方法是射频毁损，通过电流致神经纤维治疗性热损伤，破坏神经纤维而阻断神经冲动的传导。很多作者认为射频毁损比化学性神经毁损要优越，因为后者的扩散不易预测，阻滞范围不易控制，射频损伤面积较小，易于控制。脉冲射频的射频针尖的温度控制在 38 ~ 42℃，不仅避免了高温对神经的热损伤，而且不影响神经信号的传导，具有微创、镇痛迅速、疗效确切、不良反应少等其他传统治疗方法无法比拟的优点，为疼痛治疗开辟了广阔的应用前景。射频毁损不仅可用于外周神经，还可用于脊髓中的传导束，如脊髓丘脑束及大脑中的一些核团来治疗某些顽固性疼痛。

（四）物理治疗

1. 微波治疗　微波具有增加局部血液循环，加速新陈代谢，降低感觉神经兴奋性的作用，从而减轻患者疼痛。

2. 激光治疗　常用氦 – 氖亚激光治疗，早期应用低能量激光照射可预防 PHN 的发生。氦 – 氖亚激光可增强机体细胞和体液免疫功能，激活单核巨噬细胞系统，增强白细胞吞噬功能，具有抗炎消肿等作用；使激肽、5- HT 等致炎致痛物质活性降低，激活内源性咖啡样抗痛物质，整合中枢神经的痛觉信号起到镇痛作用。

物理治疗无痛苦，方法简便，患者顺应性强。

（五）神经调控治疗

（1）经皮神经电刺激（TENS）用小波宽、低强度电刺激，兴奋大的有髓的初级传入神经纤维（A 纤维），在脊髓背角激活抑制环路，减少 C 纤维的伤害感受性冲动的传导。对 PHN 有一定的疗效。

（2）脊髓电刺激（SCS）对 PHN 也有一定的疗效。若疼痛位于肢体，疗效较好；若疼痛位于躯干，疗效较差。

（3）运动皮层刺激可用于治疗颜面部 PHN，有效率约为 60% ~ 70%。

（4）中枢靶控输注系统植入术对 PHN 也有一定的疗效，尤其是随着可乐定、罗哌卡因等对神经源性疼痛有效的药物的使用，该治疗在 PHN 中的应用将有更广阔的前景。

（六）心理治疗

PHN 患者均可伴有不同程度的心理障碍，如焦虑、紧张、抑郁、异常人格特性甚至自杀倾向，而这些心理障碍又会在不同程度上加重患者的疼痛，只有进行有效的心理治疗，才能减轻患者疼痛。心理治疗方法包括认知行为治疗、松弛治疗、操作行为治疗、生物反馈治疗。对于疼痛所导致的复杂性心理问题，近年来许多临床研究表明：认知行为治疗对慢性疼痛有较好的治疗效果。

认知行为疗法的目的不仅局限于减轻患者的疼痛，同时通过改变患者对己、对人或对事的看法来改变疼痛造成的心理问题，提高患者的生命质量。

目前临床常用的认知行为疗法的技能训练主要有解决问题、放松练习、注意力训练等。

（1）解决问题：让患者把生活中的各种问题按急缓程度排序：家庭、职业、人际关系、娱乐、经济状况、身体健康。这样患者就会意识到疼痛只是生命中需要解决的一个问题而不是生命的决定因素，从而降低患者对疼痛的恐惧和焦虑，增强了康复信心。

（2）放松练习：这是一种通过自我调整训练，由身体放松而引起整个身心放松，从而消除紧张的行为训练技术。要求患者交替收缩或放松自己的骨骼肌，同时体验自身肌肉的紧张和松弛程度以及有意识地去感受四肢和躯体的松紧、轻重、冷暖的程度，从而取得放松的效果。目前，放松疗法种类繁多，学习放松术的途径也不是唯一的，要根据不同患者的不同需要选择一种更行之有效的放松疗法。

（3）注意力训练：对刺激的注意程度同样是影响疼痛的重要因素。当注意力高度集中于某事时，意识对疼痛的警觉减少，疼痛也随之降低。因此注意力转移可以减轻疼痛。首先，告诉患者：人可以在某一段时间把注意力集中在某一特定事件上（可以举“选择电视频道”的例子；我们一次只能关注一个频道，注意力好比遥控器）。当患者能够很好地控制注意力时，接下来就要指导患者进行注意力转移训练：想象自己处于一个美丽安静的环境中或鼓励其描述过去的成功经历，并与患者一同分享成功的快乐，分散其对于疼痛的关注从而减轻疼痛。

五、预　防

带状疱疹后遗神经痛的治疗到目前为止不甚满意，患者异常痛苦，目前许多学者将目光投向对带状疱疹后遗神经痛的预防。

目前值得肯定的是早期应用抗病毒药物可抑制病毒控制炎症的发展，缩短疗程，降低 PHN 的发病。常用药物包括阿昔洛韦、万乃洛韦和泛昔洛韦。阿昔洛韦能降低新皮损的形成，加速旧皮损的愈合，并且多数研究表明其益于降低 PHN 的发生率。新近更多的荟萃分析证明阿昔洛韦能够显著缓解带状疱疹急性期疼痛。万乃洛韦和泛昔洛韦亦有相似的研究，均证实能够加速皮损的愈合，明显减轻带状疱急性痛，能够减少 PHN 的发生率，缩短 PHN 的病程。抗病毒药物原则应在皮疹出现的 72 小时内给药，在前驱期或皮疹出现 48 小时内给药效果更佳。亦有研究认为早期应用抗病毒药物能降低疱疹急性期疼痛、缩短疱疹急性期，但并不能预防疱疹。

此外，还有研究显示 VZV 疫苗对 PHN 有一定的预防作用。2005 年 Oxman 等研究认为 Oka/Merck 疫苗不但能够减少疱疹急性期症状，而且还能显著降低 PHN 的发生，提示疫苗可能预防 PHN 的发生。另外，急性带状疱疹康复期患者的血清抗体可有效抑制 VZV 的增殖，缓解病情，并可能降低 PHN 的发生。

第三节　糖尿病性神经病

糖尿病是周围神经病变中最常见的病因。在 1887 年，Pryce 在一位糖尿病患者身上同时从临床和病理生理两方面描述了疼痛对称性发生的多发性周围神经病。糖尿病性神经病是糖尿病最常见的并发症之一，但肌电图、神经传导速度及脑诱发电位的检查发现早期轻微神经系统改变的发生率可高达 92%～96%。糖尿病性神经病可累及感觉、运动和自主神经，多以感觉性症状为主。疼痛是糖尿病性神经病的常见症状之一，因此也称为糖尿病痛性神经病（painful diabetic neuropathy，PDN）。病变主要见于周围神经、脊髓后根，亦可见于脊髓后索及肌肉，病理表现为神经纤维节段性脱髓鞘性变化，轴索膨胀变性、纤维化及运动终板肿瘤等。早期诊断早期治疗可降低糖尿病性神经病的发病及发展。

一、发病机制

糖尿病性神经病的发病机制尚未完全阐明，现在认为主要与糖尿病引起的糖、脂肪、磷脂等代谢障碍及由于周围神经等的滋养血管的动脉硬化、中外膜肥厚、玻璃样变性甚至闭塞等血管性障碍有关。起病初主要是与高血糖有关的代谢性神经病有关，高血糖可使位于神经膜细胞内的醛糖还原酶活性增加，将过多的葡萄糖催化生成山梨醇，山梨醇脱氢酶再将其氧化为果糖，山梨醇和果糖都是高渗性物质，它们在神经细胞内的积聚过多可引起神经细胞内的渗透压增高，造成水钠潴留，致使神经细胞水肿、变性、坏死，并引起神经纤维脱髓鞘和轴索变性。但血糖的控制与神经病情并不一致，说明存在其他因素。血管性病变可能是造成糖尿病性神经病变的重要原因之一，高血糖可使血管结构蛋白和胶原蛋白发生非酶性糖基化，使小动脉和毛细血管的内皮细胞增生，内膜、基底膜增厚，毛细血管通透性增加，轻则影响微循环，使神经组织损伤；重则引起管腔变窄，血液黏度增高，血流淤滞，甚至形成血栓，使神经组织缺血、缺氧。脂质代谢异常和血管活性因子减少可能也参与了糖尿病神经病变的发生发展。此外，糖尿病神经病变还与醛糖还原酶、对氧磷脂酶的基因多态性以及一氧化氮合酶、有丝分裂原活性蛋白激酶基因表达增加有关。

二、临床表现

临床表现除有糖尿病的多饮、多食、多尿、消瘦、疲乏、血糖升高及糖尿等症状外，神经系统也有明显的症状和体征。糖尿病性神经病根据病变特点可以分为五种临床类型：①糖尿病性自主神经病变；②糖尿病性多发神经病变；③糖尿病性单神经病变；④糖尿病性神经根病变；⑤糖尿病性肌萎缩。

1. 糖尿病性自主神经病变　自主神经病变常与感觉性神经病的发生相关。尽管自主神经的临床评估大多限于心血管系统和泌尿生殖系统，然而自主神经病变在各系统均有表现。病理及临床症状表明，患者的交感和副交感神经的传入和传出纤维均可受累。①在心血管系统：患者在活动、深呼吸时心率的调节反应减弱，甚至心脏完全性失神经，心率固定；由于交感缩血管神经变性，站立时窦弓反射减弱，心率增加不明显，不能调节动脉压的明显降低，发生直立性低血压，严重者产生头晕、黑矇、晕厥等症状；其他可表现为静息性心动过速、无痛性心肌梗死、猝死等。②在泌尿生殖系统：尿意减弱、排尿次数减少、膀胱容量增大，形成低张力性膀胱，排尿困难，易发生尿路感染和肾功能障碍；男性患者常见阳痿、逆行射精等性功能障碍。③在胃肠道系统：迷走神经对消化道的调节功能减弱，引起食管蠕动和胃排空能力减弱，表现为上腹不适、饱胀、恶心、呕吐、腹泻、便秘等：由于胆囊收缩功能减弱，易发生胆石症、胆囊炎。④眼：可表现为瞳孔缩小、扩张障碍等。在神经内分泌系统，可有胰多肽、生长抑素等激素水平的改变。另外，患者可有出汗异常：下肢无汗而头、手、躯干大量出汗，进食时明显，即“味觉性出汗”。

2. 糖尿病性多发神经病变　多发神经病变是糖尿病性多发神经病变中最普遍的类型。患者常主诉肢体远端对称性麻木、感觉迟钝或疼痛，疼痛多为隐痛、刺痛、烧灼痛，夜间尤甚。大多起病隐匿，自下向上进展，下肢较重。部分患者可能有感觉过敏，偶尔有不宁腿综合征。体检可发现袜套、手套式感觉减退或缺失，跟、膝腱反射减弱或消失。小纤维受累为主者，常有痛温觉和自主神经功能减弱，可在感觉障碍较严重的部位即趾骨、足跟、踝关节等处发生溃疡，形成经久难愈的“糖尿病足”，给患者造成极大的痛苦；有的患者趾关节、跖趾关节发生退行性病变，形成 Charcot 关节。大纤维受累为主者，可表现为步态不稳、容易跌倒等感觉性共济失调。

3. 糖尿病性单神经病变　糖尿病能引起多种中枢和周围神经病变。糖尿病患者脑神经麻痹的发生率明显高于非糖尿病患者，以动眼神经麻痹最为多见，可单发、也可双侧受累，患者常主诉突发的眶周剧烈疼痛并发复视，检查显示眼肌麻痹，可存在特征性的上睑下垂。其次为滑车、外展、面神经麻痹，可表现为多组脑神经受损。最常发生的周围神经损伤为尺神经、正中神经、股神经和腓总神经，多为亚急性或慢性起病，可对称，也可单发，表现为下肢肌肉萎缩、疼痛，肌力减弱。另外，患者可有多处嵌压性神经病，常见挤压部位易患性增加，出现多处压迫性麻痹，如腕管综合征（压迫正中神经）、肘管综合征（压迫尺神经）、跖管综合征（压迫胫神经）。

4. 糖尿病性神经根病变　是糖尿病病变中很突出的但很少被了解的一种。多发性神经根病变可侵及胸壁、腹部、背部、大腿前侧、臀部和足部，可为双侧的、对称的，也可能为单侧的，通常病史中会有相关性的突发的胸、腹、背或四肢疼痛，可有感觉迟钝、感觉缺失。累及下肢时，可能会有膝腱反射和跟腱反射消失。

5. 糖尿病性肌萎缩　也称糖尿病性脊髓病，是一种特殊的临床综合征。可表现为类似慢性脊髓灰质炎的脊髓前角细胞损害，脊髓痨样后根、后柱损害，及与亚急性脊髓联合变性相似的后索及侧索变性。患者常有严重的疼痛和近端下肢、臀部、大腿前侧无力或者远端四肢无力。疼痛通常不对称，首先发生在一侧肢体，逐渐发展，到后来累及对侧的肢体，常不累及上肢。常有骨盆带、肩胛带及四肢近端肌肉萎缩。糖尿病伴低血钾时可有低钾性麻痹。这些改变多认为系糖尿病性血管引起的持续性脊髓供血不足所致。

三、辅助检查

由于电生理检测技术的不断改进，糖尿病性神经病的诊断阳性率逐渐提高。实验室检查可以明确有无病变、确定病变范围、病变程度、判断预后，并可发现亚临床病变，对早期诊治提供依据。肌电图呈神经源性改变，神经传导速度（NCV）、末端运动潜伏期（DML）可反映神经病的脱髓鞘特性，呈现为 NCV 减慢、DML 延长；而运动或感觉动作电位波幅下降，反映轴突丧失。大多数报道显示下肢受累早于上肢、远端重于近端、感觉神经异常早于并重于运动神经异常，与临床表现一致。近年来，F 波、H 反射、体感诱发电位（SEP）在糖尿病性神经病领域中的应用，为诊断神经病变提供了新的工具。腓肠神经活检：对临床症状不典型的神经病，有鉴别诊断意义。血糖、肾功能检查也是必要的。糖化血红蛋白是由血红蛋白与细胞内外的蛋白质结合而成，可反映近期（1 ~ 3 个月）的血糖代谢状况。大多数文献均表明其与电生理检测结果呈负相关，比空腹血糖和餐后 2h 血糖更为可靠。

四、诊断依据

临床有糖尿病基础，存在周围神经损害的症状、体征或电生理检测的异常，并排除其他原因引起的肢体麻木、无力、疼痛，即可诊断糖尿病性神经病。

五、鉴别诊断

1. 系统性红斑狼疮（SLE） SLE 是由于自身抗体和免疫复合物导致的多系统病变，其中约 50% 累及中枢神经系统，也可出现脑神经麻痹和多发性周围神经病等。CSF 中淋巴细胞轻度增高，蛋白可轻度增高。SLE 患者脑内多有血管病变和损害周围神经。主要为小动脉和微动脉受累，光镜下可见玻璃样变性、血管周围炎性浸润以及内膜增厚，血管壁坏死和纤维素沉积，血管腔内有血小板和纤维蛋白血栓。一些患者神经系统症状和体征有自发性缓解，提示血管病变所致的缺血是可逆性的，并非永久性的损害。免疫异常在发病机制中起着重要作用。

2. 血管源性神经病 系指一类由于供给周围神经的血管病变而导致的缺血性神经病。常见于结节性多动脉炎、伯格病、淀粉样变性、动脉粥样硬化、机械性压迫等。由于病因、病程、病情严重程度、累及范围不同，故临床表现也有较大的差异。其共同特点是临床病情与神经缺血严重程度、累及范围具有平行关系。

3. 高血糖性神经病 见于初诊为糖尿病的患者及血糖控制不佳的患者，有时诉下肢远端有麻木等不快的异常感觉。经治疗血糖恢复正常时，以上症状迅速消失，治疗开始前的神经传导速度减慢也常迅速改善。可以认为糖尿病患者的高血糖水平与末梢神经功能异常是相关的，治疗可使神经症状迅速改善，提示本病的病理不是神经纤维变性和脱髓鞘，而是代谢障碍。

六、治 疗

控制疼痛是糖尿病性神经病变中最困难的处理措施之一。考虑到疼痛常伴抑郁，因此，充分认识潜在的抑郁并加以治疗成为患者必不可少的部分。大多数糖尿病的自然病程是疼痛自然缓解。

1. 严格控制高血糖 应控制饮食，控制血糖，纠正体内代谢紊乱，这是糖尿病性神经病治疗和预防最根本的措施。神经病变与高血糖有关，即使是近期出现的高血糖或一日之内血糖波动较大，都可使神经传导速度减慢，因此糖尿病神经病变治疗的基本原则是控制好血糖。对高渗性昏迷、酮中毒昏迷及低血糖性昏迷应积极抢救。

2. 药物治疗

（1）维生素：大剂量 B 族维生素、烟酸等药物可促进神经功能的恢复。维生素 B_1、维生素 B_6 等缺乏可发生神经病变，但试用维生素 B_1、维生素 B_6 及维生素 B_{12} 治疗均无肯定效果。维生素 B_{12} 的衍生物甲钴胺—弥可保每次 500μg，每日 3 次口服；针剂，每次 500μg，一周 3 次肌内注射，可有一定疗效。

（2）镇痛药物：镇痛药治疗疼痛性糖尿病性神经病变尽管可短期用于自限性的症状，但效果不佳。临床试验证明用布洛芬或舒林酸对于缓解神经病理性疼痛是有效的，但对于使用阿片类药物仍存在争议，因其作用不确切，可致成瘾和便秘，能加剧自主性神经病的症状。

（3）抗抑郁药：三环类抗抑郁药作为神经性疼痛辅助药物已有很长时间了，它们被认为能够阻断神经对去甲肾上腺素和 5- 羟色胺的再摄取，因此具有抑制伤害性传导通路神经递质的作用。阿米替林 25mg，每日 2 ~ 3 次，或丙米嗪，50 ~ 100mg 睡前服，有利于睡眠，但较强的抗胆碱能不良反应也限制了使用。5- 羟色胺再摄取抑制药也被证实对神经性疼痛有效，常用帕罗西汀、舍曲林等药物。

（4）抗惊厥药和抗心律失常药：抗惊厥药和抗心律失常药在治疗周围神经痛时常在三环类抗抑郁药之后作为二线药物使用。这些药物可减少自发性放电导致的初级伤害性感受器的细纤维的损害。卡马西平每次 100 ~ 200mg，每日 2 ~ 3 次，对锐痛较有效，对钝痛疗效不佳。加巴喷丁能够缓解与糖尿病变相关的疼痛，但价格较贵。利多卡因能够缓解顽固性疼痛，并能维持很长时间。其他如辣椒素、可乐定、右美沙芬等药在部分患者也取得了一定疗效。

（5）其他：用血管扩张药、醛糖还原酶抑制药、肌醇、乙醚-L-肉碱、抗自由基制剂、神经营养因子、前列腺素等药物治疗，对临床症状或电生理改变有不同程度的改善。

3. 理疗 脉冲电刺激可能对于减轻糖尿病性神经病的烧灼样疼痛有效。在腰部的局部皮肤使用经皮神经电刺激对一些患者有效。电针疗法对于缓解慢性糖尿病性神经病变的疼痛也有效。脊髓电刺激为缓解慢性糖尿病性神经病变疼痛提供了一条新的、有效的途径，并可改善运动耐量。

4. 骶管阻滞 骶管阻滞作为临床常用的麻醉方法，具有操作方便、起效迅速、镇痛完善、对患者生理功能干扰轻微等优点。骶管阻滞治疗糖尿病性神经病变，不仅能够明显缓解下肢疼痛、肢体麻木等临床症状，还可以通过扩张下肢血管、改善神经纤维营养代谢，使受损的神经纤维得以修复。骶管阻滞时可以采用低浓度局部麻醉药（利多卡因或布比卡因）混合小剂量阿片类镇痛药（芬太尼）及维生素 B_{12} 或其衍生物进行骶管阻滞，一般注药后约 10min 下肢疼痛即可缓解。骶管阻滞治疗期间，局部麻醉药的作用可使患者的下肢有不同程度的麻木感，但由于使用的局部麻醉药浓度较低，不影响患者下肢活动。下肢血管的扩张可使患者的血容量相对不足，因此除补足液体外，应减少患者活动，避免发生直立性低血压。

5. 对症治疗 对疼痛、腹泻、阳痿、神经源性膀胱、直立性低血压采取对症治疗措施。如胃轻瘫可用胃动力药，如多潘立酮每次 10mg，每日 3 次；尿潴留可用针灸、按摩或新斯的明 0.5mg，肌内注射，必要时可行导尿术、保留导尿术或膀胱造瘘。

第六章　胸背部痛

第一节　胸背部疼痛概述

胸背部疼痛在临床上也较为多见，胸壁的骨关节、肌肉、肌筋膜、肋间神经、脊柱、胸膜及胸腔脏器等均可引起胸痛。由于胸腔内包括心、肺等脏器，故胸痛时应辨清其疼痛来源。

一、胸背部痛的相关解剖

胸背部骨骼有胸骨、肋骨及后背的胸椎椎骨。胸骨位于胸前面正中；肋骨前面借肋软骨与胸骨相连，左右共 12 对；肋骨后面与胸椎的椎体及横突连接形成肋小头关节和肋横突关节；胸椎位于后背正中，上接颈椎，下连腰椎，12 个胸椎体借椎间盘、上下关节突的小关节相连接为脊柱胸段。胸背部软组织由浅入深依次为皮肤、浅筋膜、深筋膜、肌层及胸壁的血管神经。胸背部浅筋膜厚实而致密，肌肉由背肌及部分腹肌组成。胸部的肌肉为胸大肌、胸小肌、肋间内肌及肋间外肌。背部及侧部的肌肉有斜方肌、背阔肌、肩胛提肌、菱形肌、上后锯肌、下后锯肌、竖脊肌及腹内斜肌、腹外斜肌和腹横肌。胸腔的底部为膈肌，膈肌随呼吸而上下移动。肋间神经由胸神经前支发出，各自独自行走于相应肋骨的肋间神经沟内，分布于胸肋部的肌肉及皮肤。

二、胸背部痛的病因

胸背痛的病因很多，外伤、退变、炎症、肿瘤、结核等病变均可产生疼痛，根据疼痛的发源组织，可分为 3 类。

1. 胸壁组织产生的疼痛　由胸壁的皮肤、肌肉、骨骼、关节及胸膜病变引起的疼痛，疼痛性质为锐痛，定位准确，分界清楚，可因运动、按压及针刺等外力而引发或加重。病因多为外伤、劳损等机械性损伤，以及物理或化学损伤、生物因子、炎性刺激，多见于肋软骨炎、肋间神经痛、肌筋膜炎、棘突炎、胸椎退变性疼痛及带状疱疹等疾病。

2. 胸内脏器产生的疼痛　由胸内的心脏、肺脏、食管、气管及上腹部的肝脏、胆囊等引起，疼痛深在内部，性质为钝痛，或出现沉闷及不适感，定位模糊、界限不清，对牵拉、膨胀、冷热及缺氧敏感。病因为炎症、溃疡及结核肿瘤等，多见于冠心病、肺部感染、胸膜腔感染、膈下脓肿、肝脓肿、胆管疾病及这些脏器的肿瘤等疾病。

3. 牵涉痛　指胸部内脏病变引起胸背部体表部位的疼痛，疼痛区域或在病变脏器附近的皮肤，或在远离病变脏器的皮肤，但疼痛与病变脏器之间有固定的对应关系，局部按压疼痛不会加重，抚摸时疼痛可减轻，多见于心绞痛、胆囊炎等疾病。牵涉痛是内脏痛觉的一种重要生理特性，引起牵涉痛的解剖结构基础是内脏和体表的传入神经在二级神经元上共用一个通路或其他关联，导致内脏的病变引起这些神经支配的体表产生疼痛。

第二节 肋间神经痛

一、概 述

（一）定义

肋间神经痛是指一根或几根肋间神经支配区的经常性疼痛，一肋间神经痛不是一个独立的疾病，而是因各种疾病损害肋间神经而产生的一组症状，表现为胸部肋间或腹部呈带状疼痛，时有发作性加剧，有时被呼吸动作所激发，咳嗽、喷嚏时疼痛加重，疼痛剧烈时可放射至同侧的肩部或背部，是老年人常见的胸痛原因之一。

（二）病因病理

肋间神经痛有原发性和继发性 2 种，临床上多以继发性肋间神经痛为主，而原发性者很少出现。继发性肋间神经痛是原发病邻近组织和器官的病变，如脊柱和肋骨的损伤、胸部手术后、老年性胸椎退变、肋间部软组织纤维织炎、脊椎骨性关节炎、强直性脊柱炎、脊柱胸椎段畸形、胸椎硬脊膜炎、胸椎结核、胸椎段脊髓肿瘤、胸腔器官的胸膜炎、慢性肺部炎症、主动脉瘤等病变压迫胸神经根，肋间神经受到上述疾病产生的压迫、刺激，出现炎性反应而产生疼痛。胸神经由胸髓的前根和后根发出后合并而成，共有 12 对，出椎间孔后分为前支、后支和脊膜支，前支独自行走于相应肋骨的肋间神经沟内，即为肋间神经，分布于胸肋部的肌肉及皮肤。所以肋间神经痛出现于肋间神经分布区域，发病时可见疼痛由后向前，沿相应的肋间隙呈半环形放射。

另外，带状疱疹病毒引起的肋间神经炎或损害神经也是肋间神经痛的常见原因之一，故另辟带状疱疹后遗神经痛一节讨论。

（三）临床特征

临床多表现为一个或几个胸部肋间的经常性疼痛，多发于一侧 1 支或 2 ~ 3 支的神经分布区，多见于一侧第 5 ~ 9 肋间，疼痛性质可为刺痛或灼痛，并沿肋间神经分布。时有发作性加剧，有时被较深呼吸动作所激发，或因咳嗽、喷嚏所加重。疼痛剧烈时可放射至同侧的肩部或背部，若病变侵及下节段肋间神经，可表现为由背部向腹部呈带状分布的疼痛。检查相应肋骨边缘及胸椎棘突旁有明显压痛，于肋间神经穿出椎间孔后在背部、胸侧壁、前胸穿出处压痛尤为显著。有些患者可出现原发病变的相应症状和体征。典型的根性肋间神经痛患者屈颈试验阳性，受累神经的分布区常有感觉过敏或感觉减退等神经功能损害表现。病程长的患者也可有肋间皮肤的触觉减退及肌肉发僵、痉挛或挛缩的体征。

X 线、CT、MRI 及心电图可发现一些脊柱及胸内脏器的原发病变，也可鉴别和排除心肺疾患所致的牵涉痛。

二、康复评定

可采用视觉模拟量表（VAS）测定对患者的疼痛情况进行综合评估。

三、康复治疗

（一）康复目标

康复治疗应明确原发病灶，采用适当的治疗方法解除疼痛，预防疾病进一步发展。

（二）康复治疗方法

1. 病因治疗　继发性肋间神经痛应着重于原发疾病的治疗，应及时发现和处理由于肿瘤、带状疱疹、胸椎结核等疾病引起的继发性肋间神经痛。

2. 对症治疗

（1）常用药物疗法　可用非甾体消炎药如美洛昔康、塞来昔布等，对于中重度疼痛患者，可选用可待因、布桂嗪等药物。在服用镇痛药的同时，可配合应用 B 族维生素药物如甲钴胺片、维生素 B_1 和血管扩张药如地巴唑、烟酸和山莨菪碱等。

（2）物理因子疗法　可选用超短波疗法、偏振光疗法、磁疗法等物理因子疗法对症治疗。

（3）中医康复疗法　可取照海、丘墟、曲池、支沟、阳陵泉、华佗夹脊（病变相应节段）、蠡沟等穴位应用毫针刺法进行治疗。

（4）神经阻滞疗法　神经阻滞是治疗肋间神经痛的有效方法，也是常用的治疗措施之一，可采用胸椎旁神经阻滞、肋间神经阻滞、胸椎旁交感神经阻滞及局部痛点阻滞。其中，肋间神经阻滞较为常用。患者侧卧，患侧向上，取肋角处压痛点进针。当进针至肋骨后，沿肋骨向下移，滑过肋骨下缘，注射消炎镇痛液 1 ～ 1.5mL。穿刺时应注意进针深度，避免穿破胸膜引起气胸。

（三）预防保健

（1）应注意保暖，避免感冒，经常开窗通风，保持室内空气新鲜。

（2）多参加体育运动，增强自身的抵抗力，注意劳逸结合，不要过于劳累。

（3）平时注意保暖，身体出汗时不要立即脱衣，以免受风受凉。

（4）劳动时注意提高防护意识，搬抬重物姿势要正确，提防胸肋软骨、韧带损伤。

第三节　胸椎根性神经痛

一、概　述

（一）定义

胸椎根性神经痛是胸段脊神经根因受压、刺激及损伤而引起该神经支配的区域神经疼痛、交感神经或血管损伤而产生的一组临床综合征。

（二）病因病理

长期肩背负重可致胸椎慢性劳损，另外，年老、病毒或者细菌感染、免疫障碍、代谢及血液循环障碍等引起胸椎退行性改变，以及炎症、肿瘤等均可造成胸椎损伤。这些原因可引起脊椎出现变形性病变、骨质增生、胸椎骨关节炎甚至椎间盘病理改变，压迫脊椎及神经根致胸椎椎管狭窄。当体重增加或急剧变换体位时，原病变部位易发生炎性反应，刺激附近的脊神经根与交感神经，使神经受压缺血而引起本病。

（三）临床特征

1. 疼痛部位　疼痛主要位于胸背部及两肩胛之间，上位胸椎病变引起的疼痛可放射至前胸，下位胸椎病变的疼痛可放射至腹壁。

2. 疼痛性质　疼痛沿着神经感觉纤维的皮肤分布区域放射，严重者可向相应的肋间、腹部及内脏方向放射，扭伤或长时间负重后疼痛发作或加重、夜间痛甚、疼痛呈钝痛或灼痛、疼痛剧烈时可向相应的肋间、腹部或内脏方向放射，转动身体、咳嗽均可诱发或加重疼痛。

3. 临床体征　叩击病变胸椎处有时可引起相应区域的疼痛。受累神经根区域的皮肤常显示感觉过敏及浅表疼痛。由于胸椎脊柱旁有交感神经分布，其有解剖位置相近的特点，故临床上胸神经根受损的同时，也往往有交感神经受损的表现，如心前区疼痛、胸痛胸闷、腹部疼痛等。

4. 辅助检查　X 线检查可显示胸椎间隙变窄、软骨硬化、椎体边缘骨赘形成、小关节增生肥厚甚至脊柱侧弯等变化。CT 及 MRI 可排除或明确诊断肿瘤。

二、康复评定

详见本章第二节相关内容。

三、康复治疗

（一）康复目标

明确胸椎神经根性痛的原发病变，针对性地进行原发疾病的治疗，在此基础上进行对症治疗以解除患者疼痛症状。

（二）康复治疗方法

1. 常用药物疗法 可选用非甾体消炎药如用塞来昔布或美洛昔康口服。对于疼痛较为严重、非甾体消炎药物效果不明显者，可选用加巴喷丁。必要时可选用可待因口服或肌肉注射。同时，可配合神经营养剂与血管扩张药如甲钴胺片、维生素 B_1、地巴唑等。

2. 物理因子疗法 详见本章第二节相关内容。

3. 神经阻滞疗法 神经阻滞是治疗本病的有效方法，也是常用的治疗措施之一，可采用胸椎旁神经阻滞、胸椎旁交感神经阻滞，严重者可采用硬膜外腔阻滞。

（三）预防保健

详见本章第二节相关内容。

第四节 Tietze 综合征

一、概 述

（一）定义

Tietze 综合征是发生于肋软骨与胸骨交界处的非特异性、非化脓性炎症，表现为局部局限性的疼痛伴肿胀，所以又称肋软骨炎。1921 年德国学者 Tietze 首先发现并报道该病，其多见于青壮年，女性居多，老年人亦可发病，20 ~ 30 岁及 40 ~ 50 岁患者多见。

（二）病因病理

肋软骨炎是原因不明的肋软骨的无菌性炎症，可能的原因如下：

（1）一些病例报道，患者患本病前有病毒性上呼吸道感染病史，可引起胸肋关节面软骨的水肿及炎症等病理改变。

（2）长期搬运重物、胸部急剧扭转、胸部受打击或挤压、胸肋关节半脱位及剧烈咳嗽等造成胸肋关节软骨的急性损伤或慢性劳损，可导致胸肋关节面软骨的变性、增厚等无菌性炎症反应。

（3）免疫或内分泌异常引起肋软骨营养障碍。

（4）据报道，本病有些病理与结核病、全身营养不良、急性细菌性上呼吸道感染、类风湿关节炎相关。

（5）此病常发生在冬春之交和秋冬之交季节变换之时，提示与感受风寒湿邪有关。

（三）临床特征

该病起病缓慢，发病后其特点为受累的肋软骨膨隆、肿大、有明显的自发性疼痛和压痛，压痛的程度轻重不等，疼痛性质为钝痛或锐痛，痛点固定在相应肋软骨患病处，咳嗽、深呼吸、扩展胸壁等使胸廓活动加大时可使疼痛加剧，甚至不能举臂。

疼痛有时向肩及手臂放射，痛甚者可牵涉半身疼痛。局部表面皮肤无红、热等炎症改变。多数病例仅侵犯单根肋软骨，亦有个别病例两个以上或双侧多个肋软骨发病，常见的病变好发部位为左侧第 2 肋软骨，其次是右侧第 2 肋软骨以及第 3、第 4 肋软骨，一般 2 ~ 3 个月可自行缓解或消失。但部分患者反复发作，疼痛时轻时重，疼痛消失后，肿块留存较长时间，肿大的肋软骨甚至可持续数月或数年之久。

辅助检查中 X 线检查不能显示肋软骨，所以只能用于帮助排除胸内及胸壁的结核、肿瘤、肋骨骨髓炎等病变；CT 检查可见软骨肿胀及骨化；MRI 能够显示骨、软骨、滑膜及骨髓的活动性炎性改变；B 超可显示肋软骨肿胀及结构改建，可帮助对比双侧肋软骨的肿胀情况，病理活检无特殊发现，实验室检查一般无异常发现。

二、康复评定

详见本章第二节相关内容。

三、康复治疗

（一）康复目标

本病预后较好，一些患者不经治疗也可以自愈。治疗一般可采取药物、物理因子疗法、神经阻滞疗法等对症治疗以解除疼痛。

（二）康复治疗方法

1. 常用药物疗法　可选用非甾体消炎药如塞来昔布或美洛昔康口服。外用活血化瘀膏药也可取得止痛消炎效果。

2. 物理因子疗法　应用干扰电疗法、激光疗法、超声波疗法、超短波疗法、磁疗法、传导热疗法等可以缓解局部疼痛。

3. 神经阻滞疗法　疼痛严重者可于局部进行浸润，用确炎舒松、利多卡因于病变肋骨的上、下及前面 3 个点进行注射，每处 1 ~ 3mL；也可行相应肋骨的肋间神经痛阻滞。隔日 1 次，一般经 3 ~ 5 次显效。

4. 手术疗法　极少数患者局部疼痛剧烈、上述各种治疗无效，严重影响其生活和工作，并造成一定的精神负担；或为肿瘤引起的疼痛可行手术治疗切除病变的肋软骨。

（三）预防保健

（1）由于本病的发生可能与上呼吸道感染有关。因此，做好预防首先要避免上感。应经常开窗通气，使室内空气新鲜。少去公共场所，多参加体育活动，增强自身的抵抗力。必要时注射流感疫苗。

（2）日常注意保暖，防止受寒。身体出汗时不宜立即脱衣，以免受凉，衣着宜柔软、干燥；避免潮湿；注意劳逸结合，切勿过于劳累。

（3）劳动操作时，应提高防护意识，搬重物姿势要正确，不要用力过猛，提防胸肋软骨、韧带的损伤。

（4）多食蔬菜、水果，多食增强免疫的食物，如牛奶、鸡蛋、鱼类等，忌食辣椒等辛辣刺激的食物及含大量动物脂肪的食品；戒烟；戒烈性酒。

第七章 癌性疼痛

第一节　概　述

疼痛是癌症患者最常见的症状之一。初诊癌症患者疼痛发生率约为25%；晚期癌症患者的疼痛发生率约60%～80%，其中1/3的患者为重度疼痛。癌症疼痛（以下简称癌痛）是影响患者生活质量的重要因素，疼痛得不到缓解，还可能会引起或加重癌症患者的不适、焦虑、抑郁、乏力、失眠、食欲减退等症状，并将严重影响患者日常活动、自理能力、家庭及社会交往能力和整体生活质量。

对患者而言，疼痛是损伤或疾病的信号，也是影响生活质量的重要因素。疼痛应重视并及早治疗，防止更大或更长久损害。对医生而言，疼痛是疾病的症状，是机体对创伤或损害的反应。患者有陈述疾病、表达疼痛程度、得到治疗、受到尊重、得到心理和精神支持的权利及知情权。

1982年，WHO癌症疼痛治疗专家委员会科学论证及达成共识，认为合理使用药物和相关知识，可以有效地控制大多数癌症患者的疼痛。并在1986年发布《癌症三阶梯止痛治疗原则》，建议在全球范围内推行。1980年我国开始加入，并不断地更新、规范和普及，使越来越多的癌症患者得到了合理的止痛治疗。癌痛治疗的重要性及有效止痛治疗的迫切性，要求医护人员必须熟悉癌痛的发病机制、疼痛评估、止痛治疗相关药理学、麻醉学、神经外科学及行为医学等相关知识，熟练掌握疼痛评估技巧、药物止痛治疗及心理支持治疗等基本技能。

第二节　癌性疼痛的原因与类型

一、病　因

癌症疼痛的发病原因多种多样。其病因大致分为肿瘤相关性疼痛、抗肿瘤治疗相关性疼痛、非肿瘤因素的疼痛。

（一）肿瘤相关性疼痛

常因肿瘤直接侵犯或压迫、牵拉局部神经组织、肿瘤转移累及骨等组织所致。约占癌症患者疼痛的70%～80%。

1. 肿瘤压迫和浸润神经　这是癌症疼痛的主要原因，癌细胞通过神经鞘周围淋巴管或沿神经周围抵抗力较弱的部位浸润，而后再向轴索浸入引起疼痛。此时引起疼痛的原因可能有：神经鞘内的神经纤维绞窄所致；某种致痛物质的生成导致疼痛；神经营养血管被癌细胞所闭塞，神经纤维处于缺血状态而致疼痛。

癌症转移到椎骨或肋骨，压迫神经根或肋间神经；癌浸润到腹膜、胸膜、胸壁时可产生顽固的疼痛。临床上常以神经痛形式表现，疼痛性质为锐痛，患者描述为刀割样、针刺样剧痛，通常向体表神经分布范围放散。当浸润进一步加剧，则产生感觉障碍。如果癌细胞浸润于腹腔神经丛、肠系膜神经丛、骶神经丛，则发生C纤维性疼痛，疼痛性质为钝痛，疼痛部位不明确，有周期性反复的持续性疼痛。相反，也有癌细胞转移到感觉神经末梢处皮肤却不发生疼痛的病例。由此可见，在产生或不产生剧痛之间有如此显著之差，是有待于今后进一步研究的问题。

2. 管腔脏器受癌瘤的浸润　恶性肿瘤患者如果伴有管腔脏器通过障碍时，即可产生疼痛。其特点是无明确的定位，具有周期性和反复发作的疼痛，常伴有恶心、呕吐、冷汗，在管腔平滑肌痛觉神经纤维末梢与平滑肌保持并列的位置，当管腔壁伸展或平滑肌痉挛性收缩时，神经末梢处于伸展状态而致疼痛。当癌症累及腹腔内管腔脏器平滑肌时，不管致痛的脏器在何处，其疼痛表现在腹部正中线的某部位。

胆管、胰腺管狭窄或阻塞可引起剧烈的疼痛，子宫癌压迫输尿管时也会引起疼痛。

3. 脉管系统受癌瘤浸润　癌瘤的直接压迫、闭塞或癌细胞浸润于动脉、静脉、淋巴管时可以引起疼痛。肌肉本身并不对疼痛敏感，但间歇性跛行症时所发生的缺血性疼痛，即属于此类。静脉或淋巴回流障碍致肿胀时，因致痛物质聚积于此处而发生疼痛。当动脉闭塞致局部缺血或坏死时，可引起剧痛，加之如果并发感染，发生炎症时疼痛更加剧。

4. 骨骼受癌细胞浸润　原发性骨肿瘤或转移性肿瘤均产生难忍的疼痛。骨膜内存在与痛觉有关的感觉神经末梢，骨髓和哈佛氏管中也有感觉神经，但骨实质内并不存在。

骨骼痛是因为骨髓内压的变化，骨膜受刺激而产生疼痛，疼痛性质为钝痛，定位不明确，伴有深部压痛。

（二）抗肿瘤治疗或诊断操作引起的相关性疼痛

由于外科手术、创伤性检查操作损伤，放射治疗损伤，以及化疗药物治疗后所致，约占癌痛的10%～20%。

癌症行外科手术后，由于体表神经和自主神经受损伤，以及脏器粘连、瘢痕形成等可导致新的疼痛。

放射疗法后常有周围血管、淋巴管受侵害而致肿胀、炎症，可成为疼痛的原因。

疗药物神经毒性包括周围神经病变和急性脑部病变或脊髓损伤，易引起周围神经炎的药物有长春碱类，表现为指趾麻木、感觉异样、便秘，麻痹性肠梗阻，大剂量阿糖胞苷可引起脑部病变，如头痛、嗜睡、淡漠、惊厥。

此外，手术疗法、放射疗法、抗癌药物疗法后致食欲不振、全身倦怠，也是成为增强疼痛的因素。

（三）非肿瘤因素的疼痛

包括与免疫机制低下相关的带状疱疹后神经痛，并发糖尿病的外周神经痛，痛风，骨关节炎等各种与肿瘤发生不直接或完全不相关的急、慢性疼痛以及心理性因素、社会精神性因素等因素所致的疼痛。患者因丧失本来的生理功能而产生自卑感，又因病丧失工作能力，与家庭和社会间的交往也在消失，因而在心理上产生孤独感，加之产生对死亡的不安、恐惧心理，均为增强疼痛的原因。

晚期癌症患者的疼痛常为多种原因，多种部位的混合性疼痛。

二、癌痛机制与分类

1. 疼痛按病理生理学发病机制主要可分为两种类型：伤害性疼痛及神经病理性疼痛两大类。

（1）伤害感受性疼痛：是因有害刺激作用于由于躯体或脏器组织的伤害感受器而导致的疼痛。伤害感受性疼痛与实际的组织损伤或潜在损伤相关，是机体对损伤所表现出的生理性痛觉神经传导和应答过程。伤害性疼痛包括躯体痛和内脏痛。躯体性疼痛常可以被描述为定位明确的钝痛、锐痛、定位明确或者压迫性疼痛。内脏痛多被描述为定位不够准确的为弥漫性疼痛和绞痛。伤害感受性疼痛对阿片类药物、解除神经损伤等疗法反应较好，尤以躯体性疼痛明显。

（2）神经病理性疼痛：神经病理性疼痛的最早定义是神经系统损伤、疾病和功能障碍所导致的疼痛，国际疼痛学会（IASP）于2011年在《PAIN》杂志上发布了神经病理性疼痛的新定义：“由躯体感觉系统的损伤或疾病导致的疼痛”。新定义发生了如下重要变化：①用“疾病”一词取代了“功能异常”，强调了神经病理性疼痛不是单一的一种疾病，而是由一系列不同疾病和损失引起的综合征，可显示出许多症状和体征；②用“躯体感觉系统”一词取代了“神经系统”，使其定位更加明确。神经病理性疼痛的病因多种多样，但其发病机制却有共同之处，即是由外周和中枢神经系统敏化引起的。外周神经损伤后，在中枢神经系统内发生解剖及功能的改变，损伤愈合后这些改变也可长时间持续存在。中枢敏化是神经病理性疼痛的重要发病机制，神经病理性疼痛的维持在于中枢敏化。

神经病理性疼痛可分为自发性和（或）诱发性疼痛。自发性疼痛常被描述为持续的烧灼样疼痛，但也可为间断的刺痛、撕裂样痛、触电样疼痛或表现为感觉迟钝（bradyesthesia）、感觉异常（paresthesia）。诱发性疼痛由机械、温度或化学的刺激所引发。痛觉过敏（hyperalgesia）是指对正常致痛刺激的痛觉反应增强。痛觉超敏是指由正常情况下不能引起疼痛的刺激所引起的疼痛感觉。

神经病理性疼痛的诊断主要依靠详细的病史询问、全面细致的体格检查，特别是感觉系统的检查以及必要的辅助检查。神经病理性疼痛其异常感觉区域应该符合神经解剖的分布，与确定的损伤部位一致。此类疼痛对阿片类药物的治疗效果比伤害感受性疼痛差。

2. 疼痛按发病及病程持续时间分类，主要分为急性疼痛和慢性疼痛两类。

（1）急性疼痛的特点是近期发作、病史短、有明确的发生时间，并可确认原因。此类疼痛起病急，严重时伴有循环、呼吸、胃肠道、泌尿以及内分泌代谢和免疫改变。慢性疼痛持续 3 个月以上，可在无明显原因或组织损伤与愈合的情况下持续存在。常伴有睡眠和食欲障碍，可导致抑郁、焦虑、心理和精神改变。急性疼痛可能多次发作，每次发作可认为是一次急性疼痛。突发性疼痛（breakthrough pain）是指疼痛刺激突然增强而导致原镇痛方法的短时失效，或者定义为接受疼痛治疗的患者在镇痛水平上的短暂性疼痛，与活动相关或不相关。据统计癌痛患者近 1/3 伴有此种疼痛，是慢性疼痛患者病程中的急性发作。

（2）急性疼痛如不能被充分控制，也可能因为外周和中枢神经敏化，甚至中枢可塑性形成而演变为慢性疼痛，伤害性疼痛此时也具备神经病理性疼痛性质。

癌症疼痛大多表现为慢性疼痛。与急性疼痛相比较，慢性疼痛不仅表现为疼痛持续时间长，而且还可能表现为病因不明确，疼痛程度与组织损伤程度呈分离现象，痛觉过敏、异常疼痛、常规止痛治疗疗效不佳等特点。慢性疼痛与急性疼痛的发生机制既有共性也有差异。疼痛神经传导过程可分为四个基本环节：①伤害感受器的痛觉传感；②一级传入纤维、脊髓背角、脊髓－丘脑束等上行束的痛觉传递；③皮层和边缘系统的痛觉整合；④下行控制和神经介质的痛觉调控。一旦组织损伤愈合或疼痛消除，神经传导通路恢复正常。而慢性痛尤其是神经病理性疼痛患者组织损伤愈合、神经传导通路恢复正常以后，还具备外周或中枢敏化的过程表现为伤害感受器过度兴奋、脊髓背角小胶质细胞增生、受损神经异位电活动、痛觉传导离子通道和受体异常表达、中枢神经系统重构等。

3. 癌症疼痛的特点

（1）疼痛强度：评估癌症患者疼痛强度（见下文）对于做出治疗方针和计划，有非常关键性意义。患者向医生反映的疼痛强度，足以影响镇痛药种类的选择、给药途径、用药次数，也可据此解释疼痛机制、存在的综合征。例如，放疗所导致的神经损伤性疼痛，一般不严重，如果已做放疗的部位出现严重疼痛，则提示该部位有未发现的肿瘤。

（2）疼痛性质：疼痛性质可提示其病理生理改变情况。躯体伤害感受性疼痛，则定位准确，是锐痛、跳痛、压迫样疼痛。内脏伤害感受性疼痛，则弥散、空腔脏器所致时为绞痛或痉挛痛，脏器包膜、肠系膜所致时为钝痛、锐痛、跳痛。神经病源性疼痛为灼痛、刺痛、电击样疼痛。

（3）疼痛分布：癌痛一般不仅限于某一局部，在有远处转移患者，痛处数。豉是决定疼痛对情绪、功能状态给予影响的重要因素，因此在评估疼痛时必须问，清楚。有些特定疼痛局部的分布对诊断和治疗颇有帮助。例如，区别局灶性、多发性、广泛性疼痛对治疗方法的选择，如神经阻滞、放疗、外科治疗非常重要。

疼痛分布又对疼痛与器质性损伤之间的关系具有重要意义。“局灶性疼痛”意指一处的疼痛，又指损伤部位的疼痛。“牵涉痛”意指痛处离损伤部较远，其类型可分为伤害感觉性疼痛和神经病源性疼痛，对此必须要区别，以便评估器质性原因。

（4）疼痛时相：癌痛有急性、慢性。急性疼痛发生时间短、呈一过性，发生时间明确，发生原因也易于确定。如化疗后的胃炎、腰穿后的头痛，可能伴或不伴呻吟、痛苦面容等疼痛表现，焦虑，广泛性交感神经亢进症状如出汗、血压升高、心动过速。慢性疼痛是指持续 3 个月以上的疼痛，时间超过急性病或损伤过程，可间断反复发作，持续几个月、几年，时轻时重，随肿瘤生长而严重，经抗癌治疗肿瘤缩小时转轻。慢性癌痛与情感紊乱（焦虑、抑郁）、自主神经症状也有关系，如厌食、睡眠障碍等。

第三节 癌痛评估与测定

一、一般原则

评估疼痛是合理有效止痛治疗的前提。疼痛评估不及时、不充分，常导致疼痛治疗效果不佳。癌症疼痛评估应该强调：常规、量化、全面、动态评估疼痛。

二、方 法

（一）常规评估

癌痛常规评估是指医护人员主动询问癌症患者及患者的自我评估，内容包括有无疼痛，疼痛部位，疼痛强度，并鉴别原因和完成相应的病历记录，应当在患者入院后 8 小时内完成并列入护理常规监测及记录的内容。常规评估疼痛应注意鉴别肿瘤急症相关的疼痛，例如需要立即处理及特殊处理的病理性骨折，脑转移，感染，肠梗阻等急症所致的疼痛。

（二）疼痛强度评估

癌痛强度量化评估是指使用疼痛程度评估量表等量化标准来评估患者疼痛感受程度。疼痛是患者的主观感受，欲准确评估患者的疼痛及其严重程度，需要患者配合。量化评估疼痛时，应当重点评估最近 24 小时之内患者最严重和最轻的疼痛程度，以及通常情况下的疼痛程度。量化评估应当在患者入院后 8h 内完成。癌痛程度量化评估常用以下四种方法：视觉模拟评分法；数字等级评定量表；Wong- Baker 面部表情量表和语言等级评定量表。

1. 视觉模拟评分法 一条长 100mm 的标尺，一端标示“无痛”，另一端标示“最剧烈的疼痛”，患者根据疼痛的强度标定相应的位置。

2. 数字等级评定量表 使用《疼痛程度数字评估量表》（图 7–1）对患者疼痛程度进行评估。将疼痛程度用 0 ~ 10 个数字依次表示，0 表示无疼痛，10 表示最剧烈的疼痛。交由患者自己选择一个最能代表自身疼痛程度的数字，或由医护人员询问患者：你的疼痛有多严重？由医护人员根据患者对疼痛的描述选择相应的数字。按照疼痛对应的数字将疼痛程度分为：轻度疼痛（0 ~ 3 分），中度疼痛（4 ~ 6 分），重度疼痛（7 ~ 10 分）。

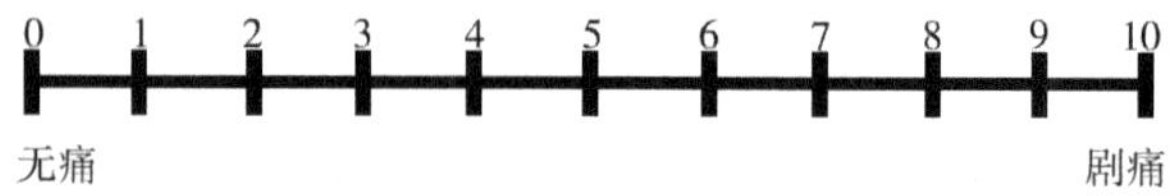

图 7–1 疼痛程度数字评估量表

3. Wong–Bake 面部表情量表 由医护人员根据患者疼痛时的面部表情状态，对照《面部表情疼痛评分量表》（图 7–2）进行疼痛评估，适用于表达困难的患者，如儿童、老年人，以及存在语言或文化差异或其他交流障碍的患者。

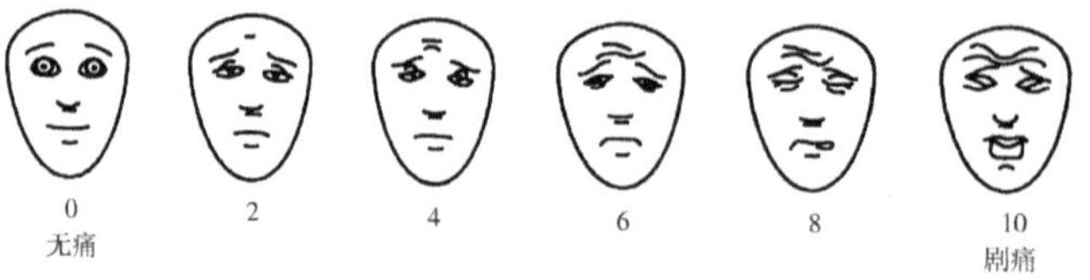

图 7–2 面部表情疼痛评分量表

4. 语言等级评定量表 根据患者对疼痛的主诉，将疼痛程度分为轻度、中度、重度三类。

轻度疼痛（1 ~ 3）：有疼痛但可忍受，生活正常，睡眠无干扰。

中度疼痛（4 ~ 6）：疼痛明显，不能忍受，要求服用镇痛药物，睡眠受干扰。

重度疼痛（7 ~ 10）：疼痛剧烈，不能忍受，需用镇痛药物，睡眠受严重干扰，可伴自主神经紊乱或被动体位。

（三）全面评估

癌痛全面评估是指对癌症患者疼痛病情及相关病情进行全面评估，包括疼痛病因及类型（躯体性、内脏性或神经病理性），疼痛发病情况（疼痛性质，疼痛加重或减轻的相关因素），止痛治疗情况，重要器官功能状况，心理精神状况，家庭及社会支持状况，既往史（如精神病史，药物滥用史）等。应当在患者入院后 24 小时内进行首次全面评估，在治疗过程中，应当在给予止痛治疗 3 天内或达到稳定缓解状态时进行再次全面评估，原则上不少于 2 次 / 月。

多维评估量表，有助于全面评估疼痛及其对患者生活质量的影响。推荐应用《简明疼痛评估量表（BPI）》，评估疼痛及其对情绪、睡眠、活动能力、食欲、日常生活、行走能力、与他人交往等生活质量的影响。应当重视和鼓励患者描述疼痛性质、疼痛病情变化以及对止痛治疗的需求及顾虑，并根据患者病情和意愿，制定患者功能和生活质量最优化目标，进行个体化的疼痛治疗。

（四）动态评估

癌痛动态评估是指持续、动态评估癌痛患者的疼痛症状变化情况，包括评估疼痛程度变化，疼痛性质变化，暴发性疼痛发作情况，疼痛减轻及加重相关因素，止痛治疗的效果及不良反应等。动态评估对于药物止痛治疗剂量滴定尤为重要。止痛治疗期间，应当记录用药种类及剂量滴定、疼痛程度及病情变化。

第四节 癌痛治疗

癌痛治疗应当采用综合治疗的原则，根据患者的病情和身体情况，有效应用止痛治疗手段，持续、有效地消除疼痛；预防和控制药物的不良反应，将疼痛及治疗带来的心理负担降到最低，以期最大限度地提高生活质量。控制癌症疼痛的治疗方法包括：病因治疗；止痛药物治疗；非药物治疗。

一、病因治疗

针对引起癌痛的病因进行治疗。癌痛的主要病因是癌症本身，并发症等。针对癌症患者给予抗癌治疗，如手术、放射治疗或化学治疗等，可能解除患者疼痛。

（一）放射治疗

放射治疗简称为放疗，它在癌痛和其他肿瘤患者起很重要的作用。在开始放疗之前，应确信放疗有高的效能和较低不良反应的风险，选择适应证。治疗时间应要短、危险性应适中，与其他的疗法相比，放疗更为有利。已有大量的资料和成功的临床经验证实，对骨转移的治疗、硬脑膜肿瘤、脑转移的治疗有良好效果和较高的价值。但其他方面的资料目前尚少，放疗的应用纯属经验性。比如，骶丛病变引起的会阴痛，放疗的治疗效果是很好的。对肝脏的放疗，约有 50% ~ 90% 患者可很好地耐受，对肝包膜牵张引起的疼痛有效。

（二）化学疗法

化学疗法也简称为化疗，是一种具有特异性镇痛效果的良法，化疗后的肿瘤缩小与疼痛缓解有相关性。个别报道认为虽然没有明显的肿瘤缩小也有镇痛效果。但对疼痛有效作用的可能性，一般与肿瘤反应的可能性相关。因此，化疗缓解疼痛的期望寄托于对化疗有反应的肿瘤上，例如，淋巴瘤、小细胞肺癌、胚胎细胞瘤及没有治疗过的乳腺癌。通常，仅仅为治疗疼痛而决定化疗是不太妥当，应重新考虑其适应证，在减轻疼痛与不良反应之间的平衡明显有利于患者的前提下采用化疗为宜。

（三）姑息手术

外科手术能缓解某种疾病引起的疼痛，其中尤其是肠梗阻、不稳定的骨骼结构和神经受压等疾病。但在事前必须正确评价手术有利方面与手术的危险性、住院时间与康复时间以及估计的受益期限。对病理性骨折、肠梗阻、严重腹腔积液等进行手术时，临床经验是很重要的，如果处理得当，可取得较好效果。根治性手术切除术，如果没有转移扩散的病灶，则可获得良好效果，可提高某些患者的生存期。

手术控制癌痛是一种破坏性手段。神经松解术、经皮或开放脊髓前侧柱切断术、体定向中枢神经的烧灼术等，也提供癌痛止痛的一种方法。但必须由有经验的神经外科专家实施。

二、癌痛的药物治疗

（一）药物止痛治疗

1. 原则　根据世界卫生组织（WHO）癌痛三阶梯止痛治疗原则，癌痛药物治疗有五项基本原则，数十年来该原则得到广泛宣传和应用，为阿片类药物治疗癌痛铺垫了正大光明之路。另一方面，新药物新方法的进展，使这一指南不断丰富了内容。

（1）口服给药：口服为最常用的给药途径。对不宜口服的患者可采用其他给药途径，尤其是无创途径。包括皮下注射、患者自控镇痛等有创和透皮贴剂等无创给药方法，以最大限度地控制疼痛并使患者舒适度提高。

（2）按阶梯用药：按阶梯用药是指根据疼痛强度选择不同强度的镇痛药物。

轻度疼痛：可选三阶梯的第一阶梯非甾体消炎药（NSAIDs）；

中度疼痛：可选弱阿片类药，并可合用非甾体消炎药；

重度疼痛：首选强阿片类药，并可同时合用非甾体消炎药。

由于对非甾体消炎药不良反应的顾虑，在长期使用的患者必须加强观察与监测或采用与阿片类药物合用的方法，减低使用剂量。弱阿片药可待因需在体内代谢成吗啡起作用，该代谢酶 CYP450- 2D6 在不同的种族人群中含量和活性差别较大，故可待因的镇痛效应具有不稳定性，应用在癌痛患者日益减少。阿片药的治疗作用和不良反应都是剂量依赖和受体依赖的，减低剂量可减少不良反应，而且除便秘以外，几乎所有阿片药的不良反应均可在较短时间内耐受，轻度和中度疼痛也可以使用强阿片类药物。

（3）按时用药：按时用药是指按规定时间间隔规律性地给予止痛药物，而不是等患者要求时才给予。按时给药有助于维持稳定、有效的血药浓度，减低药物的峰谷比。随着控缓释药物的临床使用日益广泛，强调以控缓释阿片药物作为基础用药，峰谷比更低，治疗效果更好。在滴定和出现爆发痛时，给予速释阿片类药物对症处理。

（4）个体化给药：指按照患者病情和癌痛缓解药物剂量，制定个体化治疗方案。使用阿片类药物时，由于个体差异，阿片类药物无固定的标准用药剂量，应当根据患者的病情，使疼痛得到有效缓解又无严重不良反应的药物剂量就是正确剂量。同时，还应考虑癌痛是否有神经病理性疼痛的性质，是否需联合给药。

（5）注意具体细节：对使用止痛药的患者要加强监护，注意药物间不良反应。密切观察其疼痛缓解程度和机体反应情况，并及时采取必要措施尽可能减少药物的不良反应，以提高患者的生活质量。

2. 药物选择与用药方法　如何选择最佳镇痛药，取决于患者疼痛的程度、疼痛性质、正在接受的治疗、伴随疾病等情况。合理选择止痛药物及联合辅助药物，个体化调整用药剂量、给药频率，防治不良反应，以尽可能在镇痛疗效和不良反应之间获得平衡。

（1）非甾体消炎药：非甾体消炎药是癌痛治疗的基本药物。不同非甾体消炎药有相似的作用机制，具有止痛和抗炎作用。该类药常用于缓解轻度疼痛，或与阿片类药物联合用于缓解中、重度疼痛。常用于癌痛治疗的非甾体消炎药包括：布洛芬，双氯芬酸，吲哚美辛，氯诺昔康，塞来昔布，依托考昔以及对乙酰氨基酚等。

非甾体消炎药常见的不良反应：消化道溃疡、消化道出血、血小板功能障碍、肾功能障碍、肝功能障碍。其不良反应的发生，与用药剂量及持续用药时间相关。所有非甾体消炎药止痛作用均具有天花板效应，用量达一定剂量水平以上时，增加用药剂量并不能增加止痛效果，但药物毒性反应将明显增加。非甾体消炎药的日限制剂量如布洛芬 3 200mg/d，双氯芬酸 150mg/d，对乙酰氨基酚 4 000mg/d（单用，联合用药时 2 000mg/d），塞来昔布 400mg/d。因此，如果需要长期应用非甾体消炎药，或每日所用剂量已达最大使用量时，应考虑换用阿片类止痛药，或增加阿片类止痛药用药剂量。同时，非甾体消炎药均为高血浆蛋白结合率，故同时使用两种非甾体类药物可能导致与血浆蛋白结合较少的药物在血浆内游离浓度过高，不良反应发生率更高；当一种药物治疗无效时，换用另一种药物仍然可能有效。

（2）阿片类镇痛药：阿片类止痛药是中、重度疼痛治疗的首选药物。目前临床上常用于癌痛治疗的阿片类短效药物是吗啡即释片，常用的阿片类长效药物是的吗啡缓释片、芬太尼透皮贴剂、羟考酮控缓释片、氢吗啡酮片等。对于慢性癌痛治疗，推荐选择阿片受体激动剂类药物。对于未使用过阿片类药物的中重度癌痛患者，推荐初始用药选择短效制剂，个体化滴定用药剂量。当用药剂量调整到理想止痛及安全的剂量水平时，换用等效剂量的长效阿片类止痛药作为背景给药。阿片类止痛药长期用药时，首选口服给药方式，有指征时也可选用透皮贴剂途径给药，必要时可临时用皮下注射和患者自控镇痛给药。

以往阿片药治疗癌痛，从低剂量开始，疼痛控制不足时，根据药代动力学原理，药物在 4 ~ 5 个半衰期达稳态浓度再增量 25% ~ 50%，完成口服药滴定需数天至一周以上，患者将经受长时间折磨。充分迅速地控制疼痛，是癌痛治疗的目的，重度疼痛应在 24 小时内得到缓解。滴定的目的是确定药物达到治疗窗的负荷和维持剂量，避免过高药物浓度的不良反应和过低浓度的无作用。

①初始剂量滴定：阿片类止痛药的疗效及安全性均存在较大个体差异，因此需要逐渐调整剂量，以获最佳的用药剂量，称为剂量滴定。

未使用过阿片类药物的中重度癌痛患者，推荐短效阿片类药物作为中重度癌痛快速滴定和首选的治疗方案，在此基础上转换为控缓释阿片类药物。

口服速释药物滴定（速释吗啡），首剂 5 ~ 10mg，最大作用在一小时内达到。如一小时仍不能镇痛，则根据疼痛强度使用第二次剂量。VAS > 7 分，且较原有疼痛增强，应加量 50% ~ 100%；VAS > 7 分，疼痛与服药前相仿，应加量 25%；VAS < 7 分但 > 4 分，1 小时后重复首次剂量。如此反复至 VAS < 4 分后，改为每隔 2 ~ 3 小时评估一次，并酌情重复前次口服阿片剂量，维持 VAS < 4 分，计算 12 ~ 24 小时阿片药物总量。换算成相应的控缓释药物，奥施康定与吗啡的剂量换算为 1 ： 1.5。依法逐日调整剂量，直到疼痛评分稳定在 0 ~ 3 分。

静脉吗啡滴定，初始剂量为 2 ~ 3mg 缓慢静脉推注，10 ~ 15 分钟达最大作用后评估治疗效果，若 VAS > 7 分，且疼痛较服药前加重，则第二次注药量增加 50% ~ 100%；若 VAS > 7 分，疼痛与注药前相仿，应加量 25%；VAS < 7 分，15 分钟后重复首次剂量，直至 VAS < 4 分后改为 2 ~ 3 小时评估一次，并使用该剂量使 VAS 维持 < 4 分。

对疼痛病情相对稳定的患者，可考虑使用阿片类药物控释剂作为背景给药，在此基础上备用短效阿片类药物，用于滴定剂量。

奥施康定滴定：奥施康定兼有速释和控释的特点，起效时间和达到最大作用时间与速释吗啡相似，故应在一小时左右评价治疗效果，而药物的缓释部分又可维持 8 ~ 12 小时的稳态血药浓度，相当于给予了稳定的维持或背景剂量。在此基础上用即释吗啡滴定更简单，实用，迅速。在未用过阿片药物的中重度癌痛患者，首次剂量 10mg，1 小时后行 VAS 评分，并根据前述原则补充不同剂量速释吗啡作为制止突发痛或补充基础剂量的不足。计算 24 小时奥施康定（10mg，2 次 / 天）和速释吗啡剂量，将总剂量换算成所需的控缓释阿片药物。

在密切观察疼痛程度及不良反应的情况下，剂量滴定幅度参考如下：

疼痛强度（NRS）剂量滴定参考增加幅度

7 ~ 1 050% ~ 100%

4 ~ 625% ~ 50%

2 ~ 325%

如果出现不可控制的不良反应，疼痛强度 < 4，应该考虑将滴定剂量下调 25%，并重新评价病情。已使用过阿片药（阿片耐受）的患者，首次剂量为以往 24 小时使用量的 1/10 ~ 1/20。

②维持用药：当阿片类药物可有效地缓解癌痛，而且 24 小时用药剂量达稳态时，应该考虑将短效阿片类药物更换为长效阿片类药物，用以控制慢性持续性疼痛。我国常用的长效阿片类药包括：吗啡缓

释片，口服用药，每 8 ~ 12 小时 1 次；芬太尼透皮贴剂，贴皮用药，每 48 ~ 72 小时 1 次；羟考酮缓释片，口服，每 8 ~ 12 小时 1 次。

在应用长效阿片类药物期间，应该备用短效阿片类止痛药。当患者因病情变化，长效止痛剂量不足时，或发生爆发性疼痛时，即给予备用短效阿片类药物，用于解救治疗及剂量滴定。解救剂量为前 24 小时用药总量的 10% ~ 20%。每日短效阿片解救用药 > 3 次，应考虑将前 24 小时解救用药换算成长效阿片类药按时给药。

阿片类药物之间的剂量换算，参照换算系数表，如（表 7–1）。换算系数仅供参考，换用另一种阿片类药时，仍然需要仔细观察病情，并个体化滴定用药剂量。

表 7–1　阿片类药物剂量换算表

药物	非胃肠给药	口服	等效剂量
吗啡	10mg	30mg	非胃肠道：口服 = 1 ∶ 3
可待因	130mg	200mg	非胃肠道：口服 = 1 ∶ 1.2 吗啡（口服）：可待因（口服）= 1 ∶ 6.5
羟考酮	10mg	16mg	吗啡（口服）：羟考酮（口服）= 1 ∶ 0.5
芬太尼透皮贴剂	25μg/h（透皮吸收）		芬太尼透皮贴剂 μg/h，q72h 剂量 = 1/2× 口服吗啡 mg/d 剂量

如需减少或停用阿片类药物，则采用逐渐减量法，即先减量 30% 两天后再减少 25%，直到每天剂量相当于口服 30mg 吗啡的药量，继续服用两天后即可停药。

③不良反应防治：阿片类药的不良反应包括：镇静、谵妄、头晕、嗜睡、瘙痒、恶心呕吐、便秘、胆管和输尿管平滑肌痉挛、尿潴留、呼吸抑制、精神依赖和躯体依赖。除便秘外，阿片类药物的不良反应大多是暂时性或可耐受的（耐受是指在持续用药过程中，药物的效应或不良反应减弱），大多仅出现在未用过阿片类药患者的用药最初几天。

恶心呕吐是最常见的和影响患者用药的主要不良反应。预防方法包括：给予胃复安（10 ~ 20mg/d），氟哌利多（1 ~ 1. 5mg/d），恩丹司琼（4 ~ 8mg/ 次，3 次 / 天或阿扎可琼 10mg/d 等），甲强龙（20 ~ 40mg/ 次，2 ~ 3 次 / 天或地塞米松 2.5 ~ 5mg/d）等止吐药预防恶心呕吐。如无恶心症状，则可停用止吐药。恶心呕吐治疗原则是多种药物联合应用的效果远胜于单一药物增加剂量给药。故对高危患者或预防失败的患者，应采用两种以上药物联合给药。

便秘一般会持续发生于阿片类药止痛治疗全过程，多数患者需要使用缓泻剂或粪便软化剂防治便秘，常用药物有硫酸镁，乳果糖，山梨醇和番泻叶。胃肠道有丰富的阿片受体分布，外周因素是导致便秘的主要原因，鞘内或经皮给予阿片类药物便秘发生较少。口服强阿片类药物加上仅在胃肠道发挥作用的纳洛酮或去甲纳曲酮已在临床用于减低强阿片的胃肠道不良反应，如羟考酮与纳洛酮以 5 ∶ 1 比例制成的合剂可明显减低便秘的发生，因为药物不吸收或吸收后经肝脏首过，被完全代谢，不发挥全身作用，即不影响止痛作用的发挥。

呼吸抑制耐受发生最快，其机制为阿片药物抑制呼吸中枢对二氧化碳的反应性。疼痛是呼吸抑制的兴奋剂，强刺激可诱发呼吸。若发生严重呼吸抑制，则给予纳洛酮 0.1 ~ 0.2mg 静注，如无效，加倍增加剂量直至 2.0mg，6 小时需重复一次。必要时行吸氧或人工呼吸。

精神依赖其特征是持续地、不择手段地渴求使用阿片类药物，将觅药作为生命的第一需要，目的不是为了镇痛，而是为了达到“欣快感”，这种对药物的渴求行为导致药物的滥用。对精神依赖（成瘾）的过于担心，是导致人们不敢或畏惧使用阿片药物的重要原因。临床研究表明，规范化使用阿片类药物，尤其是使用作用时间长，用药过程中药物的峰浓度和峰作用较不明显的控缓释药物，几乎不导致精神依赖。

躯体依赖是一种生理状态的改变，表现为用药一段时间后，突然停用阿片药后出现的一系列戒断症状，最常见的表现是血压增高，心率增快，呼吸窘迫甚至出现肺水肿，也可表现为呼吸道的卡他症状，全身发冷或骨组织内蚁走感等多种主观感受，通过逐渐减少剂量即可避免戒断症状。

如果发生过度镇静、精神异常，难以控制的任何不良反应，需要考虑减低阿片类药物用药剂量。用药过程中注意排除肾功能不全、高血钙症、代谢异常、合用精神类药物等因素的影响。

（3）辅助用药：辅助镇痛药物包括：抗惊厥药，抗抑郁药，皮质激素，NMDA 受体拮抗剂局部麻醉药。辅助镇痛药常用于治疗神经病理性疼痛、骨痛、内脏痛。

抗惊厥类药物，如加巴喷丁、普瑞巴林；抗抑郁药，如阿米替林或文拉法辛、度洛西汀。抗惊厥类药物用于神经病理性疼痛，对广泛焦虑症也有良好作用，患者表现为撕裂痛、放电样疼痛及烧灼痛者，似有更好疗效。常用药物普瑞巴林 75mg 口服，每日 2 ~ 3 次，一周后增量至 300 ~ 450mg/d，最大剂量为 600mg/d；也可使用加巴喷丁，首剂 300mg，睡前服用，2 天后加量至 300mg，2 次 / 天，如无严重不良反应，再 2 天后加量至 300mg，3 次 / 天，最大剂量 3 600mg/d。三环类抗抑郁辅助药物选择性用于中枢性或外周神经损伤所致的麻木样痛、灼痛，该类药物也可以改善心情、改善睡眠。常用药物阿米替林 12.5 ~ 25mg 口服，每晚 1 次，逐步增至最佳治疗剂量，度洛西汀剂量为 60mg/d 以上，文拉法辛需逐步增加剂量，有效剂量为 225mg/d，因有撤药综合征，停药必须逐步减量。骨痛的治疗包括放射治疗（或姑息性放疗）、双磷酸盐类（如唑来膦酸或帕来磷酸）抑制骨破坏以及 NSAIDS 的应用。在癌痛患者，上述药物与阿片类药物或曲马多合用，可能有增效作用。

药物止痛治疗期间，应该在病历中记录疼痛评分变化及药物的不良反应，以确保患者持续安全有效的缓解疼痛。神经病理性疼痛是迄今为止仍然难以用药物完全控制的疼痛类型，一般认为疼痛强度评分降低 50% 即为治疗有效。通常使用 NNT（number of need treated）来表示药物镇痛有效的患者比例，如 NNT2.5 即表明治疗 2.5 个患者，即可使 1 名疼痛患者疼痛强度减低 50%。同样 NNH（number needed to harm）是表明在治疗过程中出现必须治疗的严重不良反应的患者比例，如 NNH20 即表明治疗 20 名患者，就有 1 名患者出现需要治疗的严重不良反应。

三、癌痛的非药物治疗

恰当应用非药物疗法，可能作为药物止痛治疗的有益补充。用于癌痛治疗的非药物治疗方法，物理治疗、认知 - 行为训练、社会心理支持治疗、介入治疗、针灸等。按摩、理疗等物理方式，催眠疗法、放松训练等认知 - 行为训练等非药物专科治疗方法，与止痛药物治疗联用，可增加止痛治疗的效果。

心理治疗中，医护人员应该用医学知识和心理学知识有机地结合在一起，用语言和行动来对患者进行松弛训练或注意力分散疗法。

癌痛患者同时还有社会性问题，患者感到与预期或实际分离，或因失去希望和目标而导致痛苦，癌痛患者意识到将要因死亡而和家属离别。因此采取一些措施以避免晚期重症患者与他们的亲友分离是很重要的。允许患者孙儿、子女们探视，有助于缓解家庭的紧张气氛。良好的精神治疗还包括对家属和亲人的生理和精神治疗。

介入治疗是指神经阻滞、神经松解术、神经损毁性手术、神经刺激疗法、射频消融术等干预性治疗措施，在肿瘤患者常采用神经毁损疗法或蛛网膜下隙微量泵给药方法。介入治疗前应谨慎评估患者的预期生存时限及体能状况、是否存在抗肿瘤治疗指征、介入治疗的潜在获益和风险等。介入治疗等治疗需要由专业人员提供。神经毁损疗法只适用于颅神经或非腰骶段脊神经（避免大小便失禁和下肢运动障碍）。通过埋藏于皮下的置入泵和置入于椎管内的导管，向椎管内注入 1mg 吗啡，效价等同于硬膜外注射 10mg 吗啡，或静注 100mg 吗啡，或口服 300mg 吗啡，不仅可以降低阿片的使用剂量，还可减轻阿片类药物的外周不良反应，如便秘。专科会诊有助于难治性癌痛患者的专科治疗。根据患者的病情，请疼痛科、麻醉科、神经外科、神经内科、骨科、理疗、心理精神科等专科会诊。

四、患者及家属宣教

癌痛治疗过程中，患者及家属的理解和配合至关重要。需要有针对性地开展止痛知识宣传教育。癌痛治疗知识宣传教育传递的重要信息包括：鼓励患者说出疼痛；止痛治疗是肿瘤综合治疗的重要部分，忍痛有害无益；多数癌痛可通过药物治疗有效控制，止痛治疗时常需按时服药，一种药物无效时，其他药物也可有效；要在医务人员指导下进行止痛治疗，患者不宜自行调整止痛药剂量和止痛方案；吗啡及其同类药物是癌痛治疗的常用药物，在癌痛治疗时罕见成瘾现象，但此类药物属管制药物，应确保安全放置；止痛治疗时要密切观察疗效和药物的不良反应，随时与医务人员沟通，讨论病情，调整治疗目标及治疗措施；定期随访或复诊。

第八章　风湿免疫性及退变性疼痛疾病

第一节　类风湿关节炎

类风湿关节炎（rheumatoid arthritis，RA）是一类以关节炎为主要临床表现的系统性自身免疫病，患者遍及全球。据不完全统计，我国 RA 患病率为 0.3% ~ 0. 6%，也就是说，我国患 RA 的病人总数在 300 万以上。同时 RA 患者致残的机会较大，生命存活期往往缩短，因此这种疾病给社会和病人都造成了严重的负担。

RA 的病因和发病机制尚未完全明了，其基本病理特点是血管炎和滑膜炎。关节内滑膜血管增生，形成血管翳，导致滑膜增厚，渗出增多，分泌多种细胞因子，侵犯软骨并引起骨质损害。对其周围的韧带、腱鞘以及肌肉等组织侵蚀，从而影响关节的稳定，容易发生关节畸形而出现功能障碍。血管炎亦可侵犯周身各脏器组织，形成系统性疾病。

RA 患者只占疼痛科住院患者中的很少一部分，对于在门诊确诊的进展期 RA 患者，尤其是合并全身多系统、多器官病变者应让患者入住风湿免疫科。对于缓解期的 RA 患者或以关节疼痛为主要表现者，可咨询风湿科医师的用药建议后，在疼痛科行关节微创治疗。

一、临床表现

1. 全身症状　患者常先有几周至几个月的疲倦乏力、体重减轻、胃纳不佳、低热、手足麻木等症状。

2. 关节局部表现　典型表现为对称性的多关节炎。周围小关节和大关节均可受到侵犯，但以指间关节、掌指关节、腕关节及足关节最常见，其次为肘、肩、踝、膝、颈、颞颌及髋关节。远端指间关节、胸腰段脊柱关节、腰骶关节极少受累。RA 的另一个特点是一对关节的炎症尚未完全消退，而另一对关节又出现炎症，此点可与风湿热的游走性关节炎相鉴别。受累关节因炎症所致充血水肿和渗液，局部可表现为肿胀、疼痛、活动障碍和晨僵等。

（1）晨僵：关节僵硬以晨起或关节休息后明显，活动后减轻，称为晨僵。晨僵虽不是 RA 的特有症状，但却是其突出的临床表现，往往持续较长时间，一般超过 1h 以上，活动后可减轻。僵硬最早发生在手指关节，晨起不能握拳，若病情发展，可出现全身强直感。关节僵硬程度可作为评价病情变化及活动性的指标，晨僵时间越长，其病情越严重。

（2）疼痛：指、腕、趾、踝关节首先疼痛，单发或多发，此起彼落，逐渐波及肘、肩、膝、颞、颌等关节，呈对称性发病。疼痛常因病情反复或因天气变化、寒冷刺激而加重。

（3）肿胀：发病关节腔内有炎性积液，表现为关节处弥漫性肿胀或红肿，以四肢小关节为主，手指关节多呈梭形肿大，当病情缓解时，关节肿胀可以消失。

（4）活动障碍：RA 早期，由于炎症疼痛和软组织肿胀常引起活动障碍。随着病情发展，肌肉萎缩，骨关节内纤维组织增生，关节周围组织也变得僵硬，关节不能恢复正常的功能活动。病情发展到晚期，关节破坏或呈半脱位，出现掌指侧偏，指关节呈天鹅颈样、望远镜样或钩状畸形。其他关节局部常可伴受累关节附近腱鞘炎、肌腱断裂、腕管综合征、滑囊炎等。

3. 关节外表现　RA 的关节病变仅造成功能障碍致残，而关节外表现则是其死亡的主要原因。

（1）类风湿结节：15% ~ 20%的 RA 患者有类风湿结节，大多见于病程晚期。类风湿因子持续阳性，有严重的全身症状者，有时也可出现在 RA 的任何时期。结节易发生在关节隆突部以及经常受压部位，如肘关节鹰嘴突附近、足跟、腱鞘、手掌屈肌腱鞘、膝关节周围等均为好发部位。结节大小不等，直径数毫米至数厘米，一般为数个，触之有坚韧感，无压痛。

（2）肺部表现：RA 损害可致结节性肺病、弥漫性肺间质纤维化、胸膜炎等。

（3）心脏表现：RA 可伴发心包炎、心肌炎、心内膜炎和心瓣膜炎。

（4）其他：RA 患者可出现神经系统病变、眼部病变和肾损害等。

二、辅助检查

1. 实验室检查

（1）血沉：血沉是 RA 中最常用来监测炎症或病情活动的指标。血沉的数值反映红细胞聚集程度。一般血沉与 RA 病情活动相一致，但有 5% 的 RA 病人，临床上有活动性病变的表现，但血沉正常。可见血沉是一种急性炎症的间接反应，并且同时受多种因素的影响，在临床上应注意综合分析。

（2）C 反应蛋白和其他急性期蛋白：C 反应蛋白是目前评价 RA 活动性最有效的实验室指标之一。C 反应蛋白作为一种反映炎症水平的急性期蛋白，连续监测的结果较某一次测量的结果对临床更有意义。目前的观察结果说明，C 反应蛋白水平与 RA 活动性相关，有效的治疗可使其水平下降。

（3）类风湿因子（rheumatoid factor: RF）：类风湿因子是抗人或动物 IgG- RF 片段上抗原决定簇的特异性抗体，有 IgG、IgA、IgM 和 IgE 等型。通常类风湿因子阳性的病人病情较重，类风湿因子可能与关节破坏的免疫反应有关。持续类风湿因子阳性的患者（不论用何种方法检测）较持续类风湿因子阴性的患者会出现更严重的关节改变、更严重的功能障碍以及更多使用二线抗风湿药物。注意，类风湿因子阳性并非类风湿关节炎诊断的必要条件，其仅仅是类风湿关节炎七项分类标准中的一项。

（4）抗角蛋白抗体（antikeratin antibody，AKA）：是类风湿关节炎最特异的标记物，但敏感性较差。36% ~ 59% 的类风湿关节炎病人 AKA 为阳性。AKA 在早期 RA 病人中就可出现，甚至在病人确诊发病之前数年就可查出。而在血清阴性脊柱关节病中此抗体通常是阴性。

（5）抗核周因子抗体（antiperinuclear factor，APF）：其特异性不及 AKA，但相应的敏感性较好。49% ~ 91% 的类风湿关节炎病人 APF 阳性。与 AKA 相似，APF 在早期类风湿关节炎病人中就可出现，出现于发病前数年。而在血清阴性脊柱关节病中此抗体通常为阴性。许多 RF 阴性的病人 APF 阳性。

（6）抗 RA-33 抗体（Anti- RA33 antibody）：在 RA 各项早期诊断指标中，抗 RA-33 抗体特异性高，阳性率为 35.8%，但该抗体的消长与病情及用药无关。

（7）抗环瓜氨酸酞抗体（Anti- CCP antibody）：至少有 70% 的 RA 患者在疾病早期即可出现该抗体，而且，抗 CCP 抗体阳性的患者其放射学破坏的程度较抗体阴性者严重。因此，抗 CCP 抗体不但对怀疑早期 RA 的诊断有一定帮助，而且，在某种意义上对判断疾病的严重程度有一定作用。

2. 影像学检查　目前常用的方法包括 X 线平片、CT、MRI、B 超检查和核素扫描。X 线平片是最普及的方法，优点是廉价快速，但对早期病变常不能明确显示。CT 检查目前也比较普及，优点是相对廉价、图像清晰、细节表现好，主要用于发现骨质病变，对软组织及滑膜效果不佳。MRI 是目前最有效的影像学方法，对早期病变敏感，尤其是观察关节腔内的变化非常有效，但其费用较贵和选择病人时的限制（体内无金属物）阻碍了其广泛应用。B 超和核素扫描应用相对较少，在必要时可以提供辅助信息。

（1）手部：早期软组织肿胀，关节周围脱钙，关节间隙均匀变窄。腕骨相互堆积，掌指关节和近端指间关节间隙消失。病情进展，关节边缘由于骨质吸收及早期侵蚀性损伤而变得模糊不清，高分辨率的增强 X 线可发现更早期的侵蚀性病变，但最灵敏的为磁共振检查。类风湿关节炎的侵蚀与痛风、血清阴性脊柱关节病有显著差异。类风湿关节炎因为很少有新骨产生而侵蚀边界边缘不清，痛风病人则极为清晰，血清阴性脊柱病由于大量新骨形成而呈绒毛状骨膜炎表现，骨膜炎在类风湿关节炎中极少见，如病人存在广泛骨膜炎，则提示可能诊断有误。

（2）肩关节：X 线下骨质减少，肩峰下隙变窄，软骨下囊性变。关节盂和肱骨相对面骨质硬化，肱骨向上移位（3L%有向上半脱位）。因为锁骨远端吸收，可发现肩锁关节间隙变宽。缘锁韧带炎使得远端锁骨底面骨质发生浅长呈扇贝状侵蚀性改变。关节造影及磁共振可示肩关节囊肌腱撕裂，弥漫性不规则充盈缺损、关节囊相互粘连以及肱二头肌腱鞘肿胀。高分辨 CT 和 MRI 可以更好地提供有关信息。

（3）肘关节：关节周围脂肪垫被推挤移位，关节上方肱骨远端前后方可见“八”字形低密度脂肪影。鹰嘴滑囊因为滑液积聚而扩大，囊内可触及类风湿结节。

（4）髋关节：晚期可见股骨头塌陷，骨质吸收，髋臼变形，特别是老年女性。体检时可发现大腿内旋功能减退。

（5）膝关节：内外侧及关节间隙均匀变窄，特别是负重时。膝关节积液表现为膝上囊增大，后隐窝的密度增强。侵蚀早期极少。晚期因为巨大骨囊肿可造成关节破坏，关节内外翻畸形，骨刺形成。

三、诊断及鉴别诊断

1. 诊断　美国风湿病协会于 1987 年修改了分类标准，修改后的诊断标准也是目前在我国广泛应用的 RA 诊断标准，其内容包括以下 7 条。

（1）晨僵：关节内或关节周围晨僵，每日至少持续 1h，持续至少 6 周。

（2）3 个或 3 个以上关节炎：14 个关节区中至少有 3 个同时出现肿胀或积液（不是单纯的骨质增生），持续至少 6 周。这 14 个关节区是：双侧近端指间关节、掌指关节、腕关节、肘关节、膝关节、踝关节和跖趾关节。

（3）手部关节炎：腕、掌指关节和近端指间关节至少 1 处肿胀，持续至少 6 周。

（4）对称性关节炎：身体双侧相同关节区同时受累（近端指间关节 / 掌指关节 / 跖趾关节区受累时可以不是完全对称）。

（5）类风湿结节：关节伸侧、关节周围或骨突出部位的皮下结节。

（6）类风湿因子：阳性。

（7）影像学改变：手及腕部前后位摄片有骨质侵蚀或骨质疏松。

符合以上 7 项中的 4 项者，同时排除其他关节炎，可诊断为 RA。

该标准减少了原有的一些有创性检查，避免了病人的痛苦，节省了医疗费用，同时明确了相关标准的细节（如规定了晨僵的时间、部位）。通过对 262 例患者及 262 例对照的观察，新标准敏感性介于 91% ~ 94%；特异性为 89%。

2. 鉴别诊断

（1）血清阴性脊柱关节病：包括强直性脊柱炎、炎性肠病性关节炎、赖特综合征和反应性关节炎，这几种疾病常被称作 B27 相关疾病。20 世纪 70 年代前多被误认为是类风湿关节炎的亚型。强直性脊柱炎多见于男性青壮年，以非对称的下肢大关节炎为主，小关节很少受累。骶髂关节炎具典型的 X 线改变：椎体因炎症和增生变成方形，上下相邻椎体之间连成骨桥，形成“竹节样改变”。检查椎体活动度的 Schooer 试验阳性。有家族史，90% 以上患者 HLA- B27 阳性。血清类风湿因子阴性。赖特综合征除关节炎外，还有眼葡萄膜炎和结膜炎以及尿道炎。炎性肠病性关节炎通常是不对称的，关节面侵蚀不常见。

（2）骨关节炎：本病多发于 50 岁以上病人，年龄越大发病越多，女性病人居多，是一种软骨退行性改变同时伴有新骨形成的疾病。关节痛较轻，以累及负重关节如膝、髋关节为主。手指则以远端指间关节出现骨性增殖和结节为特点。患者没有典型的晨僵，症状在早起较轻，活动后加重。血沉增快较少。血清类风湿因子阴性。

（3）系统性红斑狼疮：有部分患者因手指关节肿痛以及出现类似于“尺侧偏斜”的畸形而被误诊为类风湿关节炎。然而本病的关节病变较类风湿关节炎轻，且关节外的系统性症状如蝶形红斑、脱发、蛋白尿等较突出。血清抗核抗体、抗 Sm 抗体多阳性，而且有明显的低补体血症。

（4）痛风：是一种由于嘌呤代谢紊乱产生的疾病。痛风与类风湿关节炎表现相似，如也有全身关节受累、对称性分布、关节区肿胀以及皮下结节等。有时应用阿司匹林治疗后的类风湿关节炎病人也会出现高尿酸血症。痛风病人中有 30% 的患者亦可出现类风湿因子阳性。

（5）风湿性关节炎：这是风湿热的临床表现之一。多见于青少年。可见四肢大关节游走性关节肿痛，很少出现关节畸形。常见的关节外症状包括发热、咽痛、心肌炎、皮下结节、环形红斑等。如患者为成年人，则关节外症状常不明显。但本病通常有明显的链球菌感染史，而且严重的关节炎症状在使用水杨酸盐药物后可得到明显改善。血清 ASO 滴度升高，血清类风湿因子阴性。

（6）帕金森病：有些帕金森病病人手部可出现天鹅颈样畸形，应查体和询问病史以鉴别。

（7）纤维肌痛综合征：表现为关节区附近感觉异常，有刺痛感、压迫感、咬啮感、搔抓感等。病人没有明显的滑膜炎表现。本病病人易伴发精神症状。

（8）慢性疲劳综合征：这是一种可能由慢病毒感染引起的疾病。出现四肢关节不适和无力，但没有明确的滑膜炎症状。

四、治　疗

类风湿关节炎的治疗包括教育、物理康复、饮食、药物、外科和心理治疗。

1. 教育　一项研究表明，RA 的病死率与病人的教育程度成反比，这个结果不能用年龄、病程、关节计数、功能测量和药物来解释。尽管教育程度与 RA 转归之间的联系还不是很明确，但是教育病人了解类风湿关节炎的危害性、怎样寻求帮助和采用的治疗方法，会带来更好的预后。美国在此类病人中推行《关节炎自我处理程序》（ASMP）之后，发现病人疼痛程度减低，可以减少看病次数，减少花费。心理咨询可以缓解病人的压力，增加其心理抵抗力。总之，使患者感到自己正在积极控制疾病，并参与到治疗中。国内目前在这方面的工作还很欠缺，随着就医环境的改善和病人教育水平的提高，病人对这方面的要求也会随之增加。

2. 饮食疗法　人们一直在寻找饮食与类风湿关节炎症状的产生、加重或缓解之间的关系，以期通过调整患者的饮食除去对疾病不利的因素，进而减少甚至停止用药。关于这方面的研究已经进行了很多，但是目前在有些方面还存在争议。

不饱和长链脂肪酸，如鱼油、夜樱草油等，以及某些微量元素如硒等，可使 RA 患者的症状缓解。不仅能减少疼痛和肿胀的关节数目，而且可以减少晨僵时间，增强握力，延缓疲劳等，但是这样做并不能改变病程。

已知能量缺乏可以影响免疫反应，接受饮食治疗的 RA 病人常有体重减轻，这是因为脂肪摄入量减少的缘故。热能减少造成免疫反应受到抑制，有利于 RA 症状的缓解。必须强调的是，至今尚无充分的证据说明饮食治疗可以转变 RA 的病程，所以该治疗只能看作是辅助措施。同时，调整饮食也是预防症状复发的手段之一。

3. 药物治疗　治疗 RA 的常用药物分为四大类，即非甾体消炎药（NSAIDs）、慢作用药物（DMARD）、糖皮质激素和植物药。

美国风湿病学学会评估和讨论了 RA 的治疗现状，为 RA 的药物治疗提供了一个指南。其内容包括：

（1）治疗 RA 最根本的目标是消除滑膜炎和疾病的活动性。

（2）除外少数病人，所有的病人都应该使用 DMARDs 或生物制剂治疗。

（3）当病情活动时，不管病程长短和病人年龄，应施行治疗建议所推荐的措施。

（4）首先使用最有效的 DMARD。

（5）在美国最普遍使用的 DMARD 是 MTX，据统计包含 MTX 或与其等效药物的治疗计划在最初的临床评估中对 85% 的 RA 病人是适合的。

（6）DMARD 应该被用到足够剂量，除非在小剂量时已经达到满意的治疗效果或受已经发生的副作用的限制。

（7）治疗应该尽早开始。通常需要就诊一两次后才能对 RA 作出最初评估。有时在等待实验室的结果这段时间内不予任何处理，和（或）观察患者对第一次就诊时给予治疗的反应都是可行的。但是这种等待应该根据实际情况安排，在第一次就诊时给予特异的治疗可能是恰当的。

（8）如果疾病的活动性不能得到充分的控制，则说明当时的治疗失败。

（9）一般来说，DMARD 足够的作用时间分别是注射金制剂 5 个月，青霉胺 6 个月，其他 DMARD 和生物制剂 3 个月。不过有时药物完全产生作用需要的时间比上述要长。如果临床上随着时间的延长，药物的疗效逐渐增强，则等待可能是恰当的。

（10）当不能满意地控制病情时，应该换用或增加其他 DMARD 或生物制剂。

（11）DMARD 或生物制剂的使用也有一个阶梯。如果患者对 MTX 或来氟米特的疗效不佳，则对其他 DMARDs 也不会有好的疗效，在这种情况下可能需要改用或增加生物制剂，无须更换其他 DMARDs。还可以使用三联或二联治疗。

（12）大多数患者对 DMARDs 或生物制治疗不能完全有效，这类病人应给予最有效的治疗措施，而继续改换其他 DMARD 并不是最恰当的治疗策略。

（13）在治疗过程中，根据病情和治疗反应使用生物制剂可能是适当的。对于进展性 RA，DMARDs 治疗无效时，则不应使用抗细胞因子治疗。它们适用于治疗快速进行性、浸润性疾病。

（14）在使用 DMARDs 时应该考虑到预后因素，包括疾病放射学的进展。

（15）作用较弱（金诺芬）和毒性较大的 DMARDs 现已很少使用，也不推荐使用。

（16）糖皮质激素由于其副作用，使用仍然存在争论，但是很多风湿病专家相信小剂量（10mg）是有效且安全的。

（17）不要求使用 NSAIDs 和（或）简单的镇痛药，但是这种辅助治疗对有些病人是适宜的。

（18）所有的治疗方案必须考虑到病人的医学、社会、心理和经济状态。病人的意愿非常重要。

（19）使用药物时应该告知病人治疗将产生的副作用。

（20）在治疗前和评价治疗的效果时，需要对病情活动性进行专门的评估。评估程序应该至少包括对疼痛、总体严重性、功能、急性期反应物和关节计数的评估。

因为疼痛直接影响患者的治疗依从性，并且疼痛使患者倾向于休息和制动，从而促进关节功能的丧失，因而任何疾病阶段中需要考虑控制疼痛，并与相应的治疗方法结合，考虑镇痛药物的副作用和对肝肾功能的影响，并尽可能简洁并易于实施。

4. 阻滞治疗　对于局部关节肿胀，尤其是顽固性肿胀、反复积液的患者，在应用了 DMARDs 的前提下可行关节腔内注射，能减少全身激素用量，甚至完全替代口服激素，尤其当选用了得宝松等长效、缓释激素后。

膝关节、肩关节、踝关节用 5mL 注射器穿刺，肘、腕关节用 2mL 注射器穿刺，手足小关节用皮试针穿刺，髋关节需用 8 ~ 10cm 长的穿刺针（如心包穿刺针），一般同一关节 1 年内注射不超过 3 次，否则易引起骨质疏松、晶体性关节炎等不良反应。注射针刺入关节腔内，尽量抽吸出滑液，用 2% 利多卡因冲洗 2 ~ 3 次后，注入消炎镇痛液 1 ~ 6mL，消炎镇痛液不要注射在肌腱内，否则容易引起肌腱断裂，注射后建议患者避免剧烈活动，最好制动休息。

5. 康复治疗　滑膜炎早期阶段的界定很重要，在这个阶段应让患者知道如何正确使用关节，以避免加重关节的破坏。康复疗法基本的原则是尽可能避免在承重和非承重关节施加过度的力量。这一点对承重关节来说就是避免不和谐的碰撞，以及在承重时肌肉过分用力和重复收缩。对非承重关节来说关键是避免力量过大的肌肉收缩。因为抓取小物件时更需要力量，所以患有活动性滑膜炎的病人更适合使用具有较大周径的工具，并尽量使用双手。另一个基本的注意事项是尽可能避免重复动作，因为那样可以加重重力对关节的影响。研究表明，恰当的运动可以增强患者完成日常活动的能力，减少疲劳的程度，改善对病情严重性的总体评估和心理状态，并且可以增加疼痛耐受性。

6. 外科治疗　类风湿关节炎的手术治疗分为两大类：预防性手术和重建性（抢救）手术。在病程的不同阶段进行不同的手术。早期采取预防性手术有助于改善关节功能。晚期的外科治疗以重建手术为主，重建手术是对已经产生了骨质破坏的关节而言，主要有关节固定术和关节成形术。很多关节的关节固定术由于难度较大，现几乎不用。有些关节，如腕关节融合术对解除疼痛和改善功能很有效，目前还在进行。由于假体材料和粘固剂的改进，关节成形术实际已经演变为关节置换术。

7. 心理治疗　类风湿关节炎疾病是一种慢性疾病，并且可以涉及全身多个器官、系统，治疗比较困难，常迁延不愈，不但在生理上而且在心理上给患者带来痛苦，影响患者的生活和工作。心理因素可以通过神经－内分泌系统直接作用于免疫系统，导致其功能紊乱，引起风湿性疾病，也可以通过认知、行为、情绪影响疾病的症状变化、疾病转归，影响治疗和愈后。由于传统的医学模式已经向生物－心理－社会这一新型医学模式转变，心理治疗日益受到重视，也成为继药物治疗、手术治疗和康复治疗之后一种重要的治疗方式。

第二节　骨关节炎

骨关节炎（OA）指由多种因素引起关节软骨纤维化、溃疡、脱失而导致的关节疾病。病因尚不明确，其发生与年龄、肥胖、炎症、创伤及遗传因素等有关。其病理特点为关节软骨变性破坏、软骨下骨硬化或囊性变、关节边缘骨质增生、滑膜增生、关节囊挛缩、韧带松弛或挛缩、肌肉萎缩无力等。

OA 以中老年患者多见，女性多于男性。60 岁以上的人群中患病率可达 50%，75 岁的人群则达 80%。该病的致残率可高达 53%。OA 好发于负重大、活动多的关节，如膝、脊柱（颈椎和腰椎）、髋、手等关节。

OA 可分为原发性和继发性两类。原发性 OA 多发生于中老年，无明确的全身或局部诱因，与遗传和体质因素有一定关系。继发性 OA 可发生于青壮年，可继发于创伤、炎症、关节不稳定、慢性反复的积累性劳损或先天性疾病等。

一、临床表现

1. 关节疼痛及压痛　初期为轻度或中度间断性隐痛，休息时好转，活动后加重，疼痛常与天气变化有关。晚期可出现持续性疼痛或夜间痛。关节局部有压痛，在伴有关节肿胀时尤为明显。

2. 关节僵硬　在早晨起床时关节僵硬及发紧感，也称为晨僵，活动后可缓解。关节僵硬在气压降低或空气湿度增加时加重，持续时间一般较短，常为几分数至十几分钟，很少超过 30min。

3. 关节肿大　手部关节肿大变形明显，可出现 Heberden 结节和 Bouchard 结节。部分膝关节因骨赘形成或，关节积液也会造成关节肿大。

4. 骨摩擦音（感）　由于关节软骨破坏、关节面不平，关节活动时出现骨摩擦音（感），多见于膝关节。

5. 关节无力、活动障碍　关节疼痛、活动度下降、肌肉萎缩、软组织挛缩可引起关节无力，行走时软腿或关节绞锁，不能完全伸直或活动障碍。

二、辅助检查

1. 实验室检查　血常规、蛋白电泳、免疫复合物及血清补体等指标一般在正常范围。伴有滑膜炎的患者可出现 C 反应蛋白（CRP）和血细胞沉降率（ESR）轻度升高。继发性 OA 患者可出现原发病的实验室检查异常。

2. X 线检查　非对称性关节间隙变窄，软骨下骨硬化和（或）囊性变，关节边缘增生和骨赘形成或伴有不同程度的关节积液，部分关节内可见游离体或关节变形。

三、诊　断

根据患者的症状、体征、X 线表现及实验室检查一般不难诊断 OA。

1. 膝关节 OA 诊断标准

（1）近 1 个月内反复膝关节疼痛。

（2）X 线片（站立或负重位）示关节间隙变窄、软骨下骨硬化和（或）囊性变、关节缘骨赘形成。

（3）关节液（至少 2 次）清亮、黏稠，白细胞 $<$ 2 000 个 /mL。

（4）中老年患者（$\geq$ 40 岁）。

（5）晨僵≤ 3min。

（6）活动时有骨摩擦音（感）。

综合临床、实验室及 X 线检查，符合（1）+（2）条或（1）+（3）+（5）+（6）条或（1）+（4）+（5）+（6）条，可诊断膝关节 OA。

2. 髋关节 OA 诊断标准

（1）近 1 个月反复髋关节疼痛。

（2）血细胞沉降率≤ 20mm/1h。

（3）X 线片示骨赘形成，髋臼缘增生。

（4）X 线片示髋关节间隙变窄。

满足诊断标准（1）+（2）+（3）条或（1）+（3）+（4）条，可诊断髋关节 OA。

四、治　疗

OA 的治疗目的是减轻或消除疼痛，矫正畸形，改善或恢复关节功能，改善生活质量。

OA 的总体治疗原则是非药物与药物治疗相结合，必要时手术治疗，治疗应个体化。结合病人自身情况，如年龄、性别、体重、自身危险因素、病变部位及程度等选择合适的治疗方案。

1. 药物治疗　如非药物治疗无效，可根据关节疼痛情况选择药物治疗。

（1）局部药物治疗：对于手和膝关节 OA，在用口服药前，建议首先选择局部药物治疗。局部药物治疗可使用非甾体消炎药（NSAIDs）的乳胶剂、膏剂、贴剂和非 NSAIDs 搽剂（辣椒碱等）。局部外用药可以有效缓解关节轻中度疼痛，且不良反应轻微。对于中重度疼痛可联合使用局部药物与口服 NSAIDs。

（2）全身镇痛药物：依据给药途径，分为口服药物、针剂以及栓剂。

①用药原则：用药前进行风险评估，关注潜在内科疾病风险；根据患者个体情况，剂量个体化；尽量使用最低有效剂量，避免过量用药及同类药物重复或叠加使用；用药 3 个月，根据病情选择检查血、便常规、粪便隐血及肝肾功能。

表 8-1　NSAIDs 治疗危险因素的评估

上消化道不良反应高危患者危险因素	心脑肾不良反应高危患者危险因素
高龄（年龄＞ 65 岁）	高龄（年龄＞ 65 岁）
长期应用	脑血管病史（有过卒中史或目前有一过性脑缺血发作）
口服糖皮质激素	心血管病史
上消化道溃疡、出血病史	肾脏病史
使用抗凝药	同时使用血管紧张素转化酶抑制药及利尿药
酗酒史	冠脉搭桥术围术期（禁用 NSAIDs）

②用药方法：OA 患者一般选用对乙酰氨基酚。对乙酰氨基酚治疗效果不佳的 OA 患者，在权衡患者胃肠道、肝、肾、心血管疾病风险后，可根据具体情况使用 NSAIDs。口服 NSAIDs 的疗效与不良反应在个体患者中不完全相同，应参阅药物说明书并评估 NSAIDs 的危险因素（表 8-1）后选择性用药；如果患者胃肠道不良反应的危险性较高，可选用 H_2 受体拮抗药、质子泵抑制药或米索前列醇等胃黏膜保护药，或选择性 COX-2 抑制药。其他镇痛药物，NSAIDs 治疗无效或不耐受的 OA 患者，可使用曲马朵、阿片类镇痛药，或对乙酰氨基酚与阿片类的复方制剂

（3）改善病情类药物及软骨保护剂：包括双醋瑞因、硫酸氨基葡萄糖等。此类药物在一定程度上可延缓病程、改善患者症状。双醋瑞因具有结构调节作用。

2. 康复治疗　是药物治疗及微创治疗的基础。对于初次就诊且症状不重的 OA 患者是首选的治疗方式，目的是减轻疼痛、改善功能，使患者能够很好地认识疾病的性质和预后。

（1）患者教育：自我行为疗法（减少不合理的运动，适量活动，避免不良姿势，避免长时间跑、跳、蹲，减少或避免爬楼梯），减肥，有氧锻炼（如游泳、自行车等），关节功能训练（如膝关节在非负重位下屈伸活动，以保持关节最大活动度），肌力训练（如髋关节 OA 应注意外展肌群的训练）等。

（2）物理治疗：主要增加局部血液循环、减轻炎症反应，包括热疗、水疗、超声波、针灸、按摩、牵引、经皮神经电刺激（TENS）等。

（3）行动支持：主要减少受累关节负重，可采用手杖、拐杖、助行器等。

（4）改变负重力线：根据 OA 所伴发的内翻或外翻畸形情况，采用相应的矫形支具或矫形鞋，以平衡各关节面的负荷。

3. 微创治疗　OA 微创治疗的目的在于：进一步协助诊断；减轻或消除疼痛；防止或矫正畸形；防止关节破坏进一步加重；改善关节功能；综合治疗的一部分。

（1）关节腔注射：①透明质酸钠，如口服药物治疗效果不显著，可联合关节腔注射透明质酸钠，剂量为透明质酸钠 10 ~ 20mg，每周 1 次，5 次为 1 个疗程。其作用机制可能与下列因素有关：抑制炎症介质（如细胞因子、前列腺素）；刺激软骨基质和内源性透明质酸的生成；抑制软骨降解；直接保护感受伤害的神经末梢；润滑和弹性作用，可缓解组织间的应力，保护关节软骨，促进关节软骨的愈合与再生。进行关节腔内注射时应严格无菌操作，因为一旦发生关节腔内感染，后果相当严重。同时操作要轻柔，以避免损伤关节软骨。②糖皮质激素，对 NSAIDs 药物治疗 4 ~ 6 周无效的严重 OA 或不能耐受 NSAIDs 药物治疗、持续疼痛、炎症明显者，可行关节腔内注射糖皮质激素。但若长期使用，可加剧关节软骨损害，加重症状。因此，不主张随意选用关节腔内注射糖皮质激素，更反对多次反复使用，一般每年最多不超过 3 ~ 4 次（图 8-1，图 8-2）。

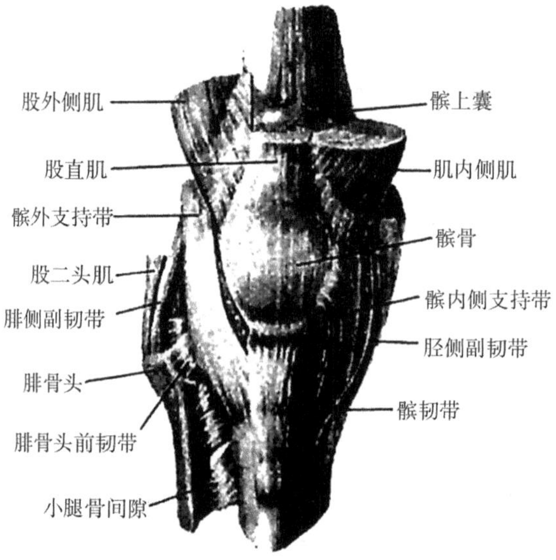

图 8-1　膝关节解剖示意图

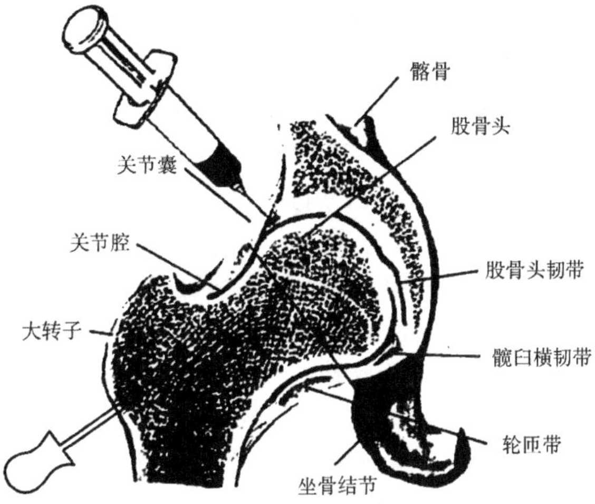

图 8-2　髋关节腔注射示意图及股骨头髓腔减压术示意图

（2）局部痛点阻滞：在有自觉痛或压痛的关节周围肌腱、韧带附着处进行逐一阻滞，每点 2 ~ 3mL。常用方法有：得宝松 7mg、0.5% ~ 1%利多卡因、维生素 B_{12} 0.5mg 混合液，每点注射 2 ~ 3mL。

（3）关节腔冲洗：适用于关节腔内有积液的患者。方法为：经关节腔穿刺抽出关节积液后，用相当于体温的生理盐水反复快速注入和抽吸。每周 1 次，连续 2 ~ 5 次即可明显减轻疼痛症状。

4. 针刀治疗　针刀有剥离粘连、刮除瘢痕、松解肌肉、解痉止痛的作用，能解除骨关节炎在关节周围形成的轻度组织粘连，缓解痉挛，消除软骨边缘的骨质增生，人为地改变受力线。值得注意的是采用针刀疗法，施术者必须对关节内部正常组织以及结节和条索等病理改变的部位要有精确的认识，否则会贻误病情，甚至导致病情更加恶化。

第三节　痛　风

痛风是嘌呤代谢紊乱和（或）尿酸排泄减少所引起的一组疾病。临床特点为高尿酸血症、反复发作的急性单一关节炎、尿酸钠盐形成痛风石沉积、痛风石性慢性关节炎，若未经适当治疗，最终通常发展为痛风性肾病。本病主要分为原发性和继发性两大类，不到 1% 的原发性痛风患者为酶缺陷所致，而大多数病因不明，临床以痛风性关节炎为主要表现，常伴有高脂血症、高血压病、糖尿病、动脉硬化及冠心病等。继发性痛风可由肾脏病、血液病及药物等原因引起，痛风为其并发症。

高尿酸血症是痛风最重要的生化基础，但并不是痛风的同义词，研究指出 5% ~ 18. 8%的高尿酸血症患者最终可发展为痛风，但痛风患者在其病程中的某一阶段一定会出现高尿酸血症。一般流行病学研究则以男性血中尿酸值超过 7mg/dL，女性超过 6mg/dL 以上，定义为高尿酸血症。若血尿酸值超过 7mg/dL 时，痛风或肾结石的发生率增加。

一、临床表现

痛风患者最初临床表现为反复发作的急性关节炎，主要发生在中老年男性（95%）和停经后妇女（5%）。急性痛风性关节炎亦是 40 岁以上男性最常见的关节炎。有 10% ~ 15% 的尿酸肾结石症状出现在关节炎之前，较关节炎发病早 10 年左右。10% ~ 25%的患者有痛风家族史。痛风的临床表现分为 4 类：①无症状高尿酸血症；②急性痛风性关节炎；③痛风石及慢性关节炎；④肾脏病变。

1. 无症状高尿酸血症　高尿酸血症并非痛风的同义词，只有 5% ~ 18.8%的高尿酸患者发展为痛风，其发展成痛风或肾病变的概率和血尿酸值或持续时间成正比。

2. 急性痛风性关节炎　急性痛风性关节炎是尿酸钠盐微结晶引起的炎症反应。血尿酸长期在超饱和浓度以上，尿酸钠盐与血浆白蛋白或 α_1，β_2 球蛋白结合减少，加上局部 pH 降低和温度降低等条件，可沉淀成为尿酸钠盐微结晶或微小痛风石。由于关节软骨、滑膜内及关节周围组织中血管较少，组织液 pH 较低，基质中含黏多糖酸及结缔组织较丰富，因此尿酸容易沉着。

典型发作起病急骤，多因午夜足痛惊醒；疼痛高峰在 24 ~ 48h，如刀割或咬噬样。关节及周围软组织出现明显红、肿、热、痛，局部不能忍受被单覆盖或周围震动。60% ~ 70% 的患者首发于大 mu 趾关节；其次为足背（跗趾）以及踝、膝、指、腕、肘关节，肩、髋、脊椎等关节较少受累。关节炎发作时，多数患者无全身症状，仅少数伴有头痛、轻度发热、白细胞升高及血沉加快等。

痛风发作可持续数天至数周而自行缓解，进入所谓间歇期，多数病人于 1 年内复发。只有极少数初次发作后无间歇期，直接延续发展为痛风石及慢性关节炎。

3. 痛风石及慢性痛风性关节炎　痛风石形成的典型部位在耳轮，也常见于拇趾、指关节、腕关节、膝关节、肘关节等处，少数病例可出现在鼻软骨、舌、声带、眼睑、主动脉、心瓣膜和心肌。小的像芝麻，大的如鸡蛋，也有更大的痛风结节肿。痛风石是痛风的特征性病变。

一般报道，血尿酸在 9.0mg/dL 以上时，5% 有痛风结节。病程越长发生结节的机会越多。与此同时，关节炎由于得不到有效治疗而反复发作进入慢性期，终至不能完全消失，引起骨质侵蚀缺损及周围组织纤维化，关节发生僵硬畸形。痛风结节肿初起质软，随着纤维增生质地越来越硬。在关节附近容易磨损处的表皮菲薄，易破溃成瘘管，有白色糊状物排出，可查见尿酸钠盐结晶。瘘管周围组织呈慢性炎症性肉芽肿，不易愈合。由于尿酸有抑菌作用，继发感染少见。结节发生时间长而变硬，若钙化和纤维化时，则不能变小或消失。

除中枢神经系统外，尿酸钠盐可沉积于任何部位，最常见部位为关节内及其附近，如软骨、骨、黏液囊及皮下组织等处。痛风石是痛风的特征性病变，是由于尿酸钠盐结晶沉淀所引起的一种慢性异物样反应，其周围被上皮细胞、巨核细胞等包围，受嗜中性粒细胞浸润形成异物结节。这种结节引起轻度慢性炎症反应，造成组织断裂和纤维变性。组织破坏以骨和软骨最明显，骨质侵蚀缺损以致骨折，关节周围组织纤维化出现僵直及结节肿胀畸形、破溃等。

4. 肾脏病变

（1）尿酸钠盐肾病变：尿酸钠盐沉积在肾组织，引起慢性进行性间质性肾炎，可导致肾小管萎缩变性、纤维化及硬化，尤以髓质和锥体部明显。约 85 % 的患者在 30 岁后始发现肾脏病变。早期有轻度单侧或双侧腰痛，40% ~ 45% 可出现轻度水肿和中度血压升高。尿呈酸性，间歇或持续蛋白尿。几乎均有肾小管浓缩功能下降，夜尿及尿比重偏低。5 ~ 10 年后肾病变加重，晚期肾小球功能受损出现肌酐清除率下降，尿素氮升高，进而发展为尿毒症，17% ~ 25% 的患者死于肾衰竭。

（2）尿酸结石：由于尿酸比尿酸钠盐溶解度低，患者尿液呈酸性，当尿液尿酸浓度增加时易产生结晶。结石成分 84% 为单纯尿酸，此外尚含有磷酸钙、草酸钙及碳酸钙。较小的结石随尿排出，但常无感觉，尿沉渣可见细小褐色砂粒；较大的结石可梗阻输尿管而引起肾绞痛及血尿，因尿流不畅可继发感染成为肾盂肾炎，造成肾盂肾盏变形、肾盂积水，需以手术取石。

（3）急性尿酸性肾病：由于血尿酸明显增高，尿酸结晶在肾集合管、肾盂肾盏及输尿管迅速沉积，多继发于骨髓增生性疾病使用化疗或放疗时，细胞分裂增殖过快和急剧破坏，核酸分解突然增多产生大量尿酸所致。此时血尿酸值可高达 40 ~ 60mg/dL，尿酸结晶沉积在肾小管严重阻塞尿路。表现为少尿、无尿及迅速发展的氮质血症，尿中可见大量尿酸结晶和红细胞，如不及时治疗，可因肾衰竭而死亡。有效的治疗如碱化尿液、大量输液及使用利尿药常可使肾功能迅速恢复正常。原发性痛风急性梗阻性肾病较为少见。

二、辅助检查

1. 血尿酸测定　因检测方法不同而结果有差异，其中以尿酸酶法特异性最佳。未经治疗的痛风患者血尿酸值大多数均升高，继发者较原发痛风升高明显。急性发作时肾上腺皮质激素分泌过多促进尿酸排泄，有时会造成血尿酸值短暂性的偏低，需等急性期后重测，以免误诊。

2. 尿液尿酸测定 在进食低嘌呤饮食5d后，正常人24h尿酸在600mg以下。可用Benedict-Franke直接法、银盐沉淀或尿酸酶法测定，以后者特异性和准确性较好，有助于选择药物、鉴别尿路结石性质。

3. 滑液检查 滑液在光学及偏振光显微镜（polarlzed microscope）下可见尿酸钠盐结晶被吞噬到白细胞内或呈游离状，呈针状并有负性弱双折光现象（negative birefringence）滑液白细胞主要为中性粒细胞，有时其数目可高达10万以上，需与细菌性关节炎鉴别。

4. 痛风石特殊检查 主要用以下几种方法鉴定，如痛风结节组织检查、紫尿酸氨（murexide）特殊化学鉴定、尿酸分解测定、紫外分光光度计测定等。

5. X线检查 早期急性关节炎时仅有软组织肿胀，反复发作后，先有关节骨缘破坏，关节面不规则，继之关节间隙狭窄，软骨下骨及骨髓内均可见痛风石沉积、骨质疏松，以致骨质呈凿孔样缺损（punch-out lesion），又如虫蚀，大小不一，其边缘锐利呈半圆形或连续弧形，边缘可有增生钙化，严重者会发生骨折。

三、诊断与鉴别诊断

中老年男性肥胖者，突然反复发作的足蹈趾、跗趾、踝等单关节红肿剧痛，间歇期无症状期伴有高尿酸血症，或秋水仙碱治疗有特效者均可作为诊断痛风的参考，但最正确的诊断方法为急性发作时关节抽液中查到被嗜中性粒细胞吞噬的针状尿酸盐结晶。10% ~ 15% 的患者肾结石症状发生在关节炎之前。国内发现10% ~ 25% 的病人有阳性家族史。由于本病表现多样化，有时症状不够典型，尚须作如下鉴别诊断。

1. 类风湿关节炎 在慢性关节肿胀、僵直、畸形，反复急性发作时，易与慢性结节肿性痛风性关节炎混淆。但类风湿关节炎多见于中青年女性，为多发性、对称性手足近端小关节和腕、膝、踝等关节病变，伴有免疫球蛋白增高，高滴度的类风湿因子，但无明显的血尿酸值升高，X线显示关节面腐蚀（erosion），关节间隙狭窄、融合及骨质疏松，与痛风凿孔样损害（punch- out lesion）有明显区别。

2. 丹毒与蜂窝织炎 痛风在急性发作时，关节周围软组织明显红肿，极易误诊为丹毒或蜂窝织炎，但后者有畏寒发热，白细胞明显升高，而关节痛不明显，亦无血尿酸升高。

3. 创伤性关节炎与化脓性关节炎 创伤或劳累，易诱发痛风，因此有时误诊为创伤性关节炎，但后者持续时间长，与创伤有密切关系，且无血尿酸值升高。在慢性痛风性关节炎结节破溃或急性发作关节红肿时，亦易与化脓性关节炎混淆，有时亦误诊为结核性关节炎。但二者滑囊液及分泌物中均无尿酸钠盐结晶，而有大量白细胞，培养发现有致病菌。

4. 银屑病关节炎 银屑病关节炎常有不对称趾（指）端关节炎破损及骨质吸收，约20% 的患者有血尿酸值升高，因此不易与痛风区别。但前者累及趾（指）关节远端，髋关节亦常受累，关节间隙变宽，X线见末节趾（指）呈杯中铅笔征（pencil- in- cup）。

5. 骨肿瘤 由于痛风时尿酸钠盐在骨内沉积，多处骨质穿凿样破坏以致骨折，加之痛风结节肿胀畸形，因此易误诊为骨肿瘤而截指（趾）或截肢，但后者病程持续，无发作性红肿剧痛及明显的高尿酸血症，活组织检查二者即可鉴别。

6. 假性痛风性关节炎 急性发作与痛风相似。原发性少见，多发生于老年膝关节，血尿酸值不高，X线示软骨钙化或滑液中有焦磷酸钙或磷灰石结晶。

7. 其他关节炎 急性期需与系统性红斑狼疮（SLE）、赖特综合征及肥大性关节炎等鉴别。但这些关节炎血尿酸值一般均正常，结合其临床表现、实验室检查及X线检查有助于鉴别诊断。

四、治 疗

由于原发性痛风缺乏病因治疗，因此不能根治。临床治疗需要达到两个目的：①及时控制痛风性关节炎的急性发作；②长期治疗高尿酸血症，以预防尿酸钠盐沉积造成的关节破坏及肾脏损害。

1. 一般治疗 痛风与高尿酸血症为常见的中老年人嘌呤代谢异常性疾病。治疗方面除药物外，亦常采用低嘌呤饮食以求控制。但在欧美国家正逐渐放弃严格的饮食控制，研究指出，即使严格地限用极低嘌呤食物，血尿酸的浓度下降也有限；反之，无节制的饮食可使血尿酸浓度迅速达到随时发作的状态。从另一个角度来讲，痛风患者常同时伴有高脂血症、血糖偏高或高血压等病，这些疾病本来就需要饮食控制，故食物控制是必须的。据实际分析显示，豆类食物中嘌呤含量并不高，对素食者的研究显示，未发现较高的痛风发病率。

饮食的一般原则是避免进食高嘌呤饮食，如动物内脏、沙丁鱼、蚝、蛤、蟹等嘌呤丰富的食物。限制进食含中等量嘌呤的鱼虾类、肉类、豌豆、菠菜等。至于水果、蔬菜、牛奶、鸡蛋等则含嘌呤很少。需严格戒酒，以防急性发作。为促进尿酸排泄宜多饮水，使尿量每天在 2 000mL 以上。有些医生建议服用碱性药调节尿 pH 在 6.2 ~ 6.8，但不太实际，除非病人合并尿路尿酸结石。同时不宜使用抑制尿酸排泄的药物如利尿药、小剂量阿司匹林等。肥胖患者要减少热量摄入以降低体重，糖量占总热量的 50% ~ 60% 以下，蛋白质为每千克标准体重 19 左右。

避免过度劳累、紧张、湿冷，穿鞋要舒适，勿使关节损伤等。常发生痛风的患者除控制饮食外还需服药以使血尿酸维持在正常范围内，以防止损害肾脏及关节。

2. 急性痛风性关节炎的治疗　患者应卧床休息，抬高患肢，至疼痛缓解 72h 后方可恢复活动，尽早治疗，以使症状迅速缓解，否则易延误不治。

（1）秋水仙碱：治疗急性痛风常用秋水仙碱，口服 0.5mg 或 0.6mg，每小时服 1 次，直到症状解除或病人产生恶心、呕吐、腹泻等胃肠症状或达到最大量 6mg 为极限。根据统计，如果痛风发作最初几小时内即用上法，有效率约为 90%，12 ~ 24h 约有 75% 有效；但如果超过 24h，效果就无法预测。鉴于大多数病人无法忍受如此大剂量的秋水仙碱，故现代研究者建议采用较小剂量（1.0 甾体 2. 0mg）的秋水仙碱，同时合并使用非甾体消炎药（NSAIDs），如吲哚美辛，以达到最佳且最易忍受的临床效果。如果病人合并消化道出血或不能进食的状况，可用秋水仙碱注射剂，以 1 ~ 2mg 溶于 20mL 生理盐水中缓慢静脉注射，单一剂量对大多数急性发作者均有效。秋水仙碱的不良反应除了上述胃肠道不适外，还可发生肝功能异常、神经异常等，故对有上述器官受损的痛风患者，使用秋水仙碱时需特别观察。

（2）非甾体消炎药（NSAIDs）：吲哚美辛标准剂量为每次 25 ~ 75mg，每 6–8h1 次，每日不超过 200mg，待症状减轻后，改为每日 25mg，3 ~ 4/d，连续 2 ~ 3d，然后逐渐减少剂量。这种短时间大量投予的脉冲式疗法常可收到最佳的治疗效果，也是目前最常使用的方法。

其他非类固醇抗炎药如布洛芬、萘普生、芬必得、吡罗昔康及双氯芬酸等治疗急性痛风均有效，应尽可能早期大量用药，待症状消退后减量。

（3）糖皮质激素或 ACTH：适用于上述药无效、不能耐受或严重反复发作的急性痛风患者。对于单一急性关节发作者，可在关节穿刺抽液后直接注入长效型糖皮质激素如复方倍他米松 7mg，可有效阻止因尿酸盐结晶沉积在关节而引起的炎症。同时配合炎性关节的适当制动休息可达到缓解疼痛的目的。也有学者建议用 ACTH 25mg 放入葡萄糖内静脉滴注或 40 ~ 80mg 肌内注射，也可用泼尼松每日 30mg，症状可以迅速控制，但停药后易发生“反跳”现象，加用秋水仙碱 0. 5mg，每日 2 ~ 3 次可防止“反跳”。该类药不宜长期使用。

有报道称在急性期行关节腔冲洗术有助于病情的缓解。方法为：经关节腔穿刺抽出关节积液后，用相当于体温的生理盐水反复快速注入和抽吸，每周 1 ~ 2 次。

3. 间歇期及慢性期治疗　在间歇期及慢性期的治疗主要是维持血清尿酸值在正常范围和预防急性发作。预防治疗需用秋水仙碱，平时以 0.5 ~ 1. 5mg。剂量使用时，可免受急性发作之苦。预防效果可达 93% 以上，而且只有 4% 的病人会出现胃肠道症状。对于经常发作痛风的患者，在每次急性发作之前，可感觉到刺痛的预兆，此时若能立即口服 0.5 ~ 1.5mg 秋水仙碱，常可有效预防急性痛风发作。维持正常血清尿酸值则需用促进尿酸排泄药和抑制尿酸生成药如别嘌醇。为保证有效，药量要足，并终身维持。使用降低尿酸药物的时机为：经饮食控制血尿酸仍大于 9mg/dL；每年急性发作在 2 次以上者；有痛风石或肾功能损害者。使血尿酸值维持正常或接近正常，常可防止痛风急性发作，防止痛风石形成及减轻肾脏损害。但降低血尿酸的药均无消炎镇痛作用，且在使用中会使尿酸进入血液循环，可能诱发急性关节炎，因此在急性期不宜使用。

降低尿酸药物的选择：在肾功能正常或有轻度损害及正常饮食下，24h 尿酸排出量在 600mg 以下时，可用排尿酸药；在中等度以上肾功能障碍（肌肝廓清率 < 35mL/min），或 24h 尿液尿酸明显升高时应用别嘌醇；在血尿酸明显升高及痛风石大量沉积的患者，可合用以上两种药，以防止渐进性痛风性并发症。为预防促发急性关节炎发作，开始时用小剂量，在 7 ~ 10d 逐渐加量。

（1）排尿酸药：主要通过抑制近端肾小管对尿酸的重吸收而促进尿酸排泄。为防止尿酸在肾脏大量排出时引起肾脏损害及肾结石的副作用，均应从小剂量开始并考虑碱化尿液。

羧苯磺胺（丙磺舒）：开始剂量 250mg，每日 2 次，2 周后增至 500mg，每日 3 次，每日最大剂量 2 000mg 以下。约 5% 的患者可出现皮疹、发热、胃肠刺激、肾绞痛及激发急性发作等不良反应。

苯磺唑酮：为保泰松的衍生物，排尿酸作用较丙磺舒强，开始剂量 50mg，每日 2 次，逐渐增至 100mg，每日 3 次，每日最大剂量是 600mg，与丙磺舒合用有协同作用。该药较丙磺舒副作用小，少数对胃黏膜有刺激，溃疡病者慎用，个别也有皮疹、药物热的报道。

苯溴马龙：如痛风利仙，是较前二者更强的降尿酸药，在欧洲已应用多年，开始剂量每日 25mg，每日 1 次，逐渐增加为每日 100mg。毒性作用轻微，对肝肾功能无影响，但可有胃肠道反应，极少数有皮疹、发热、肾绞痛及激发急性发作。

（2）抑制尿酸生成药：如别嘌醇，其结构类似次黄嘌呤，有较强的抑制黄嘌呤氧化酶的作用，从而阻断次黄嘌呤向黄嘌呤、黄嘌呤向尿酸的代谢转化，在人体逐渐氧化生成易溶于水的黄嘌呤从尿中排出，并可迅速降低血尿酸值，抑制痛风石和肾结石形成，并促进痛风石溶解。剂量每次 100mg，每日 2 ~ 3 次，每日最大剂量低于 600mg。其不良反应有过敏性皮疹、药物热、肠胃不适、白细胞及血小板减少、肝功能损害等。其中以过敏性皮疹的反应最激烈，一旦发生毒性上皮坏死，病死率可高达 80%。有报道示使用别嘌醇发生毒性作用共 38 例；对肾功能不全合并用利尿药者，使用本药时需特别小心，由于药物交互作用，同时合并抗癌药如巯嘌呤或硫唑嘌呤时，会提高抗癌药的血药浓度，此时需酌量或留心临床不良反应，以免造成严重的骨髓抑制作用。因此用药过程中应定期复查血象及肝功能、嗜酸性粒细胞、肾功能等。

4. 无症状高尿酸血症的治疗　一般无症状的高尿酸血症几乎不需要治疗，但应避免肥胖、高嘌呤及高热量饮食、酗酒、过度劳累、创伤、湿冷及精神紧张等诱发因素。但是存在下列几种状况发生时则考虑降尿酸药物：①有痛风临床症状；②有明显的痛风、尿路结石家族史；③ 24h 尿酸排泄量超过 1 100mg；④经过食物控制或停用影响尿酸代谢的药物，而血尿酸值却仍持续 6 个月大于 9mg/dL。对有高血压、冠心病、肥胖症、尿路感染、肾衰竭等并发症者，需行对症及病因治疗。

因此，对无症状高尿酸血症患者进行健康促进工作的规划时，应先着眼于现存尿酸浓度与肌酸酐值的监控，且必须长期搭配固定时间加以监控。除此之外，应针对这些高危人群进一步加以宣教，例如要配合体重的稳定控制、高血压治疗避免使用利尿药、饮酒习惯的控制等。

第四节　股骨头缺血坏死

股骨头缺血坏死具有较高的发病率，在美国，要求进行髋关节置换手术的患者中有 5% 是因为股骨头缺血坏死造成的，发病年龄的高峰期在 30 ~ 60 岁，自发性股骨头坏死的男女比例为（4 ~ 5）；1.33% ~ 72% 的患者累及双侧。近几十年来对其临床病因、流行病学、组织病理学及微循环等方面进行深入研究，股骨头血液供应损害在骨坏死发病机制中的作用已经有了明确肯定的结论。早诊断早治疗能终止或逆转病变，保留股骨头和髋关节的功能。

一、病　因

1. 创伤　创伤后骨坏死的发生率为 15% ~ 45%，多发生于股骨颈头颈部骨折病人，因骨折损伤了股骨头的血供或骨折复位不良，固定的稳定性不佳导致骨折移位和假关节形成，发生时间最早为 1.5 个月，最晚为 17 年，80% ~ 90% 发生在外伤后 3 年内，妇女和有移位骨折的病人坏死发生率更高；髋关节脱位有可能造成股圆韧带血管损伤而造成股骨头缺血坏死，脱位后坏死发生率为 10% ~ 26%。

2. 感染　感染使关节腔内渗出液增多，关节腔和骨髓腔内压力增高，造成股骨头血运障碍使骨骺的中心部软骨细胞坏死。

3. 嗜酒　长期大量饮酒者在股骨头坏死病人中占 10% ~ 39%，大量饮酒能引起一过性高脂血症，并且使血液凝固性发生改变，使血管堵塞、脂肪栓塞而造成骨坏死。

4. 长期应用糖皮质激素　长期服用激素可引起骨质疏松，血液黏稠度增加、血管炎症及高血脂，从而造成微循环障碍，导致骨组织缺血坏死。

5. 先天缺陷和遗传　股骨头和骨骺的先天性缺陷可导致股骨头骨骺部分或全部缺血坏死，有 10% ~ 70% 的股骨头缺血坏死病人有家族史。

6. 自身免疫学说　本病患者中有 IgE 明显升高，血小板聚集异常。

7. 减压病　随航空、航天、开挖隧道和深水作业的发展，减压病所造成的骨坏死逐渐增多。主要是因为高压下溶解在体液内的氮气在血管形成气栓，而氮气又容易聚集于骨内富含脂肪组织的黄骨髓中，且骨皮质坚硬，释放的氮气被限制于其中，造成动脉气栓，阻断血液循环，造成梗阻。

8. 血红蛋白病　如镰状细胞贫血、地中海贫血等均可造成血液黏稠度增加，血液在小血管内滞留、栓塞，阻断了骨的血液供应，从而造成股骨头缺血坏死。

9. 其他　如长时间金属材料的刺激、产妇生产时和产后的变化，均有发生股骨头缺血坏死的可能。

二、临床表现

有些患者表现为突发性疼痛，病人会记住首次疼痛发作的日期和具体时间（此时已发生血管阻塞但尚未发生骨萎陷）。对于另外一些患者则无具体症状，大多数发展为股骨头萎缩产生的机械性疼痛，疼痛会因站立、行走移动、咳嗽或某些机械刺激而触发，休息能使疼痛缓解。患者感到腹股沟处的疼痛，可放射至大腿前内侧，患者会采取防痛步态，提臀跛行或减少动作幅度，特别是在屈、外展、内旋时，屈曲外展的髋关节在外旋时会发出咔嗒声，特别是由坐位站起行走时。

三、辅助检查

磁共振成像是最具有特异性和敏感性的检查技术，也可进行 X 线检查、CT 扫描、骨核素扫描检查，骨扫描比 X 线检查和 CT 扫描更为灵敏，但缺乏特异性，因此不如磁共振成像应用广泛。

1. X 线表现

（1）早期：股骨头外形及关节间隙正常，但其持重区软骨下骨质密度增高，其持重区软骨下骨的骨质中，可见 1 ~ 2cm 宽的弧形透明带，即“新月征”。

（2）中期：股骨头轻度变平、塌陷，软骨下骨质密度增高，周围可见点状、斑片状密度减低区阴影及囊性改变。但关节间隙仍保持正常。

（3）晚期：股骨头持重区严重塌陷，出现扁平髋，股骨颈短，股骨头呈蘑菇状或帽状，关节间隙变窄，髋臼外上缘常有骨刺形成。

2. CT　早期可见骨小梁密度增强，在轴位像上呈现放射状的影像称为“星状征”，晚期可见中间或边缘局限的环形密度减低区。

3. MRI

（1）早期：在股骨头高密度影像中，有一条呈条带状弯曲或环形的低密度影，位于股骨头的边缘。在 T_2 加权像上可见因关节液形成的高密度影，股骨头外形正常，关节间隙正常。

（2）中期：股骨头内病变区稍显不均，部分病例股骨头轻度变扁、塌陷，有关节积液，在 T_2 加权像上形成高密度影像，在 T_1 加权像上股骨头上部软骨下方可见局限性低至中等密度信号区，周围有环形底信号带环绕。

（3）晚期：股骨头内大片不规则、不均匀信号，其间有斑点状高信号影，股骨头变扁、塌陷、关节间隙变窄。

4. ECT　对股骨头无菌坏死的早期诊断有很大价值。早期股骨头区无放射性浓聚或仅在周围有一条放射性浓聚带，后期可见股骨头区放射性浓聚。

实验室检查一般无明显异常。

四、诊　断

根据病史、临床表现、关节体检及影像学检查可明确诊断。

五、鉴别诊断

1. 髋关节滑膜炎　多述髋痛，出现跛行，小儿多见，常有上呼吸道感染或过敏反应病史，休息和对症治疗后可痊愈。

2. 髋关节脱位或股骨颈骨折　常有外伤史，髋部疼痛，活动受限，出现跛行. X线可提示股骨头脱臼或骨折。

3. 髋关节结核　常有结核病接触史，有低热、盗汗、乏力、消瘦等结核病的症状、体征，X线可见患侧骨质疏松，闭孔缩小等。

4. 髋关节肿瘤　少见，有持续性髋疼痛，骨破坏多为转移瘤所致，伴有肿瘤的症状和消瘦、恶病质等。

六、治　疗

1. 一般治疗　休息，避免患肢负重（床上练习蹬自行车的动作）。

2. 药物治疗　疼痛明显可服用消炎镇痛药，如路盖克、瑞力芬等，同时口服钙剂和维生素D类药物。

3. 关节腔内注射治疗及关节腔和骨髓腔减压治疗

（1）关节腔阻滞：患者仰卧位。取腹股沟韧带中点向外下2 ~ 3.5cm为进针点。用一手示指触及股动脉并加以保护，另一手持7号8cm长针快速垂直刺入皮肤后改为缓慢进针，达到关节腔。如果有关节积液，可先将积液抽出，再注入消炎镇痛液10 ~ 15mL（消炎镇痛液中可不用或少用糖皮质激素）。注射后被动活动髋关节，以利于药物扩散。

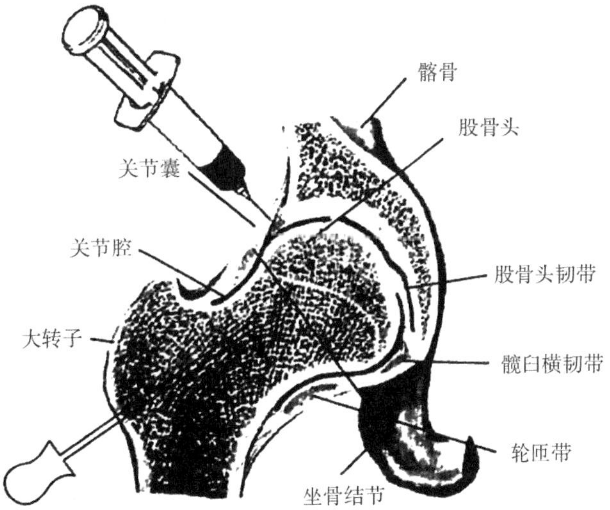

图8-3　髋关节腔注射及骨髓腔减压

（2）髋关节腔减压：在关节腔内注射后，在原进针处，针刀的刀刃平行于神经、血管走行的方向垂直皮肤刺入达关节腔，将关节囊前壁切2 ~ 3刀，可明显降低关节腔内压力，改善症状。

（3）骨髓腔减压：患者仰卧位，取大转子下1 ~ 2cm为进针点。从皮下至骨膜逐层注射局麻药或消炎镇痛液。快速刺入针刀或克氏针，朝股骨头方向进针（或针刀），使其穿透骨皮质和骨髓腔，达到对侧皮质。可在同一进针处穿2 ~ 3个孔（图8-3）。

对于早期的股骨头缺血坏死患者，使用上述方法不但能有效缓解疼痛、明显改善髋关节的功能，而且可使骨折的骨小梁修复。

对于晚期患者，上述方法仅能改善疼痛症状，很难恢复髋关节的功能。可采用带血管蒂的骨或骨膜移植术，或行全髋置换术。

第五节　半月板损伤

一、概　述

（一）定义

半月板损伤是膝关节最常见的损伤之一，是一种以膝关节局限性疼痛或有打软腿、膝关节交锁现象、股四头肌萎缩、膝关节间隙固定的局限性压痛为主要表现的疾病，多见于青壮年，男性多于女性。国外报告，内外侧半月板损伤之比为（4 ~ 5）：1；而国内则报告，其比例为 1 ：2.5。半月板损伤可分为半月板边缘破裂、半月板“桶柄状”破裂、半月板横行破裂、半月板前角破裂、半月板后角破裂、半月板瓣状破裂。

（二）病因病理

半月板承受膝关节的部分应力，具有一定的移动性，可随着膝关节的运动而改变其位置与形态。最易受损伤的姿势是膝关节由屈曲位向伸直位运动同时伴旋转。膝关节在半屈位时，关节周围的肌肉和韧带较松弛，关节不稳定，可发生内收外展和旋转活动，易造成半月板损伤。膝半屈曲外展位，内侧半月板向膝关节中央和后侧移位，如同时股骨下端骤然内旋，半月板即被拉入股骨内髁和胫骨平台之间，而致旋转力和挤压使半月板破裂。当膝处于半屈曲位和内收时，股骨猛力外旋，外侧半月板也会破裂。除外力之外，半月板自身的改变也是破裂的重要原因，如半月板囊肿形成，或既往半月板疾病而遇轻微伤使半月板损伤。半月板损伤可发生在外侧、内侧或内外两侧。在我国，外侧半月板损伤患者多见。

（三）临床特征

半月板损伤多见于青壮年、运动员和矿工。详细了解病史、完善临床检查对半月板损伤的诊断有同等重要的意义。

1. 病史　半数以上的病例有膝关节扭伤史，伴膝关节肿胀、疼痛和功能障碍。

2. 疼痛　疼痛是常见的表现，通常局限于半月板损伤侧，个别外侧半月板撕裂可伴内侧疼痛，有的患者自觉关节内有响声和撕裂感，膝关节不能完全伸直。膝部疼痛广泛者，多与积液或关节积血使滑膜膨胀有关，这种疼痛可逐渐减轻，但不能消失。

3. 肿胀　肿胀多见于大多数患者，损伤初期肿胀严重，随时间的推移，肿胀逐渐消退，以后肿胀减轻。如患者没有积液和肿胀史，也应慎重考虑诊断半月板损伤。广泛的肿胀是由于关节周围组织受累，产生水肿和出血的结果。积液久者滑膜增厚。少量积液时，内侧沟的液体呈现空虚状。压迫髌上窝或由下向上挤压关节的外侧，内侧可产生小的可见的液波。大量积液时，浮髌试验表现为阳性，容易看到在髌骨下有横跨性波动。

4. 关节交锁　“关节交锁”现象见于部分患者，乃因半月板部分撕裂所致，常为撕裂的桶柄部分夹在股骨髁前面，膝关节突然不能伸直，而屈膝、左右转动膝关节时往往可以“解锁”。

5. 被动过伸和过屈痛　行过伸试验时，一手托足跟，一手置胫骨上端由前方向后压。做过屈伸试验时，一手持踝部，用力后推，使足跟尽量靠近臀部，如出现疼痛提示可能分别为半月板前角或后角损伤。

6. 麦氏试验　麦氏试验是检查半月板有无损伤最常用的方法。虽然对其检查方法和意义的看法不尽相同，但一般认为，检查过程中在膝关节屈曲的情况下，外展、外旋小腿或内收、内旋小腿出现咔嗒声，分别提示外侧和内侧半月板有损伤的可能。若发生在膝近全屈位为后角损伤；发生在接近伸直位为前角损伤。

7. 研磨试验　患者俯卧屈膝 90°，通过胫骨长轴施加压力，左右旋转小腿，如患者有研磨感，或时有疼痛，表明为半月板损伤。

8. 侧方挤压试验　嘱患者患膝伸直，检查者站在患者患侧，将两手分别置患者患肢膝、小腿下端相对侧，向相反方向加压，如被挤压关节间隙出现疼痛，则可能存在半月板损伤。

9. 辅助检查　X 线检查对半月板损伤很少有肯定性的意义，主要价值为：①除外骨软骨损伤、剥脱性骨软骨炎、游离体、骨肿瘤和应力性骨折。②检查股关节炎的严重程度，有助于选择治疗方案。

关节造影是一种有价值的检查方法，其价值高低与外科医生的熟练程度有关。向关节内注入碘水作为阳性对比的造影方法，能较好地显示半月板的病损。

膝关节镜为一种检查和治疗膝关节疾病的有效方法，尤其对半月板损伤的诊断有着较高的准确率。

二、康复评定

（一）疼痛评定

常采用视觉模拟量表（VAS）测定，或通过简明 McGill 疼痛问卷进行综合评估。

（二）肌力评定

可采用徒手肌力检查法来测定患肢肌肉力量，也可采用特殊器械进行肌群的肌力评定，如等张肌力测试和等速肌力评定，等速肌力的腘绳肌 / 股四头肌（H/Q）比值，对于判定肌力的恢复有重要意义。

（三）肢体围度测量

大腿围度测量为测量髌骨上缘 10cm 处的大腿周径、小腿围度为测量髌骨下缘 10cm 处的小腿周径，并与健侧对比肌肉萎缩的情况。

（四）关节活动度评定

应用量角器或电子角度尺等测量病变膝关节的屈曲和伸展的活动范围。

三、康复治疗

（一）康复目标

康复治疗目标主要是缓解疼痛、挛缩等症状，改善局部代谢情况，促进受伤后局部血液循环的恢复，促进受伤关节、邻近关节甚至健侧关节活动度的改善和维持，训练和提高活动的持续时间和耐久力，改善心理状态，建立对疾病恢复的信心。

（二）康复治疗方法

1. 一般疗法　有些半月板边缘部撕裂或断裂通至边缘者常可自然愈合，故急性半月板损伤很少采取手术治疗。经过一段时间休息后，症状和体征可消失，表明已经愈合或撕裂呈静止状态，但应继续限制活动，如在几周内症状仍明显，则应进一步检查，以便明确诊断。保守治疗的措施如下：

（1）解锁　患者有交锁时，应早期手法解锁，即利用轻度的外翻加旋转活动膝关节常能解锁，如手法无效时，可应用小重量的皮牵引或袜套牵引。肌肉痉挛缓解后，疼痛减退，稍加活动患膝多能自行解锁。

（2）制动康复　对半月板边缘撕裂者，应用长腿石膏固定伸膝位 4 ~ 6 周，允许患者扶拐杖负重，多能治愈。在固定期间嘱咐患者做股四头肌锻炼，以促进关节积液的吸收。

2. 常用药物疗法　常用非甾体消炎药如塞来昔布、美洛昔康等；可配用缓解肌肉痉挛的药物，如乙哌立松等。

3. 物理因子疗法　可选用低频电脉冲疗法、超声波疗法、磁热疗法、激光疗法等。

4. 中医康复疗法

（1）针灸疗法　以局部和邻近选穴为主，如膝眼、膝阳关、委阳、委中、曲泉、阳陵泉、阿是等穴。用毫针以平针法，除明显肿胀及损伤两日之内者，均可使用灸法。每次 30 分钟，每日 1 次。还可使用电针、激光针或微波针灸仪。

（2）推拿疗法　常用一指推、按揉、滑压手法及膝关节的被动屈伸等手法。损伤初期可在膝关节周围和股四头肌联合腱处及腘窝部按揉或一指推等手法治疗。手法宜深沉而缓和。然后沿髌腱两侧关节间隙处由前向后作滑压手法，同时做膝关节屈伸活动。如关节内有积血或积液，应先穿刺抽吸积血或积液，并加压包扎，待肿胀稍轻后再行手法治疗。对有膝关节交锁的患者，在做滑压手法的同时可行膝关节屈伸旋转活动。如内侧半月板交锁可使膝关节屈曲外展，然后一手压于内膝眼处，向内后方滑压，同时将小腿内旋，逐渐伸直，反复几次，即可解除交锁。

5. 手术疗法　保守治疗 4 ~ 6 个月无效者可考虑行半月板切除术。手术后仍可采用推拿或针灸治疗，并进行积极的功能锻炼，以促进关节功能的恢复。

（三）预防保健

1. 注意休息　半月板损伤早期需注意休息，尽量减少关节中骨与软骨之间的摩擦，避免进一步的损伤。

2. 避免负重　运动人体站立时大部分体重都由膝关节承受，下蹲、上下楼梯、搬重物等负重运动可使膝关节的承重加倍甚至多倍地增加，故对膝关节有病变的患者是非常有害的。

3. 进行适当的减重锻炼　锻炼是促进身体血液循环的最佳方式之一，半月板损伤患者不宜进行站立运动，可以选择游泳、坐位直腿抬高等运动，可促进血液循环、改善局部血供，以保证病变部位的营养供应，有利于疾病的恢复。

4. 注意保暖　寒冷的刺激会加重关节的疼痛，不利于损伤的恢复，因此注意膝部的保暖也非常重要，气温低时可使用护膝保暖。

第六节　骨质疏松症

骨质疏松症是一种全身性疾病，其特点是骨量减少和骨组织的微细结构破坏，导致骨脆性增加，容易发生骨折。骨质疏松症主要分为原发性骨质疏松症和继发性骨质疏松症。还有少数发生于青壮年时期，目前检测手段查不出原发病的一类骨质疏松症为特发性骨质疏松症。原发性骨质疏松症包括绝经后骨质疏松症和老年性骨质疏松症；继发性骨质疏松症是指由于某些疾病、药物、器官移植或其他原因造成的骨质疏松或并发骨折。在此节只阐述疼痛科临床诊治中常见的原发性骨质疏松症。

一、临床表现

原发性骨质疏松症是老年人的常见疾病之一，其最大危害是在轻微外伤或无外伤的情况下容易发生骨折。骨质疏松骨折最常见部位为椎体、髋部和腕部。研究表明，美国 45 岁以上的妇女有近 1/3 患有骨质疏松症，而 75 岁以上妇女的骨质疏松患病率高达 90% 以上；美国 50 岁以上的白种人妇女前臂骨折危险性是 16%，椎体骨折危险性是 32%，髋部骨折危险性是 15%。国内上海的一组调查显示，60 岁以上的老年人骨折患病率为 15. 6%，北京一组 50 岁以上妇女椎体压缩性骨折患病率为 15%，髋部骨折对健康的危害最大，12% ~ 20% 的病人在骨折 1 年之内由于各种并发症而死亡，死亡率与脑卒中和乳腺癌相当；且男性死亡率高于女性；存活者 50% 以上终生致残，生活不能自理，给家庭和社会带来沉重的负担。据调查，在美国，只有 1/3 以下的骨质疏松患者被诊断，仅 1/7 的患骨质疏松症的妇女接受治疗。

目前全世界的髋部骨折数量持续上升，其中 1/3 发生在亚洲，而到 2050 年，由于老年人口的显著增多，亚洲的髋部骨折病例将增至全世界总数一半以上。据报道，每年用于骨质疏松性骨折的医疗费，美国是 130 亿美元，我国为 150 亿人民币，其中绝大多数用于髋部骨折。骨质疏松症在我国同样不仅是医疗问题，也是严重的社会公共卫生问题。

二、病因及危险因素

本病的病因尚不明了，已确定为多因素综合作用的结果。其发生和发展很大程度上取决于遗传因素，后天环境因素的影响占 20% ~ 30%。

原发性骨质疏松症及其骨折的发生取决于青年时期建立的骨峰值和此后随年龄增长而出现骨量丢失

的速率；骨峰值高，骨量丢失速率慢，将来发生骨质疏松及骨折的危险性就小，相反则大。所谓骨峰值就是人一生中所获得的最大骨量，出现在 20 ~ 40 岁；理想满意峰值骨密度的获得受遗传和环境因素影响，其中遗传因素是不可改变的，白种人、妇女、骨架小、有骨质疏松症家族史等均是骨质疏松症的遗传危险因素；而不良的生活方式及饮食习惯，如缺少运动、钙摄入量低、体重过低、嗜烟、酗酒、过多摄入咖啡因以及某些疾病、药物等均是骨质疏松症发生的危险环境因素；有学者观察低钙饮食者［ < 10mg/（kg・d）］有 3/4 患有骨质疏松症，而钙补足饮食者［ > 10mg/（kg・d）］仅 1/4 患有骨质疏松症。原发性骨质疏松症的发生，除与遗传因素和营养、生活方式等环境因素有关外，还与雌激素、1，25 双羟维生素 D 等影响骨代谢的激素变化有关。

三、诊 断

主要从三方面进行，即高危人群判断、骨密度检查及生化指标测定。

1. 高危人群判断　由于骨折发生前骨质疏松症大多在临床上悄然无声，因此世界各国都主张对高危人群进行早期普查和常规检查。而具有下列危险因素的人群可称为高危人群：种族为白种人、性别为女性、年龄大于 65 岁妇女、有脆性骨折家族史、骨架小、既往有脆性骨折史、绝经前曾停经 6 个月以上、45 岁以前绝经、体重指数小于 20、不活动、低钙摄入、嗜烟、酗酒、咖啡因摄入过多等。最常用的检查方法是骨密度（BMD）测量。

2. 骨密度检查及骨质疏松诊断　标准常规骨 X 线片在骨量减少大于 30% ~ 50%时才显示，为定性检查，不能用于早期诊断骨质疏松。

骨密度测量为定量检查，能了解早期骨量减少、预测骨折发生的可能性、监测防治措施使用前后的骨量改变。尽管骨密度测量只反映骨量的情况，不能了解骨微细结构的状态，但骨密度变化反映了 60% ~ 90% 的骨强度变化，多数研究表明骨密度的高低与骨折的发生率密切相关。

骨密度测量方法有单光子吸收法（SPA）、双光子吸收法（DPA）、双能 X 线吸收法（DEX- A）和定量计算机断层 X 线扫描法（QCT）等，其中双能 X 线吸收法（DEXA）的骨密度检测是目前用于骨质疏松诊断的金标准。近年来定量超声技术用于骨状态测定，它的测定参数不仅能反映骨密度情况，还能了解骨弹性和骨的微结构，且具备无放射线、体积小、易移动等优点，常用于骨质疏松症的筛查。

目前国际上仍，使用世界卫生组织推荐的白种人妇女骨质疏松症诊断标准，以双能 X 线吸收骨密度仪（DEXA）进行骨密度测定。

男性的诊断标准尚未确立。适合我国人群骨质疏松症的骨密度诊断标准正在探讨中。

3. 生化指标检测

（1）血钙、磷常在正常范围，可与其他代谢骨病鉴别。

（2）骨转换指标测定：尚不能作为独立诊断骨质疏松症的依据，可用于辅助诊断。对发现高骨转换率骨质疏松症患者及监测其骨丢失速率并观察治疗效果有较大价值。

（3）骨形成指标：血碱性磷酸酶（ALP）、骨钙素（BGP）等。

（4）骨吸收指标：晨尿钙 / 肌酐比值、血抗酒石酸酸性磷酸酶、尿羟脯氨酸等。

原发性骨质疏松症的鉴别诊断需首先排除各种原因尤其是恶性肿瘤导致的继发性骨质疏松症。

四、预防和治疗

迄今为止的各种防治措施可使变细的骨小梁增粗、穿孔得以修补，但不能使已断裂的骨小梁再连接，即不能使已破坏的骨组织微结构完全修复，因此对本病的预防比治疗更为现实和重要。

1. 预防措施　在儿童、成年、老年各个阶段都应重视。

（1）合理饮食：富含钙膳食、低盐、适量蛋白质、足量的维生素 D、维生素 C、B 族维生素和维生素 K 等。北美和欧洲学者主张儿童、青少年时期每日摄入元素钙量 1 000 ~ 1 200mg，成年人每日 800 ~ 1 000mg，绝经后妇女及老年人每日 1 000 ~ 1 500mg，孕妇和哺乳期妇女每日 1 200 ~ 1 500mg。钙的补充首选天然食物，从食物中摄取不足时再加服钙剂，钙剂中碳酸钙、氯化钙、乳酸钙和葡萄糖酸钙分别含元素钙 40%、27%、13% 和 9%；钙剂分次服及进餐后服吸收较好；胃酸缺乏者应服枸橼酸钙。儿童每日摄入 400U 维生素 D 就可预防佝偻病，成年人维生素 D 的需要量为从食物中摄取和皮肤经光照产生的维生素 D 总量，应该在每日 400U 左右。年龄大于 71 岁的老年人应补充维生素 D600 U/d，如缺乏光照，应再增加 200U/d。但需注意过量的维生素 D 摄入有可能导致维生素 D 中毒。

（2）适当的运动：适当的负重运动有助于骨量的维持。应坚持经常性锻炼如步行、慢跑等。运动除了对骨骼有益外，还具有增加肌肉强度、反应能力、协调性和防止跌伤等骨骼以外的作用，宜每次运动 30 ~ 60min，每周 3 次以上。

（3）消除危险因素：避免摄入过多咖啡因及过度节食消瘦，戒烟，避免过多饮酒等；青少年发育延迟、继发闭经都应抓紧治疗。

（4）防止跌倒：跌倒是原发性骨质疏松症骨折的重要诱因，而老年人跌倒的发生随着年龄增长明显增加。因此应对老年人加强教育，尽力设法减少跌倒的可能性，减少在家中引起跌倒的因素，如拿掉障碍物、增加照明；注意锻炼，保持肌肉协调功能，改善平衡失调；矫正视力，穿防滑鞋，拄手杖；避免应用影响平衡的药物如镇静药和催眠药等；对容易引起跌倒的疾病和损伤应给予有效治疗。必要时可佩带脊柱保护器或髋部保护器。

2. 防治药物　针对骨质疏松症发病机制中骨吸收过度而骨形成相对不足的特点，目前防治骨质疏松症的药物主要有骨吸收抑制药、骨形成促进剂及兼有抑制骨吸收和促进骨形成作用的制剂三大类，常用的有钙剂补充和（或）加用普通维生素 D，往往作为上述骨质疏松防治药物基本的辅助措施，有报道称能增强骨质疏松防治药物的作用。

目前许多研究表明，两种或两种以上抗骨质疏松药物联合应用的效果优于单一品种药物的使用。

（1）雌激素：雌激素替代治疗（estrogen replacement therapy，ERT）可降低绝经后妇女的骨转换率，服用雌激素后的 3 个月内可见骨吸收和骨形成生化指标降低，并且能有效地防止绝经后快速骨丢失。一般最好在绝经早期即开始应用，可以防止骨量的丢失和降低 50% 的骨折发生率。一旦停用雌激素，骨丢失率将恢复至用药前状况。加服孕激素（hormone replacement therapy，HRT）可有效预防雌激素治疗增加子宫内膜癌发生的危险性。常用的雌激素如倍美力（CEE，premarin）0.625mg/d 口服，或使用更小的剂量如 CEE 0.3mg/d。长效雌激素尼尔雌醇每次 1 ~ 2mg，每 2 周服用一次。也可使用一些含有雌孕激素贴剂或经皮肤和阴道吸收的霜剂。对已切除子宫者不需加服孕激素。需强调 HRT 的使用必须严格掌握适应证，HRT 能有效缓解绝经症状及防治绝经后骨质疏松，不宜用于绝经后妇女心血管疾病的预防，用药需个体化，治疗若长于 4 年应考虑乳腺癌的危险性及心血管系统的安全性，在用药前和用药期间应定期进行规范的随诊监测，酌情作必要的调整，以求最大限度地受益，避免不良反应。

（2）选择性雌激素受体调节剂（selective estrogen receptormodulators，SERM）：此类药物能选择性地与靶器官上的雌激素受体结合，并呈现雌激素样的激动和拮抗药的作用。最早被用于乳腺癌治疗的三苯氧胺，对骨骼呈现雌激素样的有益作用，所以对绝经后患有乳腺癌的妇女有预防骨质疏松症的作用。新的 SERM 制剂，如雷诺昔芬可以增加绝经后妇女的骨密度，降低椎体骨折发生率。研究表明雷诺昔芬治疗 3 年可显著降低椎体骨折的发生率（44%）。雷诺昔芬的推荐剂量为每日 60mg，对子宫内膜和乳腺组织无刺激作用，但国外报道有增加静脉血栓栓塞性疾病的危险性。

（3）二磷酸盐（bisphosphonates）：二磷酸盐是焦磷酸盐的衍生物，其中以碳原子替代了位于焦磷酸盐中心的氧原子，可与骨组织中的羟基磷灰石紧密结合，对骨吸收有显著抑制作用。对其侧链进行修饰可合成多种类型二磷酸盐类药物。第一代的二磷酸盐羟乙磷酸钠抑制骨吸收和抑制骨矿化的剂量十分接近，故通常采用间断用药的方法，以免出现骨骼矿化不良反应。由于二磷酸盐对骨吸收的抑制作用强大而且持久，国外已开始对某些二磷酸盐采用每周一次口服用药，或每 3 ~ 4 个月静脉滴注给药，这样既方便患者，又可减少药物的不良反应。因二磷酸盐的肠道吸收率仅 1% ~ 5%，故主张空腹用一杯清水冲服，不可用其他饮料冲服药物，不能与钙剂同时服，服药后至少半小时才能进食，以免影响药物吸收。许多临床研究证实了二磷酸盐在治疗骨质疏松症中的有效性。如采用羟乙磷酸钠间断治疗 2 年可以使骨质疏松症患者的椎体骨密度增加 2% ~ 4%，且在停药后的 4 年间骨密度得以保持。阿仑磷酸钠 10mg，晨空腹服，持续 3 年，可使绝经后骨质疏松病人的椎体骨密度增加 8.8%，股骨颈、大转子和全身骨密度分别增加 5. 9%、7.8%和 2.5%，骨折发生率降低 48%。利塞磷酸钠 5mg/d，治疗 3 年可显著降低新发椎体骨折的发生率（＜41%），腰椎骨密度增加 5.4%。常见的二磷酸盐的用法和剂量如下：羟乙磷酸钠（国产药名为邦得林或依林）间歇性、周期性治疗，每 3 个月为 1 个周期，每周期开始时连续服羟乙磷酸钠 14d，每天 400mg，分 2 次服，然后停药 2.5 个月，直至下一个周期开始，同时持续服钙剂。氨基二磷酸盐（商品名有福善美、固邦）10mg 或 5mg 每日 1 次口服，或福善美 70mg 每周 1 次。氯甲二磷酸盐 400mg 每日 2 次口服。利塞磷酸钠 5mg 每日 1 次。磷酸盐类药物对胃肠道有轻度的不良反应，罕有二磷酸盐诱发侵蚀性食管炎的报道，采用清水冲服和服药后保持立位半小时以上可以避免此不良反应。

（4）降钙素（calcitonin）：降钙素是生理的骨吸收抑制药，能减少破骨细胞的形成，阻止破骨细胞在骨组织上贴附。使用时快速作用可以抑制破骨细胞活性，缓慢作用可以减少破骨细胞的数量，还具有通过刺激脑内啡肽的释放提高痛阈的中枢性镇痛作用。目前市场供应有两种降钙素，鲑鱼降钙素（密钙息），50U 隔日或每日皮下或肌内注射一次，另一种给药途径为每日或隔日 200 ～ 400U 喷入鼻黏膜。鳗鱼降钙素（益钙宁），10U 每周 2 次或 20U 每周 1 次，皮下或肌内注射。北京协和医院内分泌科应用益钙宁 10U 每周 2 次，肌内注射，治疗原发性骨质疏松症 45 例，疗程 1 个月，骨痛改善率 91%，停药后镇痛作用还可持续 1 ～ 6 个月。同时观察到骨吸收指标血抗酒石酸酸性磷酸酶和尿羟脯氨酸排量都有显著降低。并观察到长期治疗 1 年以上，可以预防骨量丢失，且有轻度增加骨密度的作用。研究表明鼻喷鲑鱼降钙素 200U/d，治疗 5 年，可使椎体新发骨折的发生率降低 36% 左右。由于降钙素具有镇痛作用，故也常被用于骨折急性期的骨质疏松症患者。降钙素的不良反应有恶心、面部和双手潮红发热感。

（5）维生素 D 代谢物（骨化三醇和阿法骨化醇）：即活性维生素 D，活性维生素 D 可以促进小肠钙的吸收和骨的矿化，并可能在骨骼局部具有刺激骨形成的作用。研究表明骨化三醇与单纯服元素钙比较，可以降低骨质疏松病人椎体和椎体外的骨折发生率。临床上常用的剂量为骨化三醇 0. 25 μg，1 ～ 2/d，为避免高钙血症和高尿钙症，在治疗中应注意监测血钙和尿钙，酌情调整药物剂量。

（6）氟化物：已被证实是骨形成的有效刺激剂，可增加椎体和髓部骨密度，有报告称也有减低椎体骨折发生率的报道。尽管此类药物在临床上已使用了 30 年，但对该药的有效性和安全性仍有争论。大剂量氟虽明显增加骨密度，但新形成的骨组织杂乱无章，不能对抗外力作用，致使骨折发生率不降甚至增高；小剂量氟，每日 15 ～ 20mg，有效且副作用小。氟制剂有氟化钠和单氟磷酸盐，后者通过水解酶的作用在小肠缓慢释放，可持续维持 12h，对胃肠道刺激小。另外，使用氟制剂后会有钙稀释的副作用，使血甲状旁腺激素的水平上升，所以主张同时服钙剂。目前上市的特乐定每片含氟 5mg 和元素钙 150mg，每日 3 次，每次 1 片，嚼碎后吞服，可与饭同服。

（7）甲状旁腺素（parathyroid hormone，PTH）：是目前认为较有前途的骨形成刺激剂。PTH 的长期慢性作用能使骨吸收增加，导致骨丢失。但 PTH 的短期和间断给药则能刺激成骨细胞促进骨形成。近十年来，随着人基因重组 PTH 的合成，对其促进骨形成的作用逐渐有了认识。人体研究也表明它能有效地刺激骨形成，当 PTH 与抗骨吸收药物如雌激素等联合应用时，增加骨密度和减少骨折的作用较单独使用抗骨吸收剂的作用增强。此外，近几年 PTH 的类似物甲状旁腺激素相关蛋白也受到关注，有可能成为新的抗骨质疏松症的药物。

第九章　特殊人群疼痛

疼痛具有极大的普遍性，除了先天无痛症之外，疼痛与每个人的生命形影相伴。先天性无痛觉之人毕竟少之又少，据报道，截至20世纪末全球只报告23例。因此，无论男女老幼都有体验过疼痛的经历。在正常生理情况下，每个人对疼痛的认知和生理反应是基本相同的，只不过有程度之分。但是在某些特定环境、条件下，疼痛受一些因素的影响。人体与疼痛相关的基因可发生改变，而使疼痛表现出特殊性；人体基因对疼痛的生理反应会有所不同，而使疼痛表现出特殊的属性。疼痛在年龄、性别等方面具有差异性是显而易见的，其他方面如种族因素目前还有争议。对遗传作用的估算，仅从检测基因中的单核苷酸变异在疼痛中的作用，已获取了大量资料。动物实验证实对热痛的敏感性遗传因素占24%。与疼痛模型相比，临床工作中发现疼痛的遗传因素占的比重更大，有调查发现腰背痛和颈痛的遗传性因素占35% ~ 68%，偏头痛为50%，痛经为55%，肩肘痛为50%，腕管综合征为40%。

第一节　老年人与疼痛

一、老年人疼痛的社会性

2006年12月12日国务院发表的《中国老龄事业的发展》白皮书中记载，按照国际通行标准，在20世纪末我国已经提前进入老龄社会。据国家统计局2005年全国1%人口抽样调查结果显示，2005年末我国60岁以上的老龄人口首次超过1亿，达到近1. 44亿，占总人口比例的11%，占全球老年人口总量的1/5，也是世界上老年人最多的国家。目前，我国有21个省、区、市成为人口老年型地区。近20多年来，我国老年人口增长迅速，平均每年增加302万人。预计到2050年每10人中将有3名老年人。在发达国家进入老龄化时，人均国内生产总值（GDP）在5 000 ~ 10 000美元，而我国老龄化超前于现代化，在1999年人均GDP仅800多美元时就进入了老龄化。

目前，我国老龄化社会呈现5个突出的特点：①老年人口的绝对数量大；②高龄化趋势显著；③“未富先老”；④“空巢”老人迅速增加；⑤农村养老问题严重。

2006年12月15日中国老龄协会会长李本公指出，目前我国老龄群体是医疗资源的重要消费对象，我国60岁以上老年人慢性病患病率是全国人口的3.2倍，伤残率是全国人口的3.6倍，而且平均2/3的老年人处于带病生存状态。老年人消费的卫生资源是全国人口平均的1.9倍。面对人口老龄化的挑战，老龄不仅是疼痛医学需要重视的问题，更是老年医学和全社会、全球十分关注的问题之一。为此，我国把发展老龄事业作为经济社会统筹发展和构建社会主义和谐社会的重要内容，综合运用经济、法律和行政手段，不断推动老龄事业的发展，成立了全国老龄办、老龄委等机构。并自1988起将每年九月九日重阳节定为老年节。特别是2006年第三次世界镇痛日 / 中国镇痛周又把“关注老年疼痛”作为活动的主题。充分说明全社会对老年人和老龄事业的重视。

二、老年疼痛的流行病学

年龄相关性疼痛流行病学调查显示，老年人是疼痛性疾病，尤其是慢性疼痛性疾病的多发群体。年龄与痛觉、痛阈的研究表明，老年对痛阈的影响尚无明确结论；至少还未获得年龄使疼痛敏感性降低的证据。但临床实践中确实发现年龄与疼痛性疾病的发生率有相关性。流行病学研究资料显示，急性疼痛性疾病多发于 15 ~ 44 岁之间的人群，因急性疼痛就诊的患者中，老年人所占比例最低。但慢性疼痛的发生率，则老年人比例最高，统计显示 80 岁以上老人慢性疼痛的发生率高达 40%；而 18 ~ 30 岁人群的发生率为 7. 6%。又有资料显示 65 岁以上的老年个体中，80% ~ 85% 至少有一种使之发生慢性疼痛的疾病，如骨质疏松、骨关节退行性疾病等。有统计表明近 270 的老年人曾经历过偏头痛或紧张性头痛，14% ~ 49% 有腰痛，患关节痛者达 24% ~ 71%。而福利院的老年人疼痛更为普遍，其中 71% ~ 83% 的老年人当前至少有一种疼痛性疾病，且多为轻、中度间断性的慢性疼痛。随着我国乃至全球老龄化的发展趋势，综观老年性疼痛性疾病的流行病学趋势，可以概括为：①目前慢性、持续性疼痛的发生率高于普通人群的现状，将有继续增加之趋势；②以骨关节、肌肉疼痛为主的疼痛性疾病，其发生率会不断上升；③疼痛性疾病的疼痛程度呈逐渐加重之势；④因疼痛而致的功能障碍、致残乃至影响生活质量的概率将有所增加。

三、老年人疼痛的特殊性

（一）老年人疼痛的生理特点

1. 老年人的概念　老年是指年龄增加到一定指数的人群，但是有关老年的定义及其年龄界限迄今尚未统一。WHO 最新的年龄划分法将 45 岁以下定为青年，45 ~ 59 岁为中年，60 ~ 74 岁定为年轻的老人 / 老年前期，75 ~ 89 岁为老年，90 岁以上为长寿老人。为此我们可以将 60 岁以上笼统地称为老年人。老年个体之间的生理年龄与其实际年龄会有较大的差异，但就一般生物学规律，随着年龄的增加机体必然都会出现衰老、老化现象，即使是健康的老年人亦不例外。随着机体的衰老而出现渐进性的全身性退变及重要脏器储备功能的明显降低。村上元孝及龟田正邦按照人机体功能，将老化的定义规定为：①适应环境能力下降，即应激的能力减低；②对致死因子的感受性增加；③代谢中的分解活动逐渐超过合成的活动而占优势；④生存能力减退；⑤机体内环境稳定性显著降低，不能保持内环境稳定和呈现自我修复能力失调状态；⑥机体抵抗力减退；⑦身体的各种能力、感受性及能量都出现变化的状态。

2. 神经系统　中枢神经、外周神经及自主神经系统均可发生随年龄相关的退变和功能减低，表现为脑组织体积缩小、重量减轻、脑沟相对变宽，并在 60 岁以后明显加快。有研究表明 80 岁的脑组织重量较 30 岁者轻 18%。脑血流量也随之减少，较年轻人减少 20%。由于脑内功能性神经元减少，与其有关的神经递质也相应减少，诸如多巴胺、去甲肾上腺素、酪氨酸、5- 羟色胺等。有研究证明慢性疼痛持续存在的机制中中枢神经系统的作用更重要，其中作为神经递质的胺类、去甲肾上腺素、多巴胺、5- 羟色胺神经元在疼痛感觉的中枢调节和心理情绪紊乱的病因学方面起重要作用。中央导水管周围灰质、中缝大核、网状结构外侧前庭中的 5- 羟色胺对疼痛有副反馈作用。上述生物胺在单胺氧化酶作用下，经氧化脱氨基作用成为失活的复合物。在 45 岁以后单胺氧化酶的活性增强，单胺类物质的作用被削弱。脊髓内的皮质脊髓束和外周传入、传出神经内的神经纤维也出现数量减少、排列紊乱等变化。电生理表现为传导速度减慢及信号幅度减低的传导受阻现象。故而使老年人的各种感觉阈值普遍增高，而皮肤痛觉受体大量减少亦是痛觉降低的原因之一。

3. 精神特点　老年人的自主神经系统同样也存在在老化、退变。表现为神经元减少、受体和神经递质数量和功能的改变，导致自主神经系统功能减弱。老年人慢性疼痛对自主神经系统的影响比急性疼痛更明显，且常表现为精神抑郁、失眠、食欲下降、生活活动兴趣低落等。老年人对生活的适应能力减弱，对任何应激状态都易引起情绪、心理、精神方面的强烈反应。心理上日渐衰老可能会产生失落、孤独、无助，惧怕死亡，甚至性格变得多疑、伤感、容易激动或情绪消沉、沮丧及无所事事等心理障碍。疼痛更加重了老年人特别是临终前老人的心理障碍。据文献报道，随年龄增长慢性疼痛的发生率相应增加，且退休、丧偶的老人发生率更高，女性多高于男性。疼痛好发部位以背部、下肢、头面部居多。

4. 呼吸系统改变　老年人在呼吸系统无器质性病变的情况下，其呼吸功能也因胸椎后突，胸腔容积减少，膈肌、肋间肌退变，收缩效能降低，顺应性减低，致使时间肺活量（FEV_1）、肺通气 / 灌流（V/O）比值失调及肺内分流增加，进而导致动脉氧分压（PaO_2）、动脉氧饱和度（SaO_2）及动脉血氧含量降低。

由于老年人呼吸系统储备能力明显降低，在治疗和用药时要警惕呼吸抑制和其他并发症。

5. 泌尿、消化系统改变　老年人的肝、肾功能随年龄增长而逐渐下降。影响药物在体内的半衰期和消除率。肝血流减少及某些肝细胞酶系的活性降低，对药物排泄和灭活能力降低，导致消除时间延长。老年人肾功能降低最后造成肾小管滤过率降低，致使依赖肾排泄的药物清除减慢、半衰期延长，对药代动力学及药效动力学产生影响，使耐受性和需要量降低，反应增强、作用时间延长。

6. 肌肉、骨骼系统改变　老年人的骨关节等运动系统退变尤为突出，俗有“人老先老腿”之称。一项社区卫生调查发现，老年人患骨关节、肌肉疼痛发生率高达60% ~ 80%。其中约有30%引发骨关节、肌肉疼痛的基础是原发性骨质疏松。关节软骨、椎间盘退行性改变是引发颈、肩、腰腿疼痛的另一个重要原因，亦是影响老年人生活质量的重要原因之一。

（二）老年人疼痛的临床特点

（1）发病缓慢、病程长，病因复杂，呈多元化：老年性、退行性疾病以及恶性肿瘤引起的疼痛多属于慢性疼痛，其病变形成的时间长，常需要经过漫长的岁月才逐渐造成器质性改变，一旦出现器质性病变，则无法逆转。如骨质疏松症、骨性关节炎从 30 ~ 40 岁左右就开始发生病理改变，下肢动脉闭塞性疼痛的基础病变——动脉粥样硬化，是从儿童时期开始，而多在老年时出现症状。

老年疼痛的临床表现呈多样化，用其中任何一种疾病都可以解释所表现的症状；也可能是一种疾病同时表现为躯体多个部位疼痛，因此应避免用“一元化”的诊疗模式对待。诊察时应尽可能做全身检查和局部详细检查。制订治疗方案时应做全面考虑，不可忽视症状的多病因性，否则常出现治疗（手术）后只解决了部分症状的现象。例如施行手术治疗腰椎管狭窄后症状仍然存在，进一步检查发现伴有下肢动脉闭塞病变。在治疗颈、肩背、腰腿疼痛时，忽视了骨质疏松，虽经多方治疗疼痛依然不能缓解。此类案例在临床比比皆是。

老年患者常同时患有多个系统的疾病，有时甚至在同一个脏器内，同时有几种病变，也称为多发的病变（multipathology）。北京医院的一项统计 60 ~ 69 岁组人均患病 9.7 种，90 岁以上为 11.1 种。又有研究报告一组老年人尸检发现平均有 6 种疾病。这给诊断和鉴别诊断带来很多困难，而且这些疾病在治疗中，对所采取的措施（药物）常会出现相互矛盾的结果，以致影响治疗的进行。

（2）老年慢性疼痛的发病率高，就诊率低：老年人的疼痛常常是因多种疾病引发的综合性疼痛。在 65 岁以上老人中 80% ~ 85% 的人有一种以上的易诱发疼痛疾患（Harkins，1988）。最多可有 5 种疾病同时存在，其中与退行性改变相关的慢性疼痛逐年增加。天津中医药大学第一附属医院疼痛门诊的一份病种调查显示，依次为骨关节痛、骨质疏松症、三叉神经痛、带状疱疹后神经痛等神经源性、慢性疼痛。而急性疼痛也多为一些慢性痛症引发的暴发性疼痛。癌性痛亦是多发慢性疼痛之一。

遗憾的是，在现实生活中患此类疾病的老年患者就诊率却很低。这可能是由于老年人对疼痛反应较迟钝，或对待疼痛的观念，或家庭、社会、经济等种种原因。其中精神因素也起很大的作用。他们有时会较少地诉说疼痛感觉和影响疼痛的因素，所以影响患者即时就诊，甚至因忍痛不治而延误诊疗。北京市老年保健及疾病防治中心的一项调查显示约有 42.9% 的患者不能及时去看医生，而采取能忍就忍的办法，直到非就诊不可的地步，病程已延长了几个月或几年，使病变发展到无法治愈的程度。

（3）老年疼痛多属退行性病变，疗程长，治愈率低，复发率高与一般患者相比老年性疼痛性疾病中，多数属于退行性、老化改变，治疗所需时间较长，且多数情况下只能缓解症状不能治愈，而且停止治疗后常易复发。故而医患双方都容易产生“无治疗价值”、属于“不治之症”等一些错误看法。诚然，对这些老年性、慢性、疼痛性疾病，目前尚无治愈之良策，“返老还童”只是美好的向往，但早期治疗确可控制病情的发展，把病理损害限制在最低程度，尽可能地使患者恢复其社会生活。

（4）老年慢性疼痛多伴有抑郁症：老年人较普遍地存在抑郁和紧张感，疼痛可加重此概率，且比其他年龄组严重。老年慢性疼痛与抑郁症之间有着明显的相关性，以慢性疼痛为主诉伴有抑郁症状者老年组明显增多，反之抑郁症患者主诉疼痛不适的发生率亦明显高于其他组群。疼痛与抑郁症的因果关系，在不同人群间有所不同，生活在正常环境中的老年人，多担负着诸多家务活动，一旦慢性疼痛程度加重，限制其家务劳动，日常活动能力受限，即可产生悲观情绪，甚至怀疑自身存在的价值，最终导致抑郁症。

而对生活在疗养院、敬老院等有规律、有组织的护理环境中的老人，由于生活环境的单调寂寞，远离亲人的孤独感，成为抑郁症的主要病因。抑郁症者主诉疼痛是表达抑郁或消沉情绪的替代方式，以获得更多人的关注和爱护。因此，对有慢性疼痛且有抑郁症的患者不仅应给予疼痛治疗，同时需给予更多的精神关注和抗抑郁药物的协同治疗。

据 WHO 一项统计，在老年人群中患有抑郁症者占 7% ~ 10%。英国报道 60 岁以上老人发病率为 12%，香港为 5.7%，北京老年病医疗研究中心对北京市 2 299 名老年人调查显示，其中 13. 7% 的老人有明显的抑郁症状。而抑郁症者常常伴有明显的躯体问题或躯体性症状，其中无名疼痛为主要症状之一。

（5）疼痛的定性、定量：这是评估疼痛关键的第一步。不仅可以识别疼痛的有无，还有助于疼痛的治疗和疗效的评价。对老年人疼痛更要注意进行全面的评估，既包括疼痛强度的单维测量，也包括疼痛经历的多维全面评估。内容涵盖有疼痛开始及持续时间、部位、强度、性质、发作规律、疼痛加重或缓解的因素、用药（治疗）史和效果，以及既往疼痛经历与知识、信念、心理、家庭、社会对疼痛的影响。针对老年人的个体特点，选用简单、易懂、操作简便、适合老年人的疼痛评定量表。常用的有 NRS、VDS、VAS、MPQ 以及个人量化表、表情量化表，其中最常用的是 VAS（视觉模拟评分法）。但是在临床实践中常遇到老年人对 VAS 量化表（尺）认知和反应方面的不足，有资料认为 30% 认知功能完整的老年人不能完成此项评估。为此把 VAS 的数字具体化，代之以通俗易懂的词汇，并给患者足够的时间理解评估的内容及评估疼痛程度。对交流困难、表达障碍及认知功能受损的患者，如何进行疼痛评估是一大挑战，目前还没有科学的方法，一般多采用躯体行为、发声、面部表情的改变加以判断，了解病情的家庭成员也可帮助疼痛评估。

四、老年人疼痛治疗的特点

基于老年人的病理、生理特点，当前治疗疼痛的方法未必都适用于老年患者。面对多数老年疼痛的病因复杂、多样，且只能达到缓解症状、难以根除（治愈）的客观现实，对老年人疼痛的处理原则应采取：①“标本兼治”“多病因兼顾”“三分治、七分养”的指导思想；②采取医药、物理、心理治疗和健康教育相结合的综合措施；③达到“缓解症状，改善功能，控制 / 减慢发展，提高生活质量”之最终目的。

（一）药物治疗

药物治疗是临床治疗疼痛最常用的方法，亦是首选的方法。在疼痛诊疗领域，尤其是治疗慢性疼痛用药种类比较广泛。包括镇痛药、神经营养修复药、皮质激素类、抗炎脱水、抗抑郁、抗惊厥、调整骨质疏松等药物。

大量文献证实，相对年轻人而言，应考虑到由于老年人对药物的代谢和清除能力的改变，以及因并存多种的疾病，而同时服用多种药物的配伍所导致药代动力学和药效学的改变。

老年人安全用药的原则是：少而精，个体化，从小剂量开始，而后缓慢增加剂量，切忌重复用药。

1. 镇痛药物　是最常用的一类药物。大多数的镇痛药物，在老年人初始剂量即使是较小剂量也很容易出现不良反应，应谨慎选用。

非甾体抗炎药（NSAID）列为治疗轻、中度疼痛的首选药物，但对老年人应用要慎之又慎。经典的镇痛药是对乙酰氨基酚，近年来多种 COX1/2 抑制剂充斥市场，种类繁多。然而有关预报因子多变量回归分析表明，患者年龄是与 NSAID 有关的胃病的主要预报因子。有统计显示 NSAID 对消化道的损害随年龄的增长而增加，60 ~ 69 岁及 70 ~ 79 岁老人上消化道出血的相对危险性，分别是 20 ~ 49 岁的 3.1 倍和 5.6 倍。

2. 阿片类药物　此类药物是治疗重度疼痛，尤其是癌性痛的主要药物。2002 年 5 月 30 日国家药品监督管理局和卫计委联合发布“国药监安［2002］ 194 号文件”，指出非癌性、慢性、顽固性疼痛，可参照 WHO 三阶梯止痛原则用药，并制订了《强阿片类药物治疗非癌痛使用指南》。从此临床治疗非癌性疼痛可依疼痛的严重程度选用Ⅰ、Ⅱ、Ⅲ阶梯的镇痛药物。老年人应用时除严格遵守上述原则外，还应注意禁忌证，对肺功能欠佳者慎用或禁用。哌替啶长期应用时其代谢产物甲基哌替啶具有肝和神经毒性，易产生精神依赖性，故已被列为慢性疼痛不推荐使用药物。

3. 糖皮质激素类药物　此类药物在疼痛治疗中应用非常广泛，甚至有失合理用药的原则。众所周知，此类药物是一把双刃剑，在利用其抗炎和镇痛作用的同时，可能引起丘脑－垂体－肾上腺轴的抑制、血糖增高、免疫机制紊乱等生理反应，尤其是长期应用长效、强效激素副反应发生率显著增高，老年人尤甚。临床更常见因此而发生的股骨头缺血性坏死、骨质疏松等并发症。因此必须强调科学地合理用药，并应把用药情况告知患者，记录在病历，以利复诊医生参考。

4. 维生素类药物　最常应用的为 B 族维生素类，国内疼痛科医生习惯将维生素 B 族药物 B_{12}，甚至 B_1、B_6 一并混入神经阻滞液中，其目的是为了增强疗效，以促进神经细胞的修复，但至今未能证实其有效性。有学者研究表明维生素 B_{12} 具有镇痛作用，其作用机制尚不清楚。

5. 精神类和抗癫痫类药物　当前心理（精神）药物已形成系列。常用药物包括苯二氮䓬类、抗抑郁药、抗精神病药和锂盐。

抗抑郁药物目前已有 1、2、3 代药物，第一代三环类的代表药为阿米替林，第二代药四环类药物为马普替林、米安舍林，第三代又分为：①选择性 5- HT 再摄取抑制剂（SSRI）类，适于老年、体弱及不能耐受三环类者，代表药有盐酸帕罗西丁、盐酸氟西汀、盐酸舍曲林；②5- HT 与 NE 再摄取抑制剂（SNRI）类，如曲唑酮、盐酸万拉法新；以及单胺氧化酶抑制剂（MAOI）类吗氯贝胺。上述药物对老年人而言，由于老年人肝的代谢率及肾的排泌率下降，血浆蛋白水平降低和蛋白结合率下降，以及脂肪与非脂肪组织比的增高，常使血药水平升高和受体效应增强。也更容易出现许多药物不良反应的影响。为此，在使用大多数精神活性药物时必须注意剂量要偏低，更要缓慢地增量。

6. 抗骨质疏松药物　随着社会老龄化的加剧，骨质疏松症患者的人数也在相应增多。据 WHO 统计，到 2010 年全世界骨质疏松症患者将超过 2 亿，我国患者数也将达到 1. 14 亿。原发性骨质疏松症也是老年人骨关节痛症的基础，伴腰腿痛的发生率高达 70% ~ 80%。抗骨质疏松药物不仅能镇痛，而且可有效地预防骨折。

治疗骨质疏松的基本原则就是，促进钙吸收和抑制骨流失。常用药物为雌性激素、双磷酸盐类、阿仑膦酸钠和降钙素等，具体用药应因人、依病情而选用。

（二）心理治疗

有研究认为老年人主述疼痛，多是表达抑郁或消沉情绪的替代方式，以此获得更多人的关注。因此在治疗老年人疼痛时，需要更多的精神关怀和辅助抗抑郁药物的综合治疗。精神关怀是第一位，需要家属、亲友及全社会的关注。而医生更是重要的一员，医生与患者交流常起到胜过药物治疗的作用。其间医生耐心的倾听（令患者满意的倾听，鼓励患者表白与发泄）是心理治疗的开始，也是重要的第一步。心理治疗除专业的方法诸如：①支持治疗：合理的解释、鼓励、安慰和保证，帮助其面对现实，调整应对，克服负性情绪；②认知治疗：帮助患者了解疾病本质，提高治病的信心及参加集体、社会活动的主动性，调动其良性情绪；以及集体心理治疗和音乐治疗之外，“一把钥匙开一把锁”是最有效的方法。当然，必要时也需要协同药物治疗。

（三）神经阻滞治疗

神经阻滞疗法也是治疗老年疼痛常用、行之有效的方法，具有用药剂量相对小、不经过消化道而副反应相对少、止痛效果确实、安全等特点。

依神经阻滞的方法和目的、结果不同，又分为化学性、物理性和可逆性、不可逆性（损毁性）。根据神经阻滞的作用机制又派生出射频、热凝、冷冻、激光等微创、介入治疗。

尽管近年来物理性神经阻滞方法日益增多，但在临床实践中化学性（药物）、可逆性的神经阻滞远比损毁性阻滞应用广泛。

根据老年人对环境适应能力较差、生理代偿能力下降等特点，在实施神经阻滞术时应掌握以下原则：①阻滞范围宜小不宜大，阻滞神经先末梢、后中枢，要求术前重视诊断，确定疼痛区域的责任神经，达到靶位阻滞，确保疗效。②阻滞方法先可逆、后损毁，重视伦理道德，慎重对待神经损毁，要尽量保留患者的生理功能和仪容。③所用药物宜少不宜多、剂量宜小不宜大，目前国内对神经阻滞合剂的配方极不统一，至今未筛选出公认的处方。但上述原则比较一致。局部麻醉药的浓度和容量、阿片类药的剂量应适当减少，尤其是硬膜外隙和关节腔内注药要严格控制多种药物混合及激素的滥用。④门诊患者治疗后应留观察室，至少观察 30 分钟后离院，以策安全。

（四）物理治疗

相对而言，物理性治疗更适合于老年人的疼痛治疗，尤其是慢性痛症、骨关节疾患。当前，在疼痛医学领域中应用最广泛的方法就是经皮电神经刺激（transcutaneous electrical nerve stimulation，TENS），以及逐渐推广的脊髓刺激（spinal cord stimulation，SCS）、经皮脊髓电刺激镇痛（transcutaneous spinal electroanalgesia，TSE）等神经电刺激治疗。

TENS 疗法在欧美常作为治疗各种慢性疼痛的首选方法，国内也广泛用于慢性疼痛的治疗，并研制了韩氏经皮穴位神经刺激治疗仪（HANS）和经皮电热神经刺激治疗仪。该方法适应证广泛，成为国内外用于治疗各种急、慢性疼痛的一种重要（辅助的）治疗手段。由于其具有良好的治疗作用、适应证广、安全方便、无不良反应、无刺激性，尤其适合于治疗老年疼痛患者。

近年来老年人疼痛越来越被关注。因此，我们开始逐渐意识到老年患者不同年龄组和不同类型疼痛与年龄相关的复杂性。明确这一点，就明确了许多深入研究的方向。例如，现有资料提示疼痛与年龄和性别之间的关系值得深入调查。另一个重要的课题是老年人的疼痛定性、定量问题，诸如那些认知受损后不能用言语表达疼痛的老年人。最后，需要进行纵向研究的是，随着社会的老龄化发展，老年人肌肉、骨骼系统疾病的发病率将更加升高，但疼痛并非是正常衰老的一种必然症状，往往是同时患有其他疾病，并因此而服用多种药物。综上多种情况治疗老年疼痛将是我们面临的一大挑战。

第二节　疼痛与性别

近 20 年，大量的研究结果显示疼痛及其缓解存在性别间的差异。流行病学评估、研究和精神躯体性研究进一步表明女性的疼痛负担更大、更具多样性且更加易变，男性可能存在报道数据低于实际情况的问题。甚至，一些疼痛本身也显示出男女性别的差异，而且不论药物治疗、物理治疗还是情景干预都存在对某种性别的效果更佳。在每一个体中，遗传、生理、解剖、心理、生活方式和社会因素以及它们间的相互作用影响着这些差异的发生。

了解疼痛存在性别差异可帮助我们理解疼痛受多种因素影响，并有助于对疼痛的临床诊断和治疗。例如肠易激综合征（IBS）的临床表现即有性别差异：女性较男性更多发生便秘、胃气胀和其他胃肠症状以及更长的疼痛发作时间。性别在胃肠功能方面或者行为上的差异不能全面地解释上述现象，而其原因可能是以上多种因素联合作用的结果。认识到这一点有助于 IBS 的诊断以及以后在性别间进行多途径的研究和治疗。

一、性别间疼痛差异的研究现状

（一）流行病学研究

流行病学研究发现，某些疼痛问题（疾病）具有明显的性别趋向：女性高于男性，如腕管综合征、雷诺综合征女男比例均为 5 ∶ 1；硬皮病为 3 ∶ 1；肠易激综合征为（2 ~ 5）∶ 1；急性周期性卟啉病为 3 ∶ 2。相反，诸如 Raeder 综合征、Buerger 病，男性发病率高于女性，分别大于 10 ∶ 1 和 9 ∶ 1，Pancoast 病也多发于男性。

研究表明女性对疼痛反应更严重、更频繁，范围更广且时程更长。女性易患疼痛问题可归结为性别的生理特异性，如妇科或产科痛可伴随女性大半生，而且也与女性平均寿命长有关。

性别差异也受心理和社会文化因素的影响。女性较男性更愿表达疼痛，且更愿寻求治疗。4% 的女性在疼痛时未采取任何措施，而男性却有 10%。男性平均尝试 2.30 种应对方法，而女性采取 2.98 种。而且一些疼痛问题，在临床人群中（接受健康护理系统的患者中）女性的性别患病趋势较社区人群的调查数据显著。就 IBS 而言，在西方社会文化下，临床患者男女发病比为 1 ∶ 4，而社区调查数据显示为 1 ∶ 2 或 1 ∶ 1；颞下颌关节痛发病率也是由 1 ∶ 9 降至 1 ∶ 2。可见在文化差异的影响下，在一些人群中，疼痛发病率的性别差异会发生变化。

（二）精神躯体研究

1. 试验研究　该领域的研究主要是通过刺激健康人体的皮肤、肌肉和内脏位点，来评估刺激引起的生理反应与疼痛感知的关系。在大学生中进行了一些有关皮肤刺痛中性别差异的研究，经 Meta 分析表明女性较男性痛阈低，疼痛等级高，对有害刺激的耐受性低。因此提示在安全的试验条件下进行简单可控的疼痛研究，女性较男性具有更多的主诉痛。应用肌肉和内脏刺激进行的研究很少，原因在于操作困难，以及这种刺激方法可引起更加弥散的疼痛和更分散的本体反应。三项有关肘部或腿部运动诱发痛的研究显示女性主诉痛少于男性。然而另一项研究显示，对胳膊或腿肌肉进行电刺激的痛阈检测无性别差异。还有三个研究显示咀嚼或咬合运动或向咬肌内注射射谷氨酸引起的疼痛女性更剧烈。但是，直肠或食管刺激后的疼痛检测阈还没有性别差异的报道。

外周肌肉或内脏刺激的各种研究结果显示，不论应用何种刺激方式，健康个体对伤害感受的反应受多因素影响：

（1）刺激的类型：女性对压力和皮肤电刺激较温度或缺血性刺激敏感。

（2）检测标准和时机：差异的大小依赖于测定的是阂值或耐受性，和应用哪种测量标准。重复刺激可提高女性敏感性。

（3）刺激的部位：敏感度的性别差异因身体部位不同而异，且在一些区域是相反的（例如，男性对下腹部刺激更敏感）。

（4）时间节律：皮肤对伤害感受的敏感度随昼夜、周期和季节节律发生改变。虽然这方面还没有性别差异的报道，但在男女不同的敏感期进行试验，其结果将受影响。

（5）生殖状态和年龄：越来越多的研究表明，生殖状态对伤害感受有影响。皮肤、肌肉和内脏对伤害感受的敏感度随着月经期、生殖系统衰老、激素替代与否以及年龄发生改变。

（6）疾患存在与否：如痛经、IBS、颞下颌关节痛及一些临床其他问题，可以明显增加或降低疼痛的敏感度，从而影响疼痛的性别差异。例如，IBS 患者中，直肠扩张引起的疼痛女性更剧烈（非 IBS 个体不存在性别差异）。

（7）心理社会和文化因素：研究内容及试验者对性别角色的期望，对刺激的认知和情感特征，试验者的性别和吸引力是其中的一些因素。

（8）其他因素：如血压、紧张性刺激、摄入的物质（如甜饮料）和气味。女性血压低于男性，但在疼痛的敏感度女性高于男性。在血压正常的男女个体中的研究结果同样显示血压与疼痛敏感度呈负相关，但这并不能完全解释在此方面的性别差异。紧张性刺激在男性和女性中以不同的方式影响内源性镇痛机制。甜饮料和令人愉快的气味均可增加女性对疼痛的耐受性。

2. 精神躯体技术用于临床评估　精神躯体技术有时被称为定量感觉测试（quantitative sensory testing，QST），现在被临床应用于诊断、治疗方案的设计和治疗效果的观察。它除了受多种因素的影响外，还有一点就是 QST 应用的刺激方式与类型常常不同于临床应用的。Isselee 等人在测定患咀嚼肌痛女性面肌压力痛阈时发现，围月经期痛阈低，卵泡和黄体期显著增高，而在临床类似的视觉测定中没有反映出该变化。Fillingim 等人应用精神躯体技术测定健康成年人的热痛，并采用调查问卷进行评估，结果显示女性的热痛觉和临床疼痛调查均高于男性，两方面具有良好的相关性。

在评估治疗效果方面，Walker 和 Carmody 应用双盲、交叉对照实验方法，验证布洛芬对降低伤害刺激（对耳垂电刺激）的效果，结果发现，在相同血药浓度下，女性的镇痛效果不如男性。但在临床条件下，Averbuch 和 Katzper 采用安慰剂双盲、对照研究方法发现布洛芬对牙痛的效果无性别差异。

综上，QST 对诊断和治疗可以提供有用的信息，其中可重复进行的实验痛研究结果正在向临床转化，但临床应用需谨慎。

（三）治疗性研究

药物、物理治疗和情景干预三种治疗手段常用于缓解疼痛（表 9–1）。但是各种治疗手段的应用和效果也存在性别差异，其中一个主要的差异就在于女性较男性更愿接受治疗。

表 9-1　疼痛的治疗方法及临床意义

	治疗方法	临床应用指导
药物	非甾体抗炎药：对乙酰氨基酚（扑热息痛）	联合应用可影响药代动力学
	阿片类药物	联合应用可影响药代动力学 女性可考虑选用 κ 受体激动剂 呼吸方面的不良反应女性大于男性
	局部麻醉药	女性体内游离利多卡因水平高（蛋白结合低）
	抗惊厥药、抗抑郁药和皮质类固醇	联合应用外源性激素（如口服避孕药）时应密切监护
	α_2、β 肾上腺素能激动剂	可能因其不良反应面使用减少，尤其男性（降低性欲）
	大麻素	可能存在疗效的差异
物理治疗	放松疗法、热或冷疗、按摩	女性更愿意接受
	经皮神经电刺激、局部神经阻滞	疗效可能存在差异
	锻炼和物理治疗	训练损伤在女性更常见 月经前期疼痛可能加重，在应用镇痛药时应注意
	交感神经阻滞	应告知患者及其伴侣，可能降低性欲
	手术治疗	女性发生不良事件的危险性更大
情景干预	临床医师（教育和引导）	应考虑男女的信念，避免偏差
	临床设施	改善环境可能减少应激并增强言语沟通
	认知治疗和自身训练	男性更需要鼓励
	生活方式治疗：包括芳香疗法、支持团队、网络、绘画、运动、园艺和饮食	女性应用更多，男性还需鼓励
	联合治疗（如临床多学科协作）：心理治疗、行为治疗、催眠、劝告（团队，家庭，工作等）、关怀	言语应用和参加意愿中的性别差异可能影响疗效

（引自：Wall P D, Melzack R.Textbook of Pain.5th edition, Elsevier, 2005）

1. 药物　在自我治疗过程中和临床需求方面，女性较男性应用的镇痛剂及佐剂更多，其中包括镇静剂。而用于妇科疼痛的镇痛剂只有其中一部分。以上提示我们至少应注意以下两方面的内容：潜在于女性中的药物不良反应的增加和潜在于男性中的镇痛药应用不足。

一些药物疗效的性别差异现在也开始有了报道。Gear 等人报道阿片 κ 受体激动剂在缓解牙科操作引起的疼痛方面，女性优于男性。但不是所有的剂量均存在药效上的性别差异，低剂量对男性可能不具有镇痛作用。另外，近来的研究显示，被公认的 K 阿片受体具有女性特异性镇痛作用，这可能与她们的某种遗传特性（超过 2 个不同的黑皮质素受体等位基因）相关。Gear 小组进一步研究表明，术后应用阿片类药物进行患者自控注射（PCA）镇痛时，在消除体重差异带来的影响之后，男性的药物消耗量高于女性。

一项人类志愿者研究显示，在吗啡或其代谢产物的浓度相同的条件下，吗啡对女性的效能更大，表现为疼痛缓解起效和消除均较男性慢。这表明人类存在性别间的疼痛差异有药代动力学根基。另一项志愿者研究显示，女性体内 M6G 的有效镇痛浓度更低。

2. 物理治疗和情景干预　女性涉足的治疗领域较男性广，包括无创物理治疗和情景干预；但有关此类治疗功效的研究很少。与无创物理治疗相关的踏车训练在女性运动员中可产生镇痛效果，而男性相反。也有报道显示，一些认知治疗在女性较男性有效。疼痛的性别差异的机制

（一）遗传因素

遗传对疼痛及其缓解的影响已经越来越明了了。至少体现在以下四个方面。

（1）性连锁遗传性疾病并发的一些疼痛综合征。

（2）与性别相关的代谢酶系统发生遗传性改变，引发不同的疼痛机制和治疗反应。例如，细胞色素

酶 P450 家族（CYP 2、CYP 3）发生遗传性改变并调控 CYP 的表达，可潜在影响不同性别的镇痛活性，造成性别差异。

（3）性别差异可能与雌激素调节一些神经活性物质的基因表达有关。如神经微丝蛋白、神经生长因子、降钙素基因相关多肽、促生长激素神经肽、脑啡肽、P 物质。

（4）遗传影响表现为对外源和内源性镇痛的反应和对伤害的感受具有性特异性遗传差异。

Mogil 及其同事在对鼠的研究中，定位了一个雄性特征位点可以解释雌雄鼠株间 δ 阿片受体相关的伤害感受的变异性；还定位了一个雌性特征位点，可以解释啮齿动物对应激诱导的镇痛的变异性。他们通过研究还提出，在具有至少两种不同的 MCIR 等位基因的女性中（其表型分别为红色的头发和白皙的皮肤），κ 阿片镇痛药物效果更佳。有一项研究指出，缺乏 G 蛋白偶联内流 κ 离子通道（GIRK2）的雄性鼠对伤害性刺激的反应不如雌性鼠，因而鼠伤害感受的性别差异与内源性抗伤害系统激活的 GIRK2 偶联的突触后受体有关。但临床中应用这些结论时应慎重考虑，原因在于，无论是在鼠还是在人类中的研究均是在健康状态下实施的，在疾病状态下的结果还不可知。

（二）器官生理和躯体结构

男性较女性的脂肪含量低，肌肉组织发达，血压高，而且缺乏女性在生殖状态下各项指标的生理波动。这些不同提示了在各种疼痛条件下，不仅存在性别趋向差异，还存在镇痛剂、麻醉剂和佐剂的药代动力学和药效学改变。而且，疼痛评估应该在静息血压下进行，因为在热刺激和缺血性刺激诱发的疼痛中，高血压状态可能是男性较女性痛阈高的原因之一。

盆腔器官结构和排列不同造成疼痛的性别差异很大，因此女性生殖器官相关性疼痛诸如痛经、性交痛、分娩痛，产后痛、乳腺痛和子宫内膜异位症构成了女性疼痛发病率较高的重要组分。

（三）性激素

现在内源性激素水平和外源性激素的应用（控制分娩的药物，绝经期及绝经后的激素替代治疗，睾酮替代治疗和癌症中的激素治疗）对疼痛及其缓解影响的研究也正在进行中。雌二醇、孕酮和睾酮具有女性和男性的疼痛调节作用。绝经后雌二醇水平下降使一些疼痛加重（例如关节痛和阴道痛），补充后疼痛缓解（如阴道痛），表明雌二醇与疼痛有关。同样，一些疼痛如偏头痛，在孕期或黄体中期孕酮水平升高时缓解。还有，一些麻醉药物（如 alphaxolone）是以孕酮为基础的，孕酮可以对抗一些疾患引起的组织损伤，如镰状细胞危象，因而其也与麻醉和镇痛相关。还有就是睾酮，在老年男性体内逐渐减低，而诸如心绞痛等疼痛问题却逐渐加重，补充睾酮后可缓解。

任何一种激素浓度发生改变时，或对机体无任何影响，或产生反向作用。正如男性青春期随着睾酮水平的增加出现丛集性头痛；老年男性和绝经后女性，睾酮、雌二醇和孕酮水平降低伴随着腹部疼痛（包括 IBS）、偏头痛和紧张性头痛缓解。但也有证据表明女性应用激素有时可使一些慢性疼痛的危险性增加并对试验性疼痛的反应增强。以上研究表明实验结果不仅依赖一种激素在体内的即时浓度，而且受其在一段时间内或以前的浓度波动和相对于其他激素的浓度，以及中枢神经系统功能的影响。更重要的是，生活方式对它的影响。

以上这些结论看似互相矛盾，实不足奇。因为性激素的作用是广泛的，它们以复杂的方式从蛋白到细胞、到组织、到器官、到中枢神经系统调节着躯体结构的功能。

（四）应激、焦虑和心理神经免疫学

几乎在生物医学研究的各个领域，都有人类和动物在应激产生机制和影响中存在性别差异的报道。其中有关疼痛的研究包括以下几个方面。

（1）下丘脑 - 垂体 - 肾上腺轴：应激对其在男女中的影响不同，包括伤害性应激。

（2）不同类型的应激源对伤害感受和疼痛的影响存在性别差异，如锻炼，外伤史，身体或性虐待，人生要事如结婚、家庭成员的去世和转移居住地，以及那些伴随性激素和焦虑变化的应激源。

（3）应激诱导的镇痛在阿片类和非阿片类药物中显现出性别差异的机制。

（4）心理神经免疫学领域的快速发展，该领域研究免疫系统和神经系统如何相互作用影响疼痛，并已发现其中存在性别差异。

（五）神经系统功能

以下三种类型的试验探究可以帮助我们理解疼痛性别差异中神经系统的作用。

第一种类型是关于性激素如何影响外周神经元、脊髓和大脑的神经活性物质以及其受体表达的研究。这些激素不但影响外周感觉神经元的敏感度和伤害对敏感度的作用，还调节中枢神经系统下行伤害感受调节系统，以及中枢敏化或疼痛记忆。

第二种类型是有关男女接触的不同应激源之间相互作用的研究，包括不同的应激源如何影响中枢神经系统功能和下丘脑－垂体－肾上腺轴构成的性别差异。以上两方面研究得出了一个主要的结论：女性调节伤害敏感度和伤害记忆的神经系统功能可能较男性更广泛，变化范围更大，其中部分原因在于她们自身激素的变化和具有较高水平的雌激素和孕激素。

第三种类型是有关大脑－成像方面的研究。不同类型疼痛对男女大脑的激活模式没有显著性的差异。但经历不同类型的疼痛时大脑激活模式存在差异。例如，刺痛和幻肢痛激活扣带回皮质的不同区域，内脏刺激（扩张食管）和皮肤刺激（热刺激胸部）也可激活大脑的不同区域。另外，健康个体和患病个体的大脑激活模式也不同，例如，在健康个体中，直肠扩张引起的疼痛与扣带回皮质激活程度呈正相关，而在 IBS 个体中却不然。

（六）生命中的事件、生活方式和社会文化角色

个体生命中的主要事件影响疼痛的性别差异。这虽然很重要，但却没有被考虑到疼痛机制和个体化治疗中。随着我们对疾病的观念从局部向整体的转移，这种状态也会慢慢发生改变。

躯体结构、生理和大脑功能（包括调节伤害感受敏感度和应激水平的一些方面）的主要性别差异是在胎儿和新生儿期间产生的，随着成长不断显现。这些因素和家庭生活方式以及教育均受社会文化、性别角色的影响，作用于每一个体，造成疼痛敏感度和其他行为的性别差异。在青春期，激素水平发生很大变化，造成躯体结构、生理和行为上的巨大性别差异。而在此时，一些与疼痛相关的、具有性别差异的生活方式开始形成，如冒险的行为、职业目标、社会角色以及对自己和他人受伤和患病的态度。一些疼痛问题（如男性的丛集性头痛、女性的痛经）也出现了性别差异。

在漫长的成年期，一个人的职业、社会角色和生活方式发生着缓慢地变化并逐渐稳固。虽然社会形态发生着变化，但女性和男性履行的社会职责和义务基本没有改变，女性涉足的范畴更广。男女性别上的差异与疼痛的性别差异有很大联系，例如，男女易受不同类型的伤害（男性工作或运动相关性伤害、女性被袭击或强暴性伤害）；女性更愿寻求卫生保健；女性对识别自己和他人所处的疼痛环境具有更高的敏感度；女性接受卫生保健的自由度更广；还有，卫生保健服务人员对患者疼痛的理解具有性别特异性。

生活方式的性别差异也是一个主要影响因素，使女性易感受疼痛且具有多方寻求解决方法的能力。反复的痛经、怀孕和分娩以及间质性膀胱炎、腰背痛等，可使性别间的差异变得显著。严重的痛经可以诱发持续且普遍的肌肉痛觉过敏，并能扩大其他疼痛，如尿道或胃肠道相关性疼痛。怀孕期间和月经前期，液体潴留使神经周围组织的压力升高，这样就加剧了神经痛，如腕管综合征。分娩相关性损伤可以引起非常严重的疼痛，并可加重产后痛，还可提高对伤害性刺激的敏感度，正如在战争中或体育竞技中经历过严重创伤的男性。

女性进入 40 岁就开始了一段长达 5 ～ 10 年的更年期，在这个阶段体内激素水平迅速减低，而男性在 48 岁至 70 岁之间要经历一段漫长的更年期，在此期间发生较复杂的激素代谢改变。全身代谢、生理和躯体结构同样发生着变化。在此阶段随着子女独立生活以及职业和休闲娱乐方式的改变，生活方式也急剧变化。男女的患病危险增加，药物代谢也发生改变，这一点不但女性，男性也变得显著起来，卫生保健次数随之增加。其结果导致许多疼痛问题的性别差异降低。

三、临床意义

（一）诊断

在疼痛诊断中应重点考虑症状表述、言词的应用和并发其他问题的性别差异而造成的影响。例如，在老年男性中，有一部分人的疼痛时程长，但痛苦程度低。此外，女性与男性对于自身胸部疼痛的症状

阐述存在差异。

女性表现出的症状和体征与男性相比有所不同。了解了这些差异可以避免误诊和延误治疗。当一位患者陈述具有不典型胸痛时，在过去可能就会忽略询问有无其他的疼痛、憋气、乏力或肩部不适。包括疼痛主诉的详细病史和其他看上去次要的陈述在内，尤其对绝经后的女性，能够发现她患有糖尿病和高血压也可能是救命的。了解症状和体征中的性别差异将明显提高诊断水平。此方面的研究正在进行中，其中包括 IBS、偏头痛、类风湿性关节炎和间质性膀胱炎。

近期对内脏传入激活外周和中枢神经系统机制的认识又有了新的进展，在跨系统内脏间相互作用和跨系统内脏躯体间相互作用的概念指导下，揭示出一些新的症状对诊断有益。这种相互作用可能基于多种疼痛问题的并发，如 IBS、痛经、间质性膀胱炎、头痛、颞下颌关节痛和纤维肌痛（所有这些均具有女性易患倾向）。虽然并发疼痛也见于男性（如前列腺痛和膀胱功能异常），但其更倾向于女性，部分原因在于女性内生殖器结构比较敏感。总之，综合考虑患者当前的主诉和其他方面的疼痛与症状（当前的和既往的）可以提高男性和女性疼痛问题的诊断成功率。

（二）治疗

1. 药物

（1）性别差异的药理学基础：男性和女性患者的躯体构成（如肌肉、水和脂肪含量）和性激素相关性差异造成各自的药物代谢和药效不同。

药物代谢存在性别差异表现在药物吸收、蛋白结合和药物代谢。在排卵期，机体对阿司匹林和酒精等的吸收减少；在黄体后期药物的肠内存留时间延长；在孕期以及补充激素时，可影响药物起效时间。而在蛋白结合方面，女性 α_1 酸糖蛋白水平较男性低，同样剂量的利多卡因在女性中毒的危险较高。在药物代谢方面，人类细胞色素家族（CYP450），除了受性激素或酶活性抑制的影响，还受性别依赖性的影响。CYP3A 同时存在于胃黏膜细胞和肝内，所以口服用药时，CYP3A 活性的性别差异更明显。

在动物及人类体内，性激素影响许多疼痛相关性神经活性物质的表达。这使靶向这些物质的新药可能同样具备药效上的性别差异，如果对男女性分别应用特异性激动剂或对女性进行药物滴定，可以提升药物的效能。例如，患者的性别是瑞芬太尼靶控输注模式的一个影响因子。随着对人体各领域研究的深入，越来越多的计算机输注模式可应用于临床，现在依据性别和体重，甚至以后依据生殖状态和激素补充量来调节药物的剂量，可能增加不同类型镇痛剂和佐剂的效能。

疼痛的周期性可能是任何一种疼痛问题的特征，也可能不是。这在临床治疗中很有帮助，依据其特点调节用药可满足不同的疼痛强度。这种治疗策略和其他治疗手段（如锻炼）同等重要。例如，患类风湿性关节炎的女性在围月经期疼痛加重更不愿活动，在此期间应增加镇痛药剂量并择期再安排锻炼。

（2）药物不良反应：在药物应用中，至少两方面导致不良反应上的性别差异。首先，女性不良反应的发生率是男性的 2 倍，可能部分原因在于身体构成（如体重）的不同，而且女性更多的应用各种药物和激素也增加了药物的敏感性和它们之间的相互作用。女性在治疗贫血、行经痛和尿路感染中就存在过多用药现象。药物的相互作用是相对普遍的，了解患者的常规用药史（包括额外使用的激素在内）对用药种类和剂量的选择有益。依体重给药可提高用药的安全性。

另一方面，有新的证据显示个体用药存在不良反应上的性别差异。例如，吗啡降低通气反应对二氧化碳的斜率，年轻成年女性较男性更甚。报道的反应随药物类型和使用频率而发生变化。来自法国的数据显示，短效芬太尼和吗啡在应用频率不同时，芬太尼产生不良反应的概率较高，而在应用频率相同的条件下，结论反之。

2. 物理治疗　女性更愿意接受简单的物理治疗，如放松疗法、热和冷疗、按摩和振动疗法，而男性可能受益于对他们价值的鼓励和教育。另外，生理心理学研究表明女性对压力和温度的反应随月经改变，因而治疗中应用无害的力或热刺激（如经皮电神经刺激或按摩）时可能影响疗效。在锻炼和物理治疗方面，运动医学研究显示女性较男性更易受伤害，且在围月经期问题更多。对女性而言（男性不存在），肌肉平衡矫正和强化治疗项目可诱发下背部疼痛，这可能提示我们需要制订更多的性别特异性治疗项目。

有创治疗，如臀部矫形手术，使女性具有更多疼痛问题，这种情况可在术后持续一年。一项包括

4 173 名患者在内的前瞻性研究表明，女性术后次要疼痛如咽喉痛、头痛和背部痛较男性多。这种差异的产生可能与女性麻醉中应用的药物、术后镇痛方式的选择或报告误差有关。

3. 情景干预 当疼痛长时间存在的时候，调整患者所处的环境和社会关系可以改变自身的期望值，增强主动性并改善生活质量，这样虽不能消除疼痛但可使之缓解。许多研究表明女性更可能应用情景治疗并从中受益，尤其那些具有改变疼痛认知方面潜能的治疗方案。

女性的表达能力、生活方式和职业均与男性存在差异，因此，需要依据不同的目标为患者制订具有性别导向的治疗方案。

4. 联合治疗 临床各学科相互配合可对慢性疼痛实施联合治疗，但需谨慎。在一项多学科改善背部痛的随机、对照性临床实验中，女性的效果更佳。

在急性痛中，药物、物理治疗和情景干预的联合治疗效果可在分娩痛中体现。分娩虽是一种生理现象，但对孕妇（尤其初产妇）来说确是一种持久而强烈的应激源。既产生生理上的疼痛，又引起心理上的恐惧。相当数量的初产妇害怕分娩，怕疼痛，怕出血，怕出现难产，怕胎儿性别不理想，怕胎儿有畸形等，致使临产时情绪紧张，常处于焦虑、不安和恐惧状态。60% 的初产妇发生严重的分娩痛。认识到这一点，就应该在婴儿出生前开始前期情景治疗。应该让女性了解她们机体的功能，如何放松自己，如何应用应对策略和物理治疗（按摩），如何选择或应用各种药物控制挛缩期疼痛。不管接受治疗的女性年龄跨度有多大，社会经济地位如何，以前是否痛经，体型、体重如何，一般情况如何和是否是经产妇，在分娩期进行联合治疗都是有效的，既能缓解疼痛、又可减少止痛药的用量。但接受治疗的女性可能被其伴侣影响。如果不与伴侣一起接受治疗，时间长了就会感觉痛苦、无助且自责。

第三节 小儿疼痛

一、小儿疼痛治疗的现状

小儿作为一个特殊群体，以往对其疼痛的干预、治疗普遍不够重视，究其原因概括有以下几点：①对小儿疼痛概念认识不够精确；②缺乏对儿童镇痛药应用的知识；③担心阿片类药物的不良反应；④对阿片类成瘾性存有恐惧；⑤理念滞后，缺乏提倡。现今，越来越多的研究表明新生儿即能感知疼痛，甚至在胎儿期传导痛觉的神经末梢即已形成。新生儿出生时，即对肌内注射和刺激跟腱能引起痛苦表情，甚至哭叫等行为反应，亦可出现心率加快、血压升高和掌心出汗等交感神经系统反应，上述现象说明小儿对痛觉已有完整的感知。因此，对小儿实施疼痛干预和治疗同样有其必要性。

20 世纪 80 年代，在国外对小儿外伤和术后疼痛的治疗与成人相比，受到重视的程度大不相同。在一项调查中，绝大部分临床医生回答："2 岁的小儿对痛觉的感知已和成人一样"。尽管这样，仍有 87% 的住院小儿疼痛没有得到缓解。此外，与成人心脏术后疼痛的药物治疗比较显示有明显的差异，心脏手术后成人 70% 用镇痛药，小儿术后仅 30% 用镇痛药。

在我国小儿疼痛治疗的情况远不及国外，但是最近以来，随着人们对小儿疼痛认识的日益提高和从事这一方面的研究深入，认识到小儿疼痛症状及其感受，不仅伤害其身心健康，且对其心理发育和成年后对疼痛的反应有很大的负面影响，可造成神经系统结构和功能的持久性改变，甚至继发其他系统和器官的疾病；再者小儿疼痛亦会给其家庭、社会带来一些负面影响。因此对小儿疼痛的干预和进一步深入研究有着重要意义。

小儿和成人有众多区别，诸如：①小儿的疼痛难以评估；②小儿特别是新生儿和婴儿不像成人配合使用药物；③小儿憎恶打针及有创性治疗；④小儿硬膜外镇痛的操作及维持均很困难；⑤小儿对疼痛的感受牵涉到父母的感受。这些都使小儿疼痛治疗更具挑战性。

二、小儿疼痛的解剖生理特点

众所周知，小儿出生时就对疼痛敏感，随着长大，调节疼痛反应性的能力逐渐增加。最近的研究证实，从早产儿到早期婴儿的行为资料一致支持一种发育梯度：一开始时对低阈值刺激产生相对弥漫的反应，后来对较高阈值刺激产生更集中的反应。

（一）解剖学特点

研究已证明的解剖学依据有：胎儿 20 周所有皮肤和黏膜表面均有感觉神经末梢分布；胎儿 24 周已经形成丘脑传入纤维与皮层神经元之间的突触；胎儿 30 周丘脑完成髓鞘化；胎儿 37 周丘脑皮层纤维完成髓鞘化。结构决定功能，主要证据有：胎儿 30 周出现了视听觉和躯体感觉的诱发电位；脑电图波形可以明确反映睡眠和觉醒间的各种行为；在新生儿体内可以测定大脑葡萄糖的利用率。每一个完整的功能性疼痛传递系统一旦形成后，逐渐发育形成一些亚系统，包括神经元间的连接、神经递质及其受体的产生、局部和下行控制回路的建立等。对躯体刺激产生反应起始于胎儿生长的第 7.5 周，但在以后发育过程中不断发生变化。比如，当戳刺新生儿脚后跟时，可能引起的反应是包括身体的扭动、摇摆和上下前后同时反应在内的全身运动。但随着新生儿的成长，这种反应变得越来越有个性特点，且只局限于受刺激的单脚运动。

（二）生理学特点

据研究，婴儿对手术疼痛应激的内分泌反应要比成人大 50% ~ 300%。新生儿手术的应激反应包括术中及术后肾上腺素、去甲肾上腺素、胰高血糖素、皮质酮、醛固酮等增加，胰岛素降低；围术期代谢反应包括术中血糖、乳酸盐、丙酮酸盐、非酯化脂肪酸和酮体等增加；术后蛋白分解增加。由于应激反应大，免疫受到抑制，术后并发症多、死亡率高。在发育的痛觉神经系统内早就存在许多神经递质与信号分子（包括 L- 谷氨酸、P 物质及其他肽类、单胺类、GABA 等），与成年期相比，其水平一直低于成年期，当然神经功能也就低于成年期，但受体分布广泛且高密度，这些特点对小儿的疼痛行为及镇痛药效应会产生很大影响。

三、小儿疼痛的定性、定量分析

面对就诊的患儿，首先面临的问题是疼痛存在与否，继而对疼痛作出定性诊断。主要依靠患儿及家长的陈述和在此基础上的分析判断。主要包括：病史采集、体格检查、实验室化验和诊断性神经阻滞或试验性药物治疗等。其中患儿及家长的陈述最为重要，而这取决于其自身感受、心理因素、文化水平和表达能力，如锐痛、钝痛、跳痛、隐痛、刀割样痛、烧灼样痛、酸痛、触痛、牵引痛、游走痛等等。根据这些作出定性诊断后，就需要正确评估疼痛的强度、范围及持续时间，以便作出定量诊断。疼痛是一种主观感觉，小儿疼痛受多种因素影响，很难进行准确测量，常需多方面评估。主要有三大方面：自我报告、行为测量和生物学测量。

（一）自我报告

自我报告是病儿的主诉，被公认为测量疼痛的“金标准”。它包括对疼痛主观感觉的陈述和疼痛的性质、强度、范围及时间方面的信息。自我报告测量强调两点：一是要求小儿有一定的认知和语言能力，所有不会用词语表达的小儿除外，其中还包括许多其他理解能力较差的年小儿童；其次就是由于具体情况不同，所有自我报告测量都存在倾向性。被提问的内容和反应都可以实质性地改变小儿的回答，从而影响疼痛的测量。自我报告测量的种类具体方法有：

1. 提问法　比如：你哪儿疼？有多疼？疼多久？等等之类。尽管临床上很有用，但易带偏见，而且缺乏准确的测量数字单位。

2. 词表法　它既测量疼痛的强度，又测量疼痛的情感和评估方面。

3. 视觉模拟法　就是成人目前常用的 VAS 评分法，是一个在两端从没有疼痛（0 分）到最剧烈疼痛（10 分）的连续垂直线或水平线。

4. 分类评定法　由一组数值渐增的数字组成，比如：1 为无疼痛、2 为轻度疼痛、3 为中度疼痛和 4 为重度疼痛。其中最常用的有两种方法：一种是面部表情法，它由一组表达不同痛苦程度的面部表情画面组成；另一种是扑克牌法，让患儿从扑克牌 1 ~ 4 中选择，以描述其疼痛程度（1 表示最轻的疼痛，4 表示最重的疼痛）。

5. 数字评定法 是全部用数字来反映疼痛增加的程度，它只需要患儿懂得数字的概念，不需要任何设备，临床应用极为方便。

6. 其他方法 最常用的是颜色选择法，让患儿选择代表不同程度疼痛的颜色，一般以红色代表疼痛最剧烈，黑色代表无疼痛。

（二）行为测量

行为如声音、面部表情和身体活动等都与疼痛有着明显的关系，事实上，行为测量是自我报告的重要补充。常用的有：

1. 面部活动编码法 这是适用于新生儿行为测量的一种方法，通过对新生儿刺足跟反应观察其面部反应，它由 10 个面部活动组成，包括皱眉、挤眼、鼻唇沟和口唇的变化、吐舌、噘嘴等，通过编码器在录像带上阅读后确认。该系统主要用于短暂、快速的疼痛测量。

2. 婴儿疼痛的行为测量 它既评估了婴儿和年小儿童的机体反应，也评估了语言表达和面部表情。

3. 操作行为测量 主要用于小儿临床诊治过程中的医疗操作时的反应，包括哭闹、喊叫、身体抵抗、肌肉收缩、对疼痛的言语表达和紧张行为等。

4. 小儿术后疼痛测量 常用的有：Eastem Ontario 医院的疼痛量表、客观疼痛量表、学步－学龄前儿童术后疼痛量表等。因为这些测量对术后即刻疼痛有效，而对长时程疼痛测量无效，故在此就不一一详述。

（三）生物测量

生物测量是指运用生物学指标来评估疼痛的一种方法，适用于不能自我报告的小儿和较长时程的疼痛测量。它包括心率、呼吸频率、氧饱和度、血压和应激激素（儿茶酚胺、皮质醇、生长激素、胰高血糖素等）。其中最常用的是心率，它是评价短期锐痛简便而合理之参数。在麻醉、ICU 和有痛操作时氧饱和度监测已广泛应用。手术或创伤可引起应激激素（儿茶酚胺、皮质醇、生长激素、胰高血糖素等）的释放，它们可促进伤口愈合，但偶尔可对新生儿产生严重的不良反应。所以说，生物测量不仅监测伤害性刺激对机体的反应情况，同时又对儿童疼痛治疗的稳定性提出了质疑。

总之，任何一种方法都有其优点和局限性，我们应该结合具体情况采取多种方法综合进行评估，并且有规律地重复测量，定时记录疼痛治疗效果。

四、小儿疼痛的临床诊治特点

小儿疼痛的诊断和治疗比较复杂，包括病史采集、体检、实验室检查和用药等都有其特殊性。综合如下：

（1）小儿不易合作，不能准确地描述疼痛，很难获得准确的病史和体格检查资料，使各项诊断和治疗措施难以施行。

（2）小儿的痛阈低于成人，且与年龄呈正相关，即年龄越小越易感受疼痛。这是由于小儿大脑控制能力较差，皮层下常处于释放状态，从而提高疼痛的敏感性。小儿疼痛的程度不同于成人，呈突发性和阵发性，持续时间较成人短。

（3）小儿的器官代偿能力较差，表现为和成人相比对疼痛反应较强烈，疼痛时常伴有明显的生理生化改变。具体表现为呼吸频率、心率、血压和颅压均升高，耗氧量和代谢率也增加等。严重时可致哮喘或喉痉挛及食欲不振，继而导致发育不良。值得一提的是，有些小儿表达疼痛时行为过分夸张。

（4）小儿对疼痛存在较强的回避性，因为害怕吃药、打针或住院等，宁愿自己故意隐瞒和忍受疼痛，也不告诉家长和医护人员，他们经常采用某种姿势或动作来避免或减轻疼痛，从而延误疼痛的诊断和治疗。

（5）小儿药物治疗的特殊性。镇痛药的药代学和药效学都随着年龄的增长而改变。儿童各种肝药酶系统的成熟速率不同，也决定了药物临床效果的不同。由于新生儿肝药酶系统尚未完全发育成熟，对许多药物的清除率较低；而 2 ~ 6 岁儿童，可能是因为其肝脏的体积（经体重标准化后）大于成年人，以致细胞色素 P450 对许多药物的代谢率高于成年人。儿童更高的药物清除率意味着需要给予更多的药物。

例如吗啡缓释片，成人每天用 2 次，儿童每天则需要 3 次。有研究表明，机体中影响药物代谢的基因的改变可能提高或降低镇痛药的效果。例如，细胞色素 P450 亚型 2D6 缺陷者，可导致可待因失去镇痛作用。新生儿体内水分所占比重高于大龄儿童。在新生儿的脑、心脏及其他内脏、肌肉和脂肪中，可与药物结合的血浆蛋白的浓度相对较低。对于那些与血浆蛋白结合力高的药物，由于新生儿血浆蛋白水平及蛋白结合力较低，可能使血浆中游离药物浓度增加而药物毒性增强，使麻醉性镇痛药的不良反应更明显。总之，以上这些特点足以说明新生儿和婴儿每公斤体重所需的药物剂量应偏低，而给药间隔时间应延长。小儿机体尚未发育成熟对药物的影响极其复杂，由于药物的敏感性和分布率不同，使得某些药物用于小儿甚至需要相对较大的剂量。

（6）儿童对疼痛的感受不仅取决于组织损伤的程度，还与儿童的年龄、性别、发育水平、既往的疼痛感受以及相关的情景和心理因素有密切关系。这种主观感受比成年人更具有可塑性，因而较易受环境因素和心理因素的影响，表现出不一致性。因此，理想的小儿疼痛控制需要集中在以下两点，一是适当选择使用镇痛干预措施；二是不管原发疼痛的原因如何，都必须改善所有加重疼痛的因素，即将必要的镇痛药物治疗与行为、心理调节结合起来。

第十章 现代临床麻醉概论与范畴

第一节 麻醉学概论

一、麻醉学发展史

（一）古代麻醉学的发展

麻醉原意是指感觉或知觉丧失，其后则指可使患者在接受手术或有创操作时不感到疼痛和不适的状态。一般认为，麻醉是由药物或其他方法产生的一种中枢神经系统和（或）外周神经系统的可逆性功能抑制，这种抑制的特点主要是感觉特别是痛觉的丧失。

有关麻醉、镇痛和急救复苏方法自古就有记载。早在春秋战国时期（公元前475 ~ 221年），名医扁鹊曾以“毒酒”作麻药为患者“剖胃探心”。古典医书《黄帝内经》已系统论述针灸及其理论，并记载了针刺治疗头痛、牙痛、耳痛、腰痛、关节痛和胃痛等症。公元2世纪，据《列子》记载，汉名医华佗，以酒服“麻沸散”，“刳破腹背”，为患者施行手术。公元1337年（元朝），《后汉书》《世医得效方》记载了当时骨折、脱臼的整复方法及所用的麻药。在复苏急救方面，东汉张仲景《金匮要略方论》载有对自缢者的抢救方法：“……一人以手按据胸上，数动之，一人摩捋臂胫，屈伸之，若已僵，但渐渐强屈之，并按其腹。”说明早在公元二三世纪，中国已施行心肺复苏术。

古埃及人将罂粟（吗啡）与莨菪（莨菪碱或东莨菪碱）合用作为麻醉药，此与现今仍作为麻醉前用药的配方极为相似。古代印度、巴比伦及欧洲等地也曾采用曼陀螺、阿片酒进行麻醉实施手术；也有用神经干压迫或放血至昏迷施行手术，均因风险极大而难以推广。以上为麻醉学发展的起始阶段。

（二）近、现代麻醉学的发展

1846年，牙医Morton WT在哈佛大学教学医院麻省总医院给患者施行乙醚麻醉，成功地切除下颌部肿瘤，次日报载“乙醚示范”的消息，立即轰动世界，可视为近代麻醉学的开端。1853年，英国产科医生Simpon JY首次成功地使用氯仿于分娩镇痛。以后相继出现氯乙烷、乙烯醚、三氯乙烯、环丙烷等吸入麻醉药，均因毒性太大或易发生爆炸而渐被淘汰。氧化亚氮虽在1844年较乙醚还早用于全麻拔牙，但因Wells医生不了解N_2O麻醉效能差，以至1845年在麻省总医院表演失败，对气体麻醉的发展起到显著的阻碍作用。直到1868年，Andrew医生发表了N_2O+O_2的麻醉方法，才又引起人们的重视，特别在现代复合麻醉中，N_2O因能强化其他吸入麻醉药并降低其不良反应而继续发挥优势。

现代麻醉、电子检测仪及电气手术用具均要求禁用易燃、易爆麻醉药。1956年，含有卤素的非燃烧、非爆炸的新的强效吸入麻醉药氟烷开始用于临床麻醉，使统治了110年之久的乙醚吸入麻醉遇到挑战但氟烷对肝脏的毒性及并用肾上腺素易导致心律失常，于是产生了新的更理想的卤素类吸入麻醉药。1959年，甲氧氟烷问世，性能介于乙醚与氟烷之间，但因对肾脏的毒性，临床上也未推广。1972年，恩氟烷问世，避免了并用肾上腺素导致的心律失常及对脏器的损害，从而得以广泛地应用，但发现其在深麻醉特别是存在低碳酸血症时脑电图易出现痉挛性棘波和运动性发作，甚至惊厥。1981年，恩氟烷的同分子异构体异氟烷问世，具有恩氟烷的特性，而对中枢神经系统不引起痉挛性脑电波，也不影响颅内压，更符合理想的吸入麻醉药。近年来，新的卤素类吸入麻醉药地氟烷和七氟烷问世，血/气分配系数更接近

于 N_2O，诱导和苏醒迅速，麻醉深浅更易控制，使吸入麻醉愈达理想境地。此两药兼有异氟烷和 N_2O 的优点，而且七氟烷对呼吸道无刺激性，可用于吸入麻醉诱导，更适于小儿麻醉。地氟烷在体内代谢率仅为 0.02%，对肾几乎无影响。近十余年来，着力研究的氙系气体麻醉药，因价格昂贵尚未在临床上广泛使用。

静脉麻醉药直接入血作用于中枢神经，从理论上应优于吸入麻醉。然而，真正起到理想麻醉效应的静脉麻醉尚难找到。19 世纪下半叶，人们尝试过水合氯醛、氯仿、乙醚、吗啡和东莨菪碱等作静脉麻醉。随后出现了苯二氮䓬类药，如地西泮、劳拉西泮、咪达唑仑。咪达唑仑可供口服、肌内注射、静脉注射，其作用时间短、使用范围广，可用于术前用药、麻醉辅助用药、全麻诱导、ICU 镇静或复合麻醉的组成成分。其他一些静脉麻醉药，如羟丁酸钠、氯胺酮、依托咪酯、丙泊酚等均不同程度地在临床上得到应用。丙泊酚由于药物的半衰期和静脉持续输注半衰期短，诱导和苏醒迅速，还有抗恶心、呕吐的作用，因此广泛应用于临床，特别适用于非住院患者手术麻醉及短时间镇静催眠。

镇痛是全身麻醉的重要组成部分。一些新的阿片类药物广泛应用于临床。吗啡早在 1803 年从阿片中分离出来，是临床上常用的麻醉性镇痛药，主要用于术前用药、术后镇痛和癌症晚期疼痛的治疗，较少用于全身麻醉。除多年来一直使用的芬太尼外，现在临床使用的还有舒芬太尼、阿芬太尼等，前者麻醉效能强，后者作用时间短，可控性较好。20 世纪 90 年代中期，瑞芬太尼合成，选择性作用于阿片 μ 受体，经血浆的非特异性酯酶代谢，起效快，作用时效短，临床应用日益广泛。芬太尼贴剂于 1991 年应用于临床，具有使用方便、镇痛效果强等特点。曲马多是非阿片类镇痛药，于 20 世纪 80 年代应用于临床。该药具有对呼吸影响小、成瘾性低等特点，适用于中度至重度疼痛的患者。左旋氯胺酮于 20 世纪 90 年代中期上市，作用强度比常用的氯胺酮大 2 ~ 3 倍，对呼吸抑制轻。

肌肉松弛药虽不起麻醉作用，但直接阻滞神经 – 肌接头导致肌肉松弛，显著地改善了全麻效应。1935 年，King 从植物中分离出箭毒，1942 年筒箭毒首先用于临床，迅速为麻醉及外科工作者所接受，之后相继推出琥珀胆碱、加拉碘铵、溴己氨胆碱（氨酰胆碱）、爱库氯铵，特别是琥珀胆碱长时间作为气管插管的首选肌松药。当前肌松药已成为麻醉医师不可缺少的药物之一。近年来不断推出许多新的甾类肌松药如泮库溴铵、维库溴铵、哌库溴铵和罗库溴铵及新的苄异喹啉类肌松药如阿曲库铵、顺式阿曲库铵、美维库铵和杜什库铵。阿曲库铵的代谢和排泄不依赖于肝、肾功能，主要通过非酶性化学分解，称为 Hofmann 消除，只有少量（小于 10%）通过非特异性酶水解。顺式阿曲库铵对心血管影响更少或释放组胺甚微，更接近理想的肌松药。

（三）局部麻醉的发展

广义的局部麻醉也称部位麻醉，其发展较全身麻醉约晚了半个世纪。1884 年，Koller 在眼科手术中成功地应用了可卡因实施表面麻醉。同年，William H 用可卡因做皮内浸润和神经阻滞。1885 年，Corning 首先在犬身上施行硬膜外阻滞。1898 年，Bier 首次将可卡因注入患者的蛛网膜下隙并称之为腰椎麻醉。1905 年，Einhorn 合成酯类局麻药普鲁卡因，由于其毒性小，效能确切，得以迅速推广并用于局部浸润麻醉及区域麻醉。1920 年，Pages F 描述了腰部硬膜外麻醉。1943 年，Lofgren 合成了胺类局麻药利多卡因，因其渗透性强，更使神经干阻滞及硬膜外麻醉的阻滞效应显著提高，至今仍为国内外普遍应用的局麻药之一。同时又相继合成辛可卡因（地布卡因）（1930）、丁卡因（1932）、氯普鲁卡因（1955）、甲哌卡因（1957）、丙胺卡因（1960）、布比卡因（1963）等不同时效及特性的局麻药，为局部麻醉及镇痛治疗提供了更有力的武器。此外，罗哌卡因、左旋布比卡因药效学与布比卡因类似，但中枢神经系统毒性和心脏毒性较低，安全性更高。

（四）复合麻醉的发展

全麻的实施已经不只是要求意识消失及镇痛，还要求肌肉松弛及抑制有害的神经反射，称之为全麻四要素，应用单一的麻醉药或麻醉方法常不能满足全身麻醉的要求，所以很早就提出所谓的“平衡麻醉”，即复合各种麻醉方法或麻醉药彼此配合，取长补短，以满足全麻四要素，维持机体生理状态。特别在 1942 年筒箭毒碱问世后，使复合麻醉更完善。现已有吸入复合麻醉、静吸复合麻醉、全凭静脉复合麻醉等。1951 年，Laborit 及 Huguenard 提出用神经安定阻滞剂配合物理降温以降低机体代谢及应激反应，称为“人工冬眠”。由于氯丙嗪作用机制复杂，后改用氟哌利多芬太尼合剂进行神经安定镇痛麻醉，实际也是一种复合麻醉。1950年，Bigelow及Swan等用体表降温阻断循环完成心内直视手术，继而又并用体外循环降温满足复杂的、需长时间阻断主动脉的心内手术。这不但要求麻醉医师使麻醉平稳，还要利用人工心肺机维持机体循环生理，掌握人工心肺机维持机体呼吸生理，有时还需在麻醉中进行控制性降压，以有利于手术的操作及减少失血，大大丰富了麻醉的内容。

（五）麻醉及监测设备的发展史

19世纪末20世纪初是麻醉学在很多方面寻求安全性的时期，综合的麻醉监测方法增加了患者的安全性。1902年，Cushing首先提出在麻醉记录单上记录血压。1903年，Einthoven W应用线电流计首次在临床上描记心电图。脉搏氧饱和度监测在第二次世界大战期间首次应用于临床。曾有人评价说：“与以往麻醉、复苏、重症监护过程中保护患者安全的监测手段相比，脉搏氧饱和度仪是一种最先进、最重要的技术。”1929年，Forssman W介绍了在人体行中心静脉置管及右心房插管的方法。1954年发明了二氧化碳浓度监测仪，能利用近红外吸收技术实时测量呼气时二氧化碳浓度。这些监测手段大大减少了手术意外的发生，使得重症患者能够安全地渡过围手术期。自动化监测仪器的应用使得麻醉医生在手术过程中将更多的精力用于发现和处理患者的病情，提高了麻醉质量。

气管插管器具和技术的发展是麻醉发展史的另一项重大进步。它最早是用于对溺水者进行复苏而不是用于麻醉。Snow J等人曾通过气管切开的方法对患者进行麻醉。第一个进行选择性经口气管插管的是苏格兰外科医生Macewen W。肌松药应用之前，气管插管是对麻醉医师一项严峻的挑战，因为早期的喉镜笨拙、易损伤牙齿且暴露声门不充分，经常使气管插管失败。得克萨斯州圣安东尼奥市的Miller R和牛津大学的Macintosh R先后两年内分别发明了经典的直、弯型喉镜片，流传至今。1981年，Brain第一次认识到喉罩的原理，于1983年提出这一气道管理的构想，亲自制造喉罩并将其不断改进。

麻醉机的应用增加了麻醉的安全性，能够确保临床医师将正确的混合气体输送给患者。19世纪末，美国和欧洲制造出可移动立式麻醉机。三位美国牙医发明了第一代应用氧化亚氮和氧气高压钢瓶的麻醉机。20世纪初，伦敦麻醉医师制造出第一代Boyle麻醉机。Cyprane公司制造的Fluotec挥发器是最早在手术室内应用的Tec系列专用挥发器，现在所有大制造商生产的挥发器均与此相似。机械呼吸机现在是麻醉机必不可少的组成部分。1907年，第一台间歇正压呼吸器——Drager Pulmonary问世。

（六）疼痛理论的发展史

古时，疼痛被认为是一种情感反应，而不是一种感觉。人们认为宗教特权人士具有控制疼痛的能力，他们通过咒语及祷告来解除疼痛。18、19世纪，人们对疼痛机制的认识有了显著进步。Haller AV观察到，机体的某些组织有一定的特性，称之为感觉。1752年，Haller提出只有那些有神经分布的身体部位才有感觉，而易兴奋是肌纤维的特性。19世纪末，人们认识到急性疼痛是一种精确的感觉而且可以被局部麻醉阻滞，同时发现疼痛是独立的感觉，在相互绝缘的神经纤维上传导。1965年，Mclzack和Wall提出疼痛门控学说，他们认为伤害性感受的传入纤维进入脊髓，在脊髓背角形成突触，在该处传入刺激向腹角传导之前被“闸门”所调控。1974年，首次发现了内源性阿片类物质，后来人们发现内源性阿片物质分布于疼痛传导通路的各个部位，一些控制疼痛的方法如针灸、生物反馈疗法等正是试图通过激活这些内源性系统来减轻疼痛的。当前的观点认为，围手术期的疼痛会阻碍机体的恢复，对于疼痛采取积极的治疗方法，有利于机体功能的迅速恢复。

二、麻醉的分类

麻醉的分类多按麻醉方法进行分类，随着麻醉学的进展，人们又根据不同手术患者病理生理特点进行亚麻醉学科分类。

（一）麻醉方法分类

1. 全身麻醉

麻醉药通过吸入、静脉进入体内，抑制中枢神经系统使神志消失，统称全身麻醉，简称全麻。具体可分为：

（1）吸入麻醉：应用气体或挥发性麻醉药吸入肺内达到全身麻醉。

（2）静脉麻醉：应用静脉麻醉药静脉注射达到全身麻醉。

（3）肌肉麻醉：药物经肌内注射后被机体吸收达到神经系统发挥麻醉效应。

（4）直肠麻醉：药物经直肠灌注而发挥麻醉效应。

（5）基础麻醉：患者在人手术室前先行肌内注射或肛内注入适量麻醉药使意识消失，有利于入室后诱导平稳，多用于小儿。

2. 局部麻醉

使用局麻药阻滞脊神经、神经丛或神经末梢，产生神经支配区域的麻醉而不影响患者意识状态。具体可分为：

（1）脊椎及硬膜外阻滞：①蛛网膜下隙阻滞麻醉。②硬膜外阻滞麻醉（含骶管阻滞）。

（2）神经丛阻滞：如颈丛、臂丛神经阻滞。

（3）神经干阻滞：如肋间神经、坐骨神经阻滞等。

（4）区域神经阻滞及局部浸润麻醉。

（5）表面麻醉：黏膜下末梢神经阻滞。

（6）局部静脉：肢体阻断循环后局部静脉注入局麻药。

3. 复合麻醉

（1）吸入复合麻醉。

（2）静吸复合麻醉。

（3）全凭静脉复合麻醉。

（4）局麻 - 全麻复合麻醉。

（5）低温麻醉及神经安定镇痛麻醉。

（二）亚麻醉学科分类

亚麻醉学科分类也是麻醉学各论，在国内外教学医院或大的医疗中心按各专科手术的特性进行此分类，通常分为小儿麻醉、产科麻醉、心血管麻醉、胸科麻醉、颅脑外科麻醉及口腔颌面外科麻醉等。专科麻醉有利于提高麻醉质量及效率。

三、麻醉学进展

（一）全麻机制蛋白学说的研究进展概况

麻醉学的进展不仅是指新理论和新技术的出现，还有一个对既往的理论和观点再认识、再提高的问题。“全身麻醉是怎样产生的？”这是一个长期以来一直令我们困惑的谜团。自 1845 年 Morton 首次公开演示乙醚全身麻醉至今，现代麻醉学已走过了 150 余年的发展历程，期间随着各种新型全麻药物的研制开发和全麻技术的不断改进，全身麻醉的实施在今日已非难事。但事实上，即使是目前最新的全麻药物，其毒性作用和应用风险仍然是相当高，按照治疗指数（即 50% 致死剂量与 50% 有效剂量的比值）进行比较，常规药物的治疗指数均超过数百或数千，而全麻药物的治疗指数一般为 3 ~ 4，可见全麻药物的应用本身就具有极高的风险。当前全身麻醉的安全实施在很大程度上可以说只是得益于训练有素的麻醉工作者和日益发展的先进监测技术。因此，无论是全麻药物，还是全麻技术均有待于进一步的提高和改进。但限于目前对全身麻醉本质和机制认识上的局限性，我们在全身麻醉的安全性、可控性，乃至新药开发等的研究方面均受到了极大的制约。时至今日，麻醉工作者始终摆脱不了“知其然而不知其所以然”的尴尬境界。事实上，自 20 世纪初 Meyer Overton 首先提出著名的脂质学说以来，全世界的麻醉学家、神经生理学家、药理学家等为全麻原理的阐明进行了不懈的努力和探索，并先后提出了多达百余种的假说和理论。尽管其中的多数已先后遭到否定和摒弃，现存的一些假说和理论也可能只窥见了全麻原理的冰山一角，而与问题的实质尚有较长的距离。但是长期的研究积累，特别是近年来取得的许多进展，其成果仍然很令人鼓舞。近 10 年来，对全麻机制的研究在亚细胞和分子水平取得很大进展，主要发现全麻药通过与细胞膜上的受体及通道蛋白发生直接的相互作用而发挥作用。这些发现对传统的脂质学说提出了严峻的质疑和挑战，并逐渐形成和提出了全麻机制的蛋白学说。其依据是：①药理研究发现，药物作用的普遍规律与蛋白质发生直接作用而产生其效应。因此，推测全麻药也应以同样方式发挥作用。②发现全麻药的确可与离子通道蛋白或其他蛋白质发生直接相互作用。③全麻药的分子结构可影响其效能及在离子通道上的作用；反之，受体或通道亚基或肽链成分改变也可影响全麻药的作用。因此，认为全麻药的作用部位在蛋白质而不是脂质，确切位点可能是神经突触的离子通道或其调节系统。

（二）新药应用

1. 吸入全麻药

安氟醚和异氟醚均属强效全麻药，主要用于麻醉维持。由于该药不会引起燃烧和爆炸，临床浓度不会引起肝炎，对循环抑制较轻，所以尽管已有七氟醚和地氟醚等新药问世，但安氟醚和异氟醚依然是常用药。20 世纪 90 年代初七氟醚和地氟醚问世，其特点是血 / 气分配系数小，作用起效快，苏醒迅速，尤适用于非住院手术的麻醉。七氟醚的气味宜人，可用于小儿全麻的诱导和维持。

2. 静脉全麻药

早在 1934 年硫喷妥钠已用于临床，由于麻醉诱导迅速副作用又较小，至今仍为标准静脉诱导药，也可用于脑保护和解痉。依托咪酯具有对呼吸抑制小，血流动力学平稳等优点，故适用于重症患者等。咪达唑仑属第三代苯二氮䓬类药，适用于术前用药、全麻诱导维持、部位麻醉、ICU 中催眠镇静等。该药与其他静脉麻醉药、麻醉性镇痛药等联合使用，可减少各自的用药剂量和不良反应。异丙酚是常用的新药，其特点是作用时间短，约 5 ～ 10 min，有良好的镇吐作用，又有抗氧化剂作用，用于全麻诱导和维持，预防和治疗不同原因诱发的恶心呕吐，以及 ICU 中辅助用药等。近年研制的新药还有：埃尔泰洛尔、S– 氯胺酮等，目前正在临床试用中。

3. 肌松药

常用的肌松药有两大类：即去极化类，如琥珀胆碱等；非去极化类，又可分短效（如米瓦库铵）、中效（如阿曲库铵、维库溴铵等）及长效（如哌库溴铵等）。由于琥珀胆碱作用短暂（仍适用于气管插管术），某些情况下可出现高血钾、甚至心搏骤停等，临床应用日益减少。阿曲库铵和维库溴铵，常用于全麻维持、术中或术后机械通气。

近年，新的肌松药如顺式阿曲库铵、罗库溴铵、Or99487 等已用于临床，其特点是：起效快；作用时效短；不良反应少。

4. 麻醉性镇痛药

芬太尼是目前常用的麻醉性镇痛药，其强度比吗啡大 100 ～ 180 倍，常用量 2 ～ 5μg /kg，静脉注射后立即生效，维持 30 ～ 60 min。使用较大剂量芬太尼（10 ～ 50μg /kg），能显著降低应激反应，作用时效明显延长（3 ～ 5 h），常用于高血压、冠心病和瓣膜性疾病患者。芬太尼对心血管抑制轻，但剂量增大可能出现心动过缓，注射太快可引起胸壁强直. 呼吸抑制。此外，还有舒芬太尼和阿芬太尼，这两种药国内尚少使用。瑞芬太尼是一种新颖、强效阿片受体激动剂，具有起效快、作用短（消除半衰期 10 ～ 20 min），无蓄积作用，对心血管无明显抑制作用等优点。

5. 局部麻醉药

普鲁卡因属酯类局部麻醉药（局麻药），由于作用弱、起效慢等，故临床极少使用。取而代之的是利多卡因，为酰胺类，其特点是作用较强，时效 1 ～ 1.5 h，浓度 0.5% ～ 2%，适用于局部浸润麻醉、神经和神经丛阻滞以及椎管内麻醉等。布比卡因属酰胺类，时效 3 ～ 4 h，常用 0.25% ～ 0.5% 溶液，适用于神经和神经丛阻滞和椎管内麻醉。但布比卡因对心脏毒性作用较大，一旦发生心搏骤停，往往复苏困难。左布比卡因属长效酰胺类药物，是布比卡因的左旋异构体，不含具有毒性作用的 R（+）型镜像体，对心脏和脑组织的亲和力低于右旋布比卡因，因此，中枢神经系统和心脏毒性均明显低于布比卡因，且不引起致命性的心律失常。左布比卡因与布比卡因相比有许多优势，在临床的研究及应用已较广泛。罗哌卡因是新一代酰胺类长效局麻药，毒性低，无明显心脏毒性作用。

（三）新方法和新技术

1. 经皮和经黏膜给药

皮肤的角质层较厚，药物很难经皮肤吸收，也难以产生全身作用。多瑞吉是近年研制的芬太尼经皮敷贴剂，主要适应证是慢性、顽固性癌痛。首次使用时需经 6 ~ 12 h 芬太尼血浆浓度才产生镇痛效应，稳定状态，可维持 72 h。可按每 4h 吗啡剂量或 24 h 口服剂量选择。敷贴部位通常选择上臂、躯干等平整部位。取下时，芬太尼血浓度逐渐下降，经 17 h 下降约 50%，该药不宜用于任何急性疼痛。恩纳是含有利多卡因和丙胺卡因的皮肤乳膏和敷贴制剂，具有良好的局部镇痛作用，起效 30 ~ 60 min，维持约 2h，适用于皮肤局部穿刺或切割前预防疼痛。成人鼻腔黏膜有丰富的血管，咪达唑仑、氯胺酮等可经鼻腔给药。芬太尼与糖制成棒糖制剂（OTFC），经口腔黏膜给药，适用于小儿术前用药、急症手术镇痛和癌痛治疗。

2. 关节腔内镇痛

由于关节局部富含受体，受体经药液阻滞后，可产生镇痛效果；且药液在关节内弥散受到限制，极少被吸收进入循环而产生全身作用。同时，关节腔给药其镇痛效果优于全身用药，适用于关节腔手术术后镇痛，尤其是膝关节手术。于关节腔内注入吗啡 1mg 或 2 mg，也可注入 0.25% 布比卡因 20 ~ 40 mL。此外，使用芬太尼 10 μg、哌替啶 10 mg、可乐定以及非甾体类抗炎镇痛药等均可取得良好的术后镇痛效果。

3. 静脉区域麻醉

静脉区域麻醉指于上、下肢浅静脉注射局麻药（肢体近端缚止血带），可产生肢体局部麻醉，以施行上、下肢从软组织至骨骼的手术，通常手术时间为 1h 左右。

（1）适应证

①手部、前臂和肘部手术，手术时间不超过 1 h。

②足部、膝关节以下短、小手术等。

（2）禁忌证

①患者拒绝使用。

②中度或重度高血压。

③运动员身材，肢体肌肉丰满者。

④骨骼肌畸形者。

⑤对局麻药过敏等。

（3）注意事项

为提高麻醉效果，预防局麻药毒性作用，应注意：

①采用双止血带法。

②缚止血带时间至少维持 20 min，即使手术已结束。

③需解除止血带时，可间断松开止血带，但每次不超过 30 s，通常为 2 ~ 3 min。

4. 连续蛛网膜下隙阻滞

（1）优点

①作用起效迅速。

②局麻药用量小，可调至需要的水平。

③对循环 / 呼吸影响小。

④麻醉时间可延长。

⑤停止用药后麻醉作用恢复快。

⑥可用于手术后镇痛。

（2）指征

①有蛛网膜下隙阻滞的适应证，手术时间超过 2 ~ 3 h。

②若调节阻滞平面合适也适用于循环不稳定的患者。

③手术类别有：普外、骨科、泌尿科、外周血管和妇科手术。

④急症手术、产科分娩和疼痛治疗等。为防止脑脊液外漏，预防并发马尾综合征，近年采用Spinocath套管针和导管，因导管的直径比套管针粗，故可避免脑脊液外溢，术后很少并发头痛。

5. 蛛网膜下隙和硬膜外间隙联合阻滞

（1）优点

具有脊髓麻醉和连续硬膜外麻醉的优点：

①作用起效快。

②麻醉时间不受限制。

③可施行术后镇痛。

④麻醉水平较易调控。

⑤对呼吸、循环抑制轻，毒性低，并发症少。

⑥可用于非住院手术患者。

⑦操作简便易掌握，成功率高。

（2）适应证

①妇产科手术，正常无痛分娩。

②腹部和下腹部手术，时间超过2h。

③术后镇痛和疼痛治疗等。目前常用的方法是以双针单间隙原理设计的"针套针"方法。

6. 静脉给药输注系统

目前临床使用的输注系统有：

（1）计算器输注泵

计算器输注泵是指可在固定的速率下持续静脉输液给药，药物输注的速度是恒定的，可按患者体重和给药时间计算，如μg/（kg·min），通过计算器输注泵按钮，即可持续给药。

（2）微机（智能型）输注泵

微机输注泵主要有2种：

①以药物血浆浓度为目标：是一种新型的静脉给药系统，采用药代模式，能迅速达到和维持几乎恒定的药物血浆浓度。

②以效应器官为目标：由于药物血浆浓度与效应器官药物有效浓度存在差异，近年开展以效应器官药物浓度为目标的静脉输注泵，以达到更稳定的麻醉水平。

（3）自动给药装置

自动给药装置指静脉输注泵系统中使用反馈系统，采用程序信号调控静脉给药速率。现代麻醉正不断地向安全、有效、合理、舒适、经济等目标发展，我们有责任努力加以完善，更好地为临床麻醉和手术患者服务。

第二节　麻醉的急救与复苏

一、急　救

（一）严重心律失常

麻醉和手术期间心律失常的发生率为16%～62%不等，心脏病患者可高达60%，而非心脏病患者仅37%。重危患者和各类大手术，以及心脏病患者施行心脏或非心脏手术，严重心律失常是常见的并发症之一。因此，在麻醉手术期间及ICU中应加强心电图监测，以便迅速和正确地做出诊断，明确诱发因素，采取积极有效的防治措施，避免影响手术成功率和患者预后。

（二）急性肺水肿

急性肺水肿是指肺间质（血管外）液体积聚过多并侵入肺泡内。两肺听诊有湿性啰音，咳出泡沫样痰液，表现呼吸困难，可出现严重低氧血症。若不及时处理，后果十分严重。有许多疾病如急性左心衰竭等都能引起急性肺水肿，其发病机制不一，病理生理变化亦各异，研究和了解急性肺水肿形成的机制，将有助于肺水肿的早期诊断和预防，以便采取有效措施，使肺水肿迅速缓解。

（三）心力衰竭

心力衰竭是由多种原因引起的心功能不全综合征。因此，其治疗的关键是纠正基础病因及诱因，特别对非心脏性病因或诱因的控制是相当重要的。但是，对心力衰竭的控制也很重要，特别是急性心力衰竭，如不及时治疗，可危及患者生命。对心力衰竭治疗的基本原则是：①减轻心脏负荷，包括前负荷和后负荷。②增强心肌收缩力，使心输出量增加。③维持心肌供氧与耗氧的平衡，供氧主要取决于血液的氧合状态和冠状动脉血流，耗氧则主要与动脉压、心率、前负荷及心肌收缩性有关。

（四）急性肾功能衰竭

急性肾功能衰竭是由各种原因引起的肾功能急剧减损，导致水潴留、氮质血症、电解质及酸碱平衡紊乱等急性尿毒症的临床综合征。急性肾功能衰竭如能早期诊断、及时抢救和合理治疗，多数病例可逆转，是目前能得到完全恢复的重要器官功能衰竭之一。

二、复　苏

在患者心跳呼吸停止时所采取的抢救措施称复苏术，抢救的目的不仅要使患者存活，而且要使患者意识恢复，此称为复苏。心肺脑复苏在临床上大致分为三个既有区别又有联系的阶段：基础生命支持→继续生命支持→长期生命支持。

（一）临床表现

心搏停止的患者表现为突然的心音和大动脉搏动消失，继而呼吸、神智消失。如不及时抢救即出现瞳孔散大、固定、肌肉软瘫、脊髓和基础防御（如咳嗽）反射消失；手术的患者则发生术野渗血停止；枕骨大孔疝的患者则首先表现为呼吸骤停。

经复苏治疗的病例，原发病不严重或初期复苏及时且有效者，呼吸功能和循环功能可逐渐恢复，原发病较重或初期复苏不及时者，循环功能即使基本稳定后，呼吸可能还未恢复或未完全恢复，心、肺、脑、肾等重要器官的病理生理状态不仅未必恢复，而且可能继续恶化。但经复苏后对这些重要器官功能进行严密的观察和必要的处理，部分患者可得以逐步康复。研究表明：4 分钟内开展初期复苏，8 分钟内后期复苏，患者存活率为 43%；8 ~ 16 分钟内开始后期复苏，存活率仅为 10%；8 ~ 12 分钟内开始初期复苏，16 分钟后期复苏，存活率为 6%。

（二）检查方法

心搏停止后，心电图可见三种情况：①心电活动消失，心电图呈直线。②室颤。③仍有生物电活动存在，但无有效机械收缩。

（三）诊断标准与诊断

A. 神智突然消失，大动脉搏动触不到。

B. 听不到心音，测不到血压。

C. 呼吸停止或呈叹息样呼吸，面色苍白或灰白。

D. 手术创面血色变紫、渗血或出血停止。

E. 瞳孔散大，无任何反射。应注意脑挫伤、颅骨骨折、颅内出血、儿茶酚胺效应、安眠药中毒或使用阿托品类药物者瞳孔也会散大，应予以鉴别。

诊断：符合 A、B 与 C、D、E 即可确诊。在现场复苏时，为不延误抢救时机，据 A 即可确诊。

（四）复苏治疗效果判定标准

治愈：给予复苏治疗后，自主循环、呼吸恢复，瞳孔对光反射敏感，神志逐步清醒，智力恢复，参加正常工作。

有效：心肺复苏后遗留一定的精神行为或神经障碍，或者仅呈皮质下存活（持续的植物人状态）。

无效：心肺复苏后再度衰竭，在短期内死亡，或给予持续复苏治疗 30 ~ 60 分钟后仍无自主循环、呼吸出现者。

（五）复苏治疗原则

维持通气和换气功能；心脏按压以触及颈动脉或股动脉搏动；利用各种措施诱发心搏；维持循环功能、肾功能；维持水、电解质、酸碱平衡；贯穿始终的脑保护，防止或缓解脑水肿（和脑肿胀）的发展。

复苏可分为三个步骤：初期的通畅气道，恢复呼吸循环功能及实施脑保护；中期的药物治疗，电除颤、纠正内环境及进一步脑保护；后期的脑复苏及循环功能的维持。

（六）复苏治疗中应注意的问题

（1）一旦发现患者神智呼吸及大动脉搏动消失，应立即进行复苏，不应反复听心音或等心电图诊断而延误抢救。

（2）口对口人工呼吸的潮气量应为正常呼吸时的 2 ~ 3 倍，形成过度通气，以弥补吹入气氧含量低、二氧化碳含量高的缺陷。

（3）心包填塞、张力性气胸、新鲜肋骨骨折及心瓣膜置换术后的患者不应采用胸外心脏按压，宜开胸胸内挤压。老年人骨质较脆，胸廓缺乏弹性，易发生肋骨骨折，胸外心脏按压时应加倍小心。

（4）电除颤失败时，不宜无限制地增加电能，应纠正其他因素，如心肌缺血、血钾过低、心脏温度过低、高碳酸血症等。

（5）脑复苏中不应用硫喷妥钠，因此药虽可抑制惊厥，但负荷量的硫喷妥钠有明显的负性肌力作用及负性血流动力学作用。

（6）应用甘露醇要防止过度，使血容量不足、血液黏度增加、脑血流减少和电解质紊乱。

第三节 重症监测治疗

ICU 是在麻醉后恢复室（postanesthesia recovery room，PARR）的基础上发展起来的，真正具有现代规范的 ICU 建立于 1958 年美国 Baltimore City Hospital，属麻醉科管辖。ICU 在英国改名为 ITU（intensive therapy unit）。中文的意思是将患者集中加强监测治疗的单位。因此，国内有些单位称之为“加强医疗病房”，中华医学会麻醉学会则建议称为“重症监测治疗病房”。ICU 的特点有以下几方面：①是医院中对危重患者集中管理的场所。②具有一支对危重病症进行紧急急救与诊治的医师、护士队伍。③配备有先进的监测技术，能进行连续、定量的监测，可为临床诊治提供及时、准确的依据。④具有先进的治疗技术，对重要脏器功能衰竭可进行有效、持久的治疗。ICU 的宗旨是对危重患者提供高水准的医疗护理服务，最大限度地抢救患者。其主要任务是对危重患者进行抢救和实施监测治疗。通过精心地观察护理，对患者内环境及各重要脏器功能的全面监测和及时有效的治疗，从而减少并发症的发生率，降低病死率和提高抢救成功率和治愈率。ICU 的建立促进了危重病医学的崛起。

一、体　制

综合来讲，ICU 的建制大致可分为专科 ICU、综合 ICU 和部分综合 ICU 三种形式。

（一）专科 ICU

专科 ICU 是各专科将本专业范围内的危重患者进行集中管理的加强监测治疗病房。例如，心血管内科的 CCU（cardiac care unit），呼吸内科的 RCU（respiratory care unit），儿科的 NCU（neonatal careunit），心胸外科的 TCU（thoracic care unit）等，此外烧伤科、神经科、脏器移植等都可设立自己的 ICU。不同专科的 ICU 有各自的收治范围和治疗特点，留住的时间等方面也不尽相同。专科 ICU 由专科负责管理，通常指派一名高年资的专科医师固定或定时轮转全面负责。专科 ICU 的特点与优势是对患者的原发病、专科处理、病情演变等从理论到实践均有较高的水平或造诣，实际上是专科处理在高水平上的延续。但其不足之处是对专科以外的诊治经验与能力相对不足，因而遇有紧急、危重情况，常需约请其他专科医师协同处理，如气管切开、气管插管、呼吸器治疗、血液透析等。麻醉科是最常被约请协助处理的科室之一。此外，建设 ICU 需要投入大量的财力、物力。因此，即使在经济相当发达国家的医院中，至今仍是根据各医院的优势即重点专科建立相应的专科 ICU。

（二）综合 ICU

是在专科 ICU 的基础上逐渐发展起来的跨科室的全院性综合监护病房（general ICU 或 multi-disciplinary ICU），以处理多学科危重病症为工作内容。综合 ICU 归属医院直接领导而成为医院中一个独立科室；也可由医院中的某一科室管辖，如麻醉科、内科或外科。综合 ICU 应由有专职医师管理，即从事于危重病医学的专科医师。这样的专职医师需要接受专门的培训和学习，取得资格才能胜任。在 GICU，专职医师全面负责 ICU 的日常工作，包括患者的转入转出，全面监测，治疗方案的制订和监督协助执行。以及与各专科医师的联络和协调等。原专科的床位医师每天应定期查房，负责专科处理。

综合 ICU 的特点与优势是克服了专科分割的缺陷，体现了医学的整体观念，也符合危重病发展的“共同通路”特点，其结果必然是有利于提高抢救成功率与医疗质量。但是，另一方面的难度是，要求一个 ICU 专职医师，对医学领域中如此众多的专科患者的专科特点均能有较深入、全面的了解是相当困难的，因而在这种 ICU 中，与专科医师的结合十分重要。

（三）部分综合 ICU

鉴于上述两种形式的优缺点，部分综合 ICU 的建立有利于扬长避短，部分综合 ICU 系指由多个邻近专科联合建立 ICU，较典型的例子是外科 ICU 或麻醉科 ICU（或麻醉后 ICU，PAICU）。两者主要收治外科各专科的术后危重患者，这些患者除了专科特点，有其外科手术后的共性。因此，综合性 ICU 的成立不应排斥专科 ICU 的建立，特别是术后综合 ICU 的建立具有重要价值，也是现代麻醉学的重要组成部分，本章将以此为重点进行介绍。

二、建　设

（一）病房与床位要求

PAICU 的位置应与麻醉科、手术室相靠近，专科 ICU 则设置在专科病区内，在有条件的医院内所有的 ICU 应在同一个区域里，共同组成医院的危重病区域。ICU 病床设置一般按医院总床位数的 1% ~ 2%。每张危重病床应有 15 ~ 18m^2 的面积；除此以外，还要有相同面积的支持区域，作为实验室、办公室、中心监测站、值班室、导管室、家属接待室、设备室、被服净物和污物处理室等。病房应是开放式，一般一大间放置 6 ~ 8 张床位，每张床位之间可安置可移动隔挡，另设一定数量的单人间，病房内设有护士站，稍高出地面，可看到所有病床，中心护士站应设有通讯联络设备和控制室内温度、光线和通气以及管理控制药物柜的操纵装置。每个床位至少要有 8 ~ 10 个 10 ~ 13A 的电源插座，分布于床位的两边。电源最好来自不同的线路，在一旦发生故障时更换插座仍可使用。所有电源应与自动转换装置连接，电源中断时可自动启用备用系统。每个床位至少要两个氧气头，两个吸引器头，还要有压缩空气、笑气与氧的等量混合气体。

（二）仪器配备

ICU 需购置许多贵重仪器，选择仪器应根据 ICU 的任务，财力及工作人员的情况而定，一般仪器设备包括以下三方面：监测和专项治疗仪器设备；诊断仪器设备；护理设备。

（三）建立科学管理

ICU 的医护人员除执行卫计委颁发的有关医院各级人员职责，为了保证工作有秩序地进行，还需要建立和健全自身的各项制度，包括：早会制度、交接班制度、患者出入室制度、抢救工作制度、保护性医疗制度、死亡讨论制度、医疗差错事故报告制度、会诊制度、护理查房制度、药品管理制度、医嘱查对制度、用药查对制度、输血查对制度、仪器保管使用制度、消毒隔离制度、病区清洁卫生制度、财物管理制度、学习进修制度以及家属探视制度。同时还需要建立健全各种常规，包括体外循环术后监护常规、休克监护常规、呼吸器支持呼吸监护常规、气管造口护理常规、各种导管引流管护理常规和基础护理常规等。

三、人员配备

ICU 中专职医师的人数视病房的规模和工作量需求而定。不同形式的 ICU 应有所区别，医师与床位的比例一般为 0.5 ～ 1.0。ICU 设主任一名（专科 ICU 可由专科主任兼任），主治医师、住院医师按床位数决定。如隶属于麻醉科等一级科室（如内科、外科、急诊科等）管理，则低年资主治医师和住院医师可轮转，高年资主治医师应相对固定，ICU 主任可由一级科室的副主任兼任。ICU 的护士是固定的。不论何种 ICU，均应设专职护士长 1 ～ 2 名，护士人数根据对护理量的计算而确定，一般与床位的比例为 3.0 ： 1.0。护理量根据患者轻重程度一般分为以下四类。

第Ⅰ类：病危，此类患者至少有一个脏器发生功能衰竭随时有生命危险，每日护理量在 24 小时甚至更多，即患者床边不能离开人。第Ⅱ类：病重，主要是术后高危、病情较重，有脏器功能不全或随时有可能发展成为衰竭的患者，每日护理工作量在 8 ～ 16 小时，即每 24 小时至少有 1 ～ 2 个护士在床边监护。第Ⅲ类：一般，每日护理量在 4 ～ 8 小时。第Ⅳ类：自理，每日护理量在 4 小时以下。在以上各类患者中 ICU 只收治第Ⅰ、Ⅱ类患者，根据各医院 ICU 收治患者的特点计算所需护士人数，计算方法是：以每个患者每周所需护理工作时间，病房每周所需总护理小时数，除以一个护士每周可能提供的工作时间数按 40 小时计算，得出所需护士人数。这样的计算结果，加上周末、节假日等，一般 ICU 的床位与护士之比如前所述约为 1.0 ： 3.0。

除医师、护士外，ICU 还需要多种专门人才，如呼吸治疗师、管理仪器设备的医学工程师、放射科诊断医师和技术员。营养治疗师、院内感染管理人员、药剂师、实验室技术员、计算机工作人员、护理员、清洁工等。

四、收治对象

ICU 的收治对象来自各临床科室的危重患者如呼吸、循环等重要脏器和代谢有严重功能不全或可能发生急性功能衰竭随时可能有生命危险的患者。在 ICU 收治患者的选择上要明确以下两点：①患者是否有危重病存在或有潜在的危重病或严重的生理扰乱。②患者的危重程度和严重生理紊乱经积极处理后是否有获得成功的可能。

五、日常工作内容

（一）监测

包括呼吸、心血管、氧传递、水电解质和酸碱平衡，血液学和凝血机制、代谢、肝肾功能、胃肠道、神经系统和免疫与感染等。对不同病种的监测应有不同的侧重。

（二）治疗

ICU 治疗的重点是脏器功能支持和原发病控制，有以下几个特点。

1. 加强与集中　加强指对患者的监测、治疗等各方面都要强而有力。集中就是集中采用各种可能得到的最先进医疗监测和治疗手段，各专科的诊疗技术和现代医学最新医疗思想和医学工程最新成果。危重患者的病情有自然恶化的趋势，也有好转的可能，只有经过早期强而有力的治疗，才可能阻断恶化的趋势而争取好的可能。

2. 共同特点　病程的危重期，不论原发病来自哪里，患者都可能表现出许多共同特点，称为各种疾病危重期发展的共同道路。这时的患者不但表现各单个脏器的功能障碍，而且还突出地表现为脏器功能间的相互不平衡，表现为互相联系、互相影响和互为因果。因此对多脏器功能的全面支持成为临床上突出的工作内容。这种支持涉及各专科的医疗技术的运用，但不是它们的简单相加，而是要特别注意各脏器功能支持的平衡协调，阻断恶性循环，使患者转危为安，应当指出的是所有的治疗措施都可能会影响机体的平衡，越是强有力的治疗措施对平衡的影响也越大。患者的病情如仍集中在某一个脏器，则在支持这个脏器的基础上兼及其他脏器功能，就抓住了恢复平衡的大方向。如果患者的主要问题已突破了某一脏器的范围，而以多脏器功能损害为临床突出表现时，脏器支持的均衡性就成为十分突出的问题。

3. 整体观念　近代医学的进步使分科越来越细，有利于专科治疗成功率的提高，也带来了完整整体被分割的弊端。ICU 的患者其疾病涉及多个脏器，问题就复杂起来，对各个脏器的治疗原则可能是相互矛盾的。这就要求我们的治疗从整体的观念出发，注意各项脏器支持的相互协调。

4. 确定治疗的先后缓急　根据病情轻重缓急，拟订治疗方案，明确哪些病情需要紧急处理，哪些需要稍次之，在病情的发展中，当一个主要的紧急的问题获得缓解或解决，另一个问题可能会上升为主要矛盾，因此对病情作出动态估计并识别特定病变的病理生理影响在治疗中十分重要，也需有相当的经验和较高的临床判断力。

5. 区分和监测原发性治疗和继发性治疗　原发性治疗指针对原发疾病的处理措施，继发性治疗则对受继发影响的其他生命器官和系统，旨在对这些器官功能进行保护。两者在治疗上是既有紧密联系而又有区别的。

6. 区分支持治疗和替代治疗　支持治疗是针对重要器官系统发生严重功能不全，但尚属可逆性病变，旨在努力恢复重要器官系统自身功能的支持措施。若病变不可逆，重要器官系统功能达到不可恢复的程度，需用替代治疗。两种治疗在一定条件下可以互相转化。

六、与一般治疗病室的关系

（1）危重患者转到 ICU 后，ICU 医师应和原病房医师保持联系，使患者不但得到 ICU 的严密监测和积极治疗，同时也得到原病房医师的治疗意见。

（2）有关治疗的重要医嘱及患者转回原病房的决定，应在每日晨间查房或在急诊时与原病房医师共同商定。

（3）原病房医师每日应定期查房，并提出处理意见，非查房期间，原病房医师需更改医嘱时，应征求值班医师的意见，商讨决定。

（4）除执行会诊商定的医嘱外，ICU 值班医师在病情变化时有权做紧急处理。

第四节　疼痛治疗与研究

一、疼痛诊断的思维方法

临床镇痛的根本目的是消除患者的疼痛，解除患者的疾苦。而有效的疼痛治疗必须建立在明确诊断的基础之上，即对疼痛的来源有一个准确的判断。

疼痛是一个主观感觉，目前人们对疼痛的诊断也主要是根据这种主观感觉来进行。

因此，医生必须将收集的全部临床资料（主要来自三个方面，即病史采集、体格检查及辅助检查）进行分析，去粗取精，去伪存真，弄清它们之间的关系。这样，就需要一个适合疼痛诊断特点的思考方法，并且始终贯穿于诊断的全过程中。

在疼痛诊断时首先应明确以下五个方面：

1. 明确病变的原因和性质　即明确引起疼痛的病变是属于损伤、炎症、畸形、肿瘤，对肿瘤还要分清是良性的还是恶性的；炎症要分清是感染（一般、特殊）性的还是无菌性的；损伤要分清是急性外伤还是慢性劳损；畸形属于哪一种。明确病变的性质非常重要。除直接关系疼痛治疗的效果外，还可避免一些医疗意外和纠纷的发生。

2. 明确病变的组织或器官　即明确病变存在于哪个系统，哪个脏器。如软组织、骨关节、神经系统或内脏器官等。在软组织中还要明确是在肌肉、筋膜、韧带或滑囊等。

3. 明确病变的部位和深浅　病变部位是指病变在皮肤表面的投影，深浅是指病变的组织层次。只有对病变作准确地平面定位和立体定位，才能使治疗措施（包括药物）真正在病变局部和病变组织发挥作用，取得好的疗效。

4. 明确病程的急缓　发病的急缓，病程的长短，对治疗方法的选择有密切关系。如急性腰扭伤引起的后关节半脱位、滑膜嵌顿，用手法矫治可收到立竿见影的效果。但若已形成慢性病变，则需行神经阻滞、理疗和针刀等疗法。

5. 明确患者体质、重要生命器官的功能　疼痛的诊断始终是围绕临床镇痛的根本目的而进行的。

疼痛治疗的一些主要方法如神经阻滞疗法，有一定的危险性。因此，在疼痛的诊断过程中，应始终强调对全身状态即患者体质和重要生命器官功能的判定。年老、体弱、合并重要生命器官功能低下的患者，对阻滞疗法的耐受性差，应严格掌握适应证，控制麻醉药的用量。

在明确了以上五个方面的问题之后，就可以有针对性地选择一些治疗方法，在保证患者安全的前提下，争取最好的治疗效果，从而也就达到了诊断的根本目的。

二、疼痛的分类

由于疼痛涉及临床各个科室，而且千差万别，往往是同症异病或同病异症。许多疼痛既是一组典型的症候群或综合征，又是某些疾病的一组症状，况且疼痛又随着疾病的过程而千变万化，所以疼痛的分类至今尚难统一标准。许多学者多依其论著的主要论点而列及题类。近年，国际头痛学会和头痛分类委员会编著了头、颈、面疼痛的分类和诊断标准，虽具有一定的权威性，但作为统一的分类标准尚需实践的反馈。

三、疼痛治疗的方法

疼痛治疗的目的主要是通过消除或减轻疼痛的感觉和反应，改善血液循环，特别是局部小血管功能和微血管循环，解除骨骼肌或平滑肌痉挛，松解局部挛缩组织，改善神经营养，恢复正常神经功能，改善全身或主要脏器的功能状态，进行精神心理性治疗。

（一）药物治疗

1. 麻醉性镇痛药　最多用药为阿片类如吗啡及哌替啶、芬太尼等药，均有良好的镇痛作用，常用于急性剧烈疼痛，有成瘾性，因此应用受到限制。

2. 解热镇痛药　有水杨酸盐类（如阿司匹林），吡唑酮类（如氨基比林等），有解热消炎镇痛作用，对中等度急慢性疼痛有效，如肌肉痛、关节痛、头痛及风湿性疼痛效果较好，这些药物无成瘾性，但可出现胃肠反应等不良反应。

3. 安定药　如安定、氯丙嗪等药，有抗焦虑、遗忘和镇静作用，和镇痛药合并应用可增强镇痛效果。

（二）神经阻滞

神经阻滞是疼痛治疗广泛应用的一种方法。通过神经阻滞可以达到治疗和诊断的目的，其治疗作用有阻断疼痛的神经传导通路，阻断由于疼痛引起的恶性循环，如解除由于疼痛刺激引起的血管收缩和肌肉痉挛而导致局部缺血、缺氧，进一步使疼痛加重的恶性循环；预防胸腹部手术后由于疼痛患者不敢咳嗽，而引起的肺部并发症；鉴别产生疼痛病变的部位，判断某些治疗措施的效果等。

1. 常用的药物　具体如下。

（1）局麻药：常用的有普鲁卡因、利多卡因和布比卡因等。普鲁卡因一般用1% ~ 2%浓度，一次量10 ~ 30mL，适用于浅层组织神经阻滞；利多卡因发挥作用快，组织穿透性好，弥散范围广，一般采用0.5% ~ 1%浓度10 ~ 15mL；布比卡因作用时间长达2 ~ 4小时，适于作疼痛治疗神经阻滞，用0.25% ~ 0.5%浓度一次量10 ~ 20mL。

（2）肾上腺皮质激素：具有明显抗炎减轻炎症反应作用，一般用于慢性炎症性疼痛，常用药物有醋酸可的松、泼尼松、地塞米松等药物，常用混悬液针剂进行局部组织、关节腔内或硬脊膜外腔注射，每次剂量0.5 ~ 1mL，每周1次，2 ~ 3次为一疗程，与局麻药混合注射。高血压、糖尿病、溃疡病和急性化脓性炎症忌用。

（3）维生素：适用于周围神经炎、多发性神经炎等症引起的疼痛，常与局麻药、肾上腺皮质激素药合并应用，一般常用维生素 B_6 10 ~ 25mg，维生素 B_{12} 0.5 ~ 1.0mg，其疗效如何，尚需深入观察了解。

（4）神经破坏药：注射后主要使神经纤维产生变性，破坏对疼痛的传导，同时也可以引起神经感觉运动功能障碍，只应用于采用一般神经阻滞效果不佳的患者，常用的药物有10% ~ 20%生理盐水，95%以上酒精或5% ~ 10%酚甘油，行周围神经阻滞、蛛网膜下隙或硬膜外腔阻滞，临床均应严格应用指征。

2. 神经阻滞方法根据不同的病情部位，采用不同的神经阻滞。

（1）脑神经阻滞：如头面部三叉神经阻滞、面神经阻滞等。

（2）脊神经阻滞：如枕部神经阻滞、颈丛及臂丛神经阻滞、肩胛上神经阻滞、肋间神经阻滞、椎旁神经阻滞、坐骨神经阻滞、腓神经阻滞等。

（3）椎管内神经阻滞：如蛛网膜下隙阻滞、硬膜外腔阻滞、骶管神经阻滞等。

（4）交感神经阻滞：如星状神经节阻滞、腹腔神经节阻滞、胸部腰部交感神经节阻滞等。

（5）局部神经阻滞：一般在患处找出压痛点，行局部神经阻滞。还有胸膜间镇痛用于术后镇痛。

（三）物理疗法

包括各种物理因素如冷、热、光、电、超声、振荡等物理治疗方法。

（四）外科手术

如三叉神经切断术、经皮脊髓束切断术，经鼻垂体破坏术、丘脑切除术等神经外科手术。

（五）精神心理疗法

如催眠术、松弛术、生物反馈疗法、行为疗法等。

第五节　麻醉门诊及其他任务

一、麻醉科门诊

麻醉科门诊的主要工作范围：

1. 麻醉前检查与准备　为缩短住院周期，保证麻醉前充分准备，凡拟接受择期手术的患者，在入院前应由麻醉医师在门诊按麻醉要求进行必要的检查与准备，然后将检查结果、准备情况、病情估计及麻醉处理意见等填表送到麻醉科病房。这样一来，患者入院后即可安排手术，缩短住院日期，可避免因麻醉前检查不全面而延期手术，麻醉前准备比较充裕，而且在患者入院前麻醉医师已能充分了解到病情及麻醉处理的难度，便于恰当的安排麻醉工作。

2. 出院患者的麻醉后随访　尤其是并发症的诊断与治疗由麻醉医师亲自诊治是十分必要的，因为某些并发症（如腰麻后头痛）由神经内科或其他科室诊治而疗效不够理想，而在麻醉医师不在场的情况下，把大量责任归咎于麻醉医师，也是对医疗及患者不负责任的表现。

3. 接受麻醉前会诊或咨询　如遇特殊病例，手术科室应提前请求会诊，负责麻醉医师应全面了解患者的疾病诊断，拟行手术步骤及要求，患者的全身状况，包括体检和实验室检查结果及主要治疗过程，麻醉史，药物过敏史，以及其他特殊情况等，从而估价患者对手术和麻醉的耐受力；讨论并选定麻醉方法，制定麻醉方案；讨论麻醉中可能发生的问题及相应的处理措施，如发现术前准备不足，应向手术医师建议需补充的术前准备和商讨最佳手术时机。麻醉科也应提前讨论并做必要的术前准备。

4. 麻醉治疗　凡利用麻醉学的理论与技术（包括氧疗及各种慢性肺部疾病患者的辅助呼吸治疗）进行的各种治疗可称麻醉治疗，麻醉治疗是麻醉科门诊的重要内容。

二、麻醉恢复室

麻醉恢复室是手术结束后继续观测病情，预防麻醉后近期并发症，保障患者安全，提高医疗质量的重要场所。此外，可缩短患者在手术室停留时间，提高手术台利用率。床位数与手术台比例约为1 ∶ 1.5 ~ 1 ∶ 2。麻醉恢复室是临床麻醉工作的一部分，在麻醉医师主持指导下由麻醉护士进行管理。

（1）凡麻醉结束后尚未清醒（含嗜睡），或虽已基本清醒但肌张力恢复不满意的患者均应进入麻醉恢复室。

（2）麻醉恢复室收治的患者应与 ICU 收治的患者各有侧重并互相衔接。

（3）麻醉恢复室应配备专业护士，协助麻醉医师负责病情监测与诊治，护士与床位的比例为1 ∶ 2 ~ 1 ∶ 3，麻醉医师与床位的比例为1 ∶ 3 ~ 1 ∶ 4。

（4）待患者清醒、生命及（或）重要器官功能稳定即可由麻醉恢复室送回病房，但麻醉后访视仍应有原麻醉者负责。

（5）凡遇到患者苏醒意外延长，或呼吸循环等功能不稳定者应及时送入 ICU，以免延误病情。

三、麻醉学研究室或实验室

麻醉科实验室一般可附属在麻醉科内。为了科研工作的需要可成立研究室，成立研究室时必须具备以下条件：①要有学术水平较高、治学严谨，具有副教授以上职称的学科或学术带头人；②形成相对稳定的研究方向并有相应的研究课题或经费；③配备有开展研究所必需的专职实验室人员编制及仪器设备；④初步形成一支结构合理的人才梯队。

第十一章　椎管内麻醉

第一节　椎管内麻醉应用解剖与生理

一、脊椎及脊髓解剖

（一）脊柱解剖

1. 脊柱的组成和生理弯曲

脊柱是由脊椎重叠而成。正常脊柱有四个生理弯曲，即颈曲、胸曲、腰曲和骶曲。颈曲与腰曲前突，胸曲与骶曲后突。曲度的大小有时可受病理因素的影响，如脊柱后凸后弯曲增大，妊娠妇女腰曲前突增大，还有病理性脊柱侧弯。正常脊柱当处于仰卧位时，其最高点位于第3腰椎和第3颈椎，最低点位于第5胸椎和骶部（图11–1）。

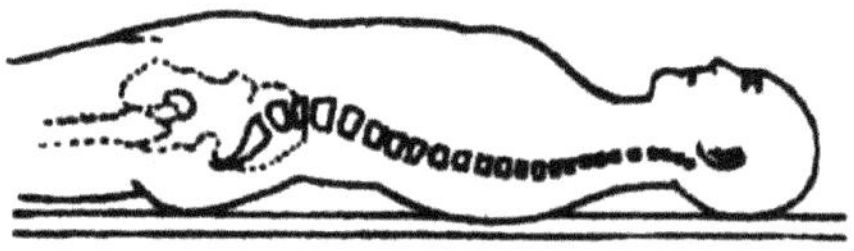

图11–1　脊柱生理弯曲示意图

脊柱的生理弯曲，在麻醉实践中，特别是脊椎麻醉时，对药液在蛛网膜下隙内的移动有重要影响，如患者仰卧位时，则重比重药液易集中在骶部或胸曲最低处。当侧卧时，由于两肩和骨盆宽度不等，而使脊柱稍有倾斜。因此，局麻药易向稍低侧移动，应予以注意。

2. 脊椎的结构

标准的脊椎由椎体、后方的椎弓及由椎弓发出的棘突三部分组成。各椎体的连结主要支持全身体重。椎弓位于椎体后方呈半环形，椎弓与椎体相连接的部分较细，称椎弓根，其余部分称椎板（或椎弓板）。椎弓根的上、下缘分别称上、下切迹。相邻两个上、下椎弓根切迹之间围成一个孔，叫作椎间孔，脊神经根由此通过。位于上、下两个棘突之间的棘间孔略呈梯形。当脊柱弯曲时，能使棘间孔增大。棘间孔是脊椎及硬膜外麻醉的必经之路。棘突在颈椎和腰椎部位基本呈平行排列，胸椎部的棘突基本呈“叠瓦”状排列。

每个椎体与后方呈半环形的椎弓共同构成椎孔，上、下所有脊椎的椎孔连通在一起呈管状，即为椎管。骶管是椎管的延续，位于由5块骶椎融合而成的骶骨中央部，上自第2骶椎，下至骶骨裂孔。

椎体前方有一纵行贯穿整个脊椎的前纵韧带，椎体后方（椎管前壁）也有一纵行韧带，即后纵韧带，两韧带使脊椎的椎体和椎间盘连结。上、下椎弓间是坚韧而富有弹性的黄韧带连结。连结棘突间的棘间韧带较松软，连结所有椎体棘突尖端的棘上韧带非常坚韧，脊椎穿刺时，从外依次通过这三层韧带。

（二）脊髓的解剖

脊髓容纳在椎管内，为脊膜所包裹。脊膜从内向外分三层，即软膜、蛛网膜和硬膜。软膜覆盖着脊髓表面，与蛛网膜之间形成蛛网膜下隙。硬膜与椎管内壁之间构成硬膜外隙。硬膜与蛛网膜几乎贴在一起，两层之间的潜在腔隙即硬膜下隙（图 11-2）。

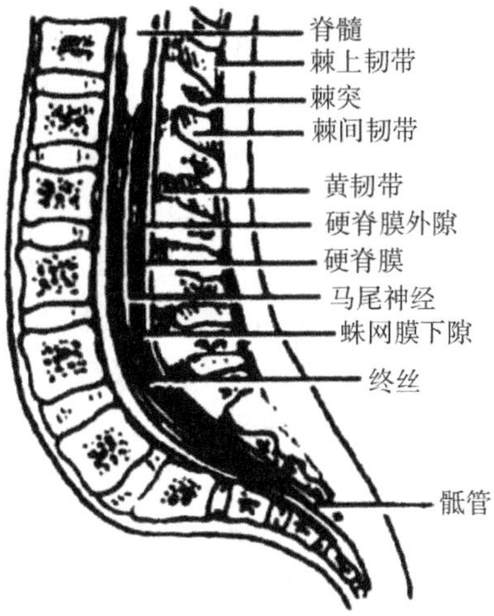

图 11-2　腰骶段椎管矢状面模式图

脊髓上端从枕大孔开始，在胚胎期充满整个椎管腔，发育到 6 个月时，脊髓终止于第 1 骶椎，新生儿终止于第 3 腰椎或第 4 腰椎。在成人一般终止于第 2 腰椎的上缘或第 1 腰椎。但个体差异较大，约有 10% 终止于第 2 腰椎以下。年龄越小，终止位置越低。脊髓平均长度，男性约为 45 cm，女性约为 42 cm，平均重量约 30g。

因为脊髓比椎管短，所以，颈髓以下的脊神经根离开脊髓后在椎管内向下斜行才能从相应的椎间孔穿出，这种现象越接近末端越明显。在成人，第 2 腰椎以下的蛛网膜下隙只有脊神经根，即马尾神经。所以，在腰椎穿刺时多选择第 2 腰椎以下的间隙，以免损伤脊髓。

供应脊髓的动脉包括脊髓前动脉、脊髓后动脉和根动脉。脊髓前动脉供应脊髓腹侧 2/3 至 3/4 区域，其吻合支少而供应脊髓面积相对较大，故最易造成血流障碍引起运动功能损害。

（三）蛛网膜下隙的生理

蛛网膜下隙除脊髓外，还充满着脑脊液（CSF）。脑脊液主要由侧脑室及第三、四脑室的脉络丛分泌。脑室内的脑脊液经正中孔和外侧孔进入小脑延髓池，由此流向蛛网膜下隙，分布在脑及脊髓的表面，马尾神经浸浴在脑脊液中。脑脊液分泌速度较快，在正常脑脊液压力下，每天可生成 12 mL。如在人工引流的情况下，分泌速度明显加快，如丢失 20 ~ 30 mL 脑脊液，在 1 h 内即可补足。成人脑脊液总量为 120 ~ 150 mL，但在蛛网膜下隙仅占 25 ~ 30 mL。从第 2 骶椎算起，每升高一个椎体约增加 1 mL 脑脊液。一般达第 3 腰椎约有 5 mL，达第 6 胸椎约有 15 mL，而在枕部的膨大部位可达 25 mL 左右。

脑脊液压力正常人在侧卧位时为 6. 87 ~ 16. 67 kPa（70 ~ 170 mmH_2O），坐位时为 19. 61 ~ 29. 42 kPa（200 ~ 300 mmH_2O）。此压力可因静脉压增高而升高，脱水时和老年人压力较低。另外，脑脊液压力也受血中二氧化碳分压及渗透压变化的影响。

脑脊液无色透明，酸碱值接近血浆（7.35），比重 1.003 ~ 1.009，男性较女性稍高，糖尿病患者可达 1.010 以上。脑脊液中含葡萄糖 2.5 ~ 4.5mmoL/L，蛋白质 0.2 ~ 0. 45 g/L，氯化物 120 ~ 130 mmoL/L。含糖量是决定脑脊液比重的重要因素，而氯化物对维持渗透压的平衡有重要意义。

（四）硬膜外隙及骶管的解剖和生理

1. 硬膜外隙解剖

颅腔内硬膜称硬脑膜，仅在静脉窦处分为两层，其他部位两层密切地融合在一起。椎管内的硬膜是硬脑膜的延续，称为硬脊膜。硬脊膜在枕大孔边缘与枕骨骨膜紧密相贴，从枕大孔以下开始分为内、外两层。外层与椎管内壁的骨膜和黄韧带融合在一起，内层形成包裹脊髓的硬脊膜囊，抵止于第 2 骶椎。因此，通常所说的硬脊膜实际是硬脊膜的内层。硬脊膜内、外两层之间即为硬膜外隙，该腔隙在枕大孔处闭合，所以与颅内不直接交通。

硬膜外隙是一环绕硬脊膜囊的潜在腔隙，内有疏松的结缔组织和脂肪组织，并有极为丰富且较粗的静脉丛，纵行排列在两侧，在其中间有较细的静脉丛连结。因静脉丛血管壁菲薄，所以注入硬膜外隙的药液易被迅速吸收。当穿刺或置入硬膜外导管时，有可能损伤静脉从而出血。因此在操作时要轻柔，有出血倾向的患者更易引起血肿。

硬膜外隙前方较窄，硬脊膜与椎管壁相附着，而后方较宽，其宽度自颈段至腰段逐渐变宽，在颈段约为 1 ~ 1.5 mm，上胸段为 2.5 ~ 3.0 mm，下胸段为 4 ~ 5 mm. 腰段为 5 ~ 6 mm。各段硬脊膜厚度也不同，从颈段至腰段逐渐变薄，如颈段为 2.0 ~ 1.5 mm，上、下胸段约为 1.0 mm，腰段为 0.66 ~ 0. 33 mm。硬膜外隙总容积约为 100 mL，其中骶部约占 2 530 mL。在妊娠末期，硬膜外隙的静脉丛呈怒张状态，硬膜外隙相对变小。硬膜外隙内的结缔组织纤维在中线处交织致密成膜样，似将硬膜外隙左右分隔开，这种现象在颈段及上胸段较为明显，有时使注入的药液扩散偏于一侧。

包绕脊髓的硬脊膜也包绕着脊神经根（鞘膜管），经相应的椎间孔穿出椎管。一般鞘膜管终止于椎间孔内，偶尔有沿神经根出椎间孔数厘米者。在椎间孔的神经鞘膜远比在椎管内的神经鞘膜薄，能被一定浓度的局麻药浸透，而使神经根麻痹（图 11–3）。

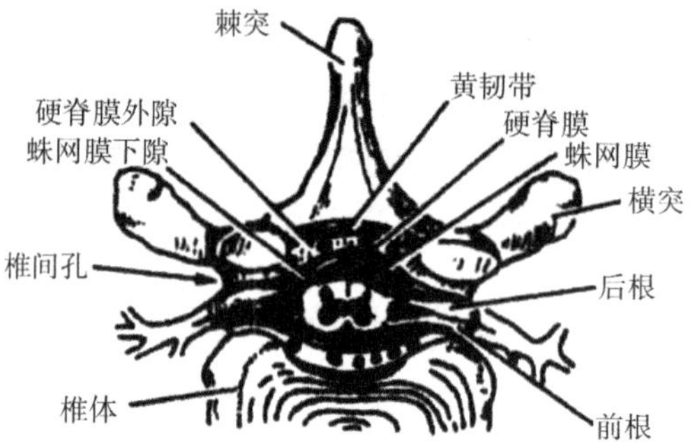

图 11–3　椎管横断面图

2. 硬膜外隙的压力

在硬膜外隙穿刺时呈现的负压，并非生理负压，所以，在重新穿刺或出现负压后再继续进针，可出现二次负压现象，出现率可达 95. 9%。产生负压的因素很多，一般认为在极度前屈体位时，使硬膜外隙增大而产生负压; 也可能是穿刺针进入硬膜外隙后，针尖将硬脊膜推向前方，使间隙增大而产生负压现象。由于胸段硬膜外隙狭窄，穿刺时针尖推动硬脊膜的机会较多，所以胸段负压发生率可高达 90% 以上，而腰段硬膜外隙较宽，针尖接触的机会较少，故负压现象发生率不到 50%。骶管穿刺时，穿刺针与硬脊膜无接触机会，很少有负压现象。

最近还认为行硬膜外穿刺时，针尖迫使黄韧带凹陷，硬膜外间隙中的物质被排挤至压力低的部分，当刺破黄韧带出现落空感时，黄韧带弹性回缩，即可出现负压现象。

另外，胸膜腔内负压，可能通过椎间孔或椎旁静脉系统传导产生负压，但所测得硬膜外隙的负压有时大于正常胸膜腔负压，所以很难说是由胸膜腔传来，但在临床实践中确实观察到用水柱测硬膜外隙的负压时，可随呼吸运动而呈现波动现象。

在临床中可以观察到年轻人因前屈位幅度大，呼吸功能良好，所以硬膜外隙负压现象明显。而老年人因韧带硬化等因素，脊柱前屈受限或呼吸功能不良，如肺气肿、哮喘等患者胸腔内负压很小甚至消失，所以，硬膜外隙产生负压现象概率少且不明显。

在胸腰段，硬膜外隙负压亦不同，在前屈位时，下腰段硬膜外隙负压约为 –0.049 kPa（–0.5 cmH_2O），上腰段约为 –0.098 kPa（–1.0 cmH_2O），而胸段为 –0.294 kPa ~ –0.098 kPa（–3.0 ~ –1.0cmH_2O），平均约为 –0. 196 kPa（–2.0 cmH_2O）。

3. 骶管解剖

骶管呈长三角形，从第 2 骶椎开始向下逐渐变窄小。从骶裂孔至硬脊膜囊长度在成人约为 47 mm。但因骶裂孔个体差异较大，骶管长度有所不同，约有 47% 的病例骶裂孔在第 4 骶椎以上，甚至在第 3 骶椎。所以骶管长度明显短于 47 mm，在骶管穿刺时应注意，勿超过髂后上棘连线（图 11-4），以免刺破硬脊膜囊进入蛛网膜下隙。骶裂孔是骶管麻醉时的穿刺部位，正常人该裂孔呈“V”或“U”形，女性有 1% 无骶裂孔，是临床上骶管麻醉穿刺失败的主要原因之一。骶管腔内也含有疏松的结缔组织、脂肪组织及丰富的静脉丛，其容积占整个硬膜外隙的 25% ~ 30%。

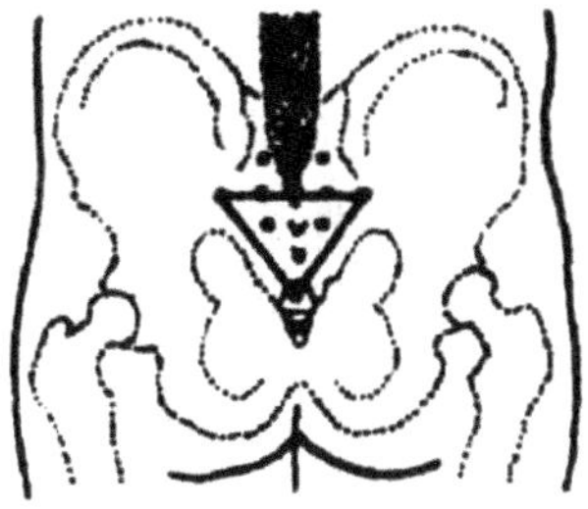

图 11-4　骶管穿刺的三角区与硬脊膜囊的关系

（五）脊神经根及体表分布

脊神经根分为前根和后根。前根是从脊髓前角发出，由运动神经纤维和交感神经传出纤维所组成；后根是脊髓后角发出，由感觉神经纤维和交感神经传入纤维所组成。在蛛网膜下隙的神经根是裸露的，而在硬膜外隙的神经根是由硬脊膜包裹着，因此，局麻药在不同腔内神经根的渗透性不同，前者渗透较后者容易。

按神经根发出的脊髓节段不同，而称为颈段、胸段、腰段和骶段。T_6 以上又称上胸段，T_8 以下称下胸段。骶段在脊椎麻醉时，称“鞍区”麻醉；而在硬膜外麻醉时，又称骶管麻醉。各神经节段在体表的分布结合体表的解剖标志，将躯干部皮肤的脊神经支配区依其上界做如下记述，以便记忆：甲状软骨部皮肤是 C_2 神经支配；胸骨柄上缘是 T_2 神经支配；两侧乳头连线是 T_4 神经支配；剑突下是 T_5 神经支配；季肋部肋缘是 T_8 神经支配；平脐是 T_{10} 神经支配；耻骨联合部是 T_{12} 神经支配；大腿前面是 $L_{1\sim3}$ 神经支配；小腿前面和足背是 $L_{4\sim5}$ 神经支配；足底、小腿及大腿后面、骶部及会阴部是骶神经分布；上肢是 C_5 ~ T_1 神经分布（图 11-5）。

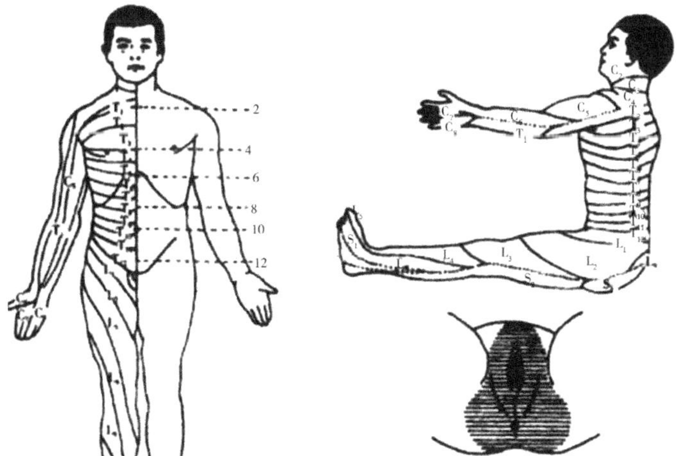

图 11-5　脊神经在体表的节段分布

C＝颈；T＝胸；L＝腰；S＝骶

二、脊椎及硬膜外麻醉生理

（一）药物作用部位

注入蛛网膜下隙内的局麻药，选择性地直接作用于裸露的脊神经前根和后根，或直接作用于脊髓。前根阻滞后可阻滞运动神经（肌肉松弛）和交感神经传出纤维（血管扩张，肠蠕动亢进和心率减慢）；后根阻滞后可阻滞感觉神经（感觉消失）及交感神经传入纤维。注入硬膜外隙的局麻药大部分被吸收入血管内，少部分停留在腔内的脂肪组织，仅有部分局麻药达到脊神经或脊神经根靶神经纤维，并且主要是作用于椎间孔处由鞘膜管包裹的神经根，少部分通过硬脊膜直接作用于脊髓。注入蛛网膜下隙的药液容易被脑脊液所稀释，而在硬膜外隙的药液不会被稀释，所以，应用局麻药浓度脊椎麻醉较硬膜外麻醉为高。在其他条件相同的情况下，脊椎麻醉的阻滞范围主要取决于用药的剂量及体位，而硬膜外麻醉的阻滞范围主要取决于用药容量的大小。

（二）不同神经纤维阻滞的顺序

临床上所用局麻药浓度虽然对脊髓神经前根和后根都能产生有效的阻滞作用，即对感觉和运动神经纤维都能产生麻醉作用，但是由于各种神经纤维粗细不等和功能不同，在用同一种浓度的局麻药时，对各种不同神经纤维阻滞作用的发生速度及作用强度不同。其阻滞顺序依次为交感神经，冷觉、温觉、温度识别觉、钝痛感觉、锐痛感觉、触觉、运动（肌肉松弛）、压力觉（减弱）、本体感觉和肌肉、肌腱、关节感觉。值得强调的是，运动神经不但阻滞较晚，持续时间较短，而且阻滞范围要比感觉神经低或窄 1 ~ 4 个节段；而交感神经阻滞范围要比感觉神经高或宽 2 ~ 4 个节段。因此，脊椎及硬膜外麻醉范围越广，血压下降越明显。所以用“刺痛”试验并不能完全说明阻滞的准确范围。临床上所指的麻醉平面一般是指痛觉消失的平面。

（三）脊椎及硬膜外麻醉对机体的影响

1. 对呼吸的影响

即使是上胸段脊椎麻醉对吸气功能也无明显影响，因吸气肌主要是膈肌，而膈神经支配区域多不被阻滞，事实上，由于腹肌麻痹，可减轻膈肌运动时所必须克服腹腔脏器向上的压力，而有利于膈肌的收缩，因此无吸气性困难。但是，患者的呼气功能降低，且与阻滞平面呈正相关关系。可使最大呼出压和呼出气流量明显降低，这主要是因肋间神经和腹肌麻痹，肺活量减低，表现为不能大声讲话和有效咳嗽。因此，在理论上，患有慢性阻塞性肺疾患不宜选用高平面脊椎麻醉技术，但临床中这类患者施行中平面阻滞仍可很好耐受，现已经证实脊椎麻醉对每分通气量、无效腔量、肺泡 - 动脉氧和二氧化碳分压差、肺内分流量及动脉氧和二氧化碳分压等气体交换功能也无明显影响。然而，在高平面脊椎麻醉时发生的呼吸抑制甚至呼吸骤停，主要是因严重低血压导致脑干缺血所致，并非是对呼吸调节中枢的直接作用。偶尔产生呼吸困难，是由于胸、腹壁的传入冲动减少而抑制呼吸驱动力，因此，有时可出现鼻翼翕动及发绀。硬膜外麻醉，即使有明显呼吸系统疾病也很少引起呼吸抑制，除非高浓度大剂量局麻药扩散至 C_3、C_4、C_5 脊神经，使之阻滞才能发生。在颈段硬膜外阻滞时，肺功能残气量可降低，无呼吸系统疾病者并不明显影响每分通气量和气体交换功能，但对慢性阻塞性肺疾患呼吸储备下降的患者，临床应慎重选用。在麻醉中如辅佐阿片类镇痛药或苯二氮䓬类镇静药时，仍可引起较明显的呼吸抑制。脊椎及硬膜外麻醉不影响单肺通气时的肺氧合和缺氧性肺血管收缩。脊椎及硬膜外麻醉不引起支气管收缩，而且硬膜外麻醉时局麻药中添加肾上腺素会引起支气管扩张，故脊椎及硬膜外麻醉可以安全地用于哮喘的患者。另外，由于高平面麻醉，肌肉、肌腱及关节感觉或位置觉丧失，进而会发生“限界性呼吸困难”。

2. 对循环的影响

血压降低和心率减慢是脊椎及硬膜外麻醉最常见的生理效应。椎管内阻滞中发生渐进性低血压和心动过缓的机制如下。

（1）交感神经阻滞引起体循环血管阻力及心排血量下降，从而引起低血压和心动过缓。

（2）T_4 以上高平面麻醉阻滞了心脏加速神经纤维（发自 $T_{1\sim4}$ 水平），进一步加重了血流动力学的变化。

（3）局麻药及所添加的血管活性药的作用。局麻药人血引起心肌负性肌力作用，所添加的肾上腺素的兴奋作用，可乐定的 β_2 兴奋作用，去甲肾上腺素释放的突触前抑制和直接的副交感活性等机制，均可进一步加重血流动力学的变化。脊椎及硬膜外麻醉中突发的血压下降［如 5 min 内血压下降 4 kPa（30 mmHg）或基础血压的 30%］和突发的心动过缓，具有不同于渐进性低血压和心动过缓的发生机制：脊椎及硬膜外麻醉引起的血液再分布、心室充盈不足和心肌收缩力增强，兴奋心室壁机械感受器，通过 Bezold Jarisch 反射等机制引起副交感神经活动增强及交感神经活动减弱，从而引起低血压和心动过缓。脊椎及硬膜外麻醉均有不同程度的心排血量下降。低平面或低位阻滞麻醉时可下降 16%，而高平面或高位阻滞麻醉时可下降 31%，主要是因心率减慢、周围血管扩张及回心血量减少所致，另外心每搏量亦可下降 5% 左右。由于动脉血压下降，左心室做功也相应降低，肺动脉压也随着降低 15% ~ 35%。如果阻滞平面在 T_5 以下，循环功能可借上半身未阻滞区血管收缩来代偿，血压下降幅度可在 20% 以下，如阻滞平面超过 T_5 平面以上时，动脉血压可下降 20% ~ 40%，右房压可下降 30% ~ 50% 以上。因外周血管扩张，血液常有淤滞现象，循环时间可延长 2 倍以上。阻滞区血管扩张以后还可导致直立性低血压，因此，当患者头高位时，流向下半身的血液量明显增多，回心血量减少，容易引起血压进一步下降。椎管内阻滞麻醉，多使上肢血流减少，下肢血流增加，对防止手术后下肢深部静脉炎有重要作用。

3. 对体温调节的影响

脊椎及硬膜外麻醉可引起中心体温下降，其机制为：交感神经阻滞引起外周血管扩张，一方面增加机体热量的丢失，另一方面使机体热量由中心向外周再分布，该作用在麻醉后 30 ~ 60 min 达高峰，可使中心体温下降 1℃ ~ 2℃。年龄越大，阻滞平面越广，则体温下降幅度越大。另外，超出体表温度实际上升程度的主观温暖感觉，降低了寒战和血管收缩的温度阈值，使机体温度调节机制减弱，进一步加重了中心体温的下降。

4. 对其他系统的影响

脊椎及硬膜外麻醉中常发生恶心、呕吐，其发生诱因如下。

（1）血压骤降造成脑供血骤减，兴奋呕吐中枢。

（2）迷走神经功能亢进，胃肠蠕动增强。

（3）手术牵拉内脏。在脊椎麻醉时常因膀胱内括约肌收缩及膀胱逼尿肌松弛，使膀胱排尿功能受抑制，常有尿潴留现象。肝脏、胰腺及肾脏内血流速度可明显减慢，但对这些脏器的功能无明显影响。硬膜外阻滞时胃黏膜内 pH 升高，术后持续应用硬膜外阻滞对胃黏膜有保护作用。当血压下降并维持一段时间后，则血氧饱和度低下，如使血压恢复，通常在 5 min 以后才能使血氧饱和度缓慢回升。

第二节　腰麻 – 硬膜外联合麻醉

一、复合麻醉穿刺法

20 世纪 90 年代始，蛛网膜下隙和硬膜外联合阻滞麻醉已广泛应用临床，并取得满意效果。复合脊麻 – 硬膜外阻滞适合于 8 岁以上患者的 T_7 以下平面任何外科手术。脊麻与硬膜外联合阻滞麻醉可选用双穿刺点法（DST），也可采用单穿刺点法（SST），即向蛛网膜下隙注药，同时也经此穿刺针置入硬膜外导管。两点穿刺法先于 T_{12} ~ L_1 或 L_{1-2} 行硬膜外穿刺置入硬膜外导管，然后再于 L_{3-4} 或 L_{2-3} 或 L_{4-5}，行蛛网膜下隙穿刺，注入局麻药液行脊麻；一点穿刺法经 L_{3-4}，间隙穿刺，目前国内不少厂家专门设计和制造 CSEA 配套穿刺针并广泛应用临床，应用特制的联合穿刺针，针的样品都是针套针方式，即先用一根带刻度的 17G 或 18G Tuohy Weiss 针（即硬膜外穿刺针）进入硬膜外腔；然后用一根 29G Quineke 或 27G Whitacre 穿刺针（即蛛网膜下隙穿刺针）套入上述硬膜外穿刺针内，穿过并超出 Tuohy 针尖 11 ~ 13mm，就完全可以穿破硬膜（在 L_3 处穿刺自黄韧带至硬膜距离为 5 ~ 20 mm）而进入蛛网膜下隙。如出现针尖顶着硬膜的帐篷现象（Tenting），则将 Tuohy 针（硬膜外穿刺针），亦包括脊麻针，向内推进少许（3 ~ 6 mm），以将硬膜穿破，穿过硬膜时，常有一种“啪”穿破感觉。针确定在蛛网膜下隙后，注药并退出脊麻针，再经硬膜外针（tuohy）置入硬膜外导管（在硬膜外腔深度为 4 ~ 5cm），该导管作为补充脊麻或延长麻醉时间用，也可作为术后镇痛。这种复合麻醉方法的麻醉效果基本上可达 95% 以上，据有关资料统计应用 SST 时脊麻的失败率达 16%，应用 DST 时其失败率仅 3% ~ 4%。

二、应用单穿刺点法或双穿刺点法存在的问题

（1）因为患者在进行穿刺时都取侧卧位，而脊麻先注药，若应用重比重药液，注药后不能立即仰卧，还须行硬膜外腔置管。如置管顺利也需 1 ~ 2 min，如置管不顺时间达 5 min 以上，局麻药在蛛网膜下隙发生作用，而容易发生单侧性或偏重单侧性脊麻。如侧卧位时患者体位不当，头或骶偏高或偏低，容易造成麻醉平面过高或过低。

（2）SST 法很容易损坏脊麻穿刺针的前端，如穿刺针质量不好，损坏的微小金属片脱落下来进入硬膜外腔或蛛网膜下隙。破损的脊麻针的前端在穿破硬脊膜时，会使硬膜损伤更大。

（3）在应用 SST 时硬膜外针要正确处于正中位置，否则前端偏斜，则在应用脊麻穿刺针进行穿刺时也会跟着发生偏斜，甚至引导脊麻针进入硬膜外腔的侧硬膜囊。应用 CSEA 时在已经产生脊麻的麻醉平面基础上，硬膜外麻醉每扩展阻滞 1 个节段约需局麻药液 1. 5 ~ 3 mL，比单纯应用硬膜外麻醉阻滞 1 个节段的药量要少，因此麻醉应小剂量给药。

三、CSEA 常用药物剂量和浓度

目前临床上脊麻多采用重比重药液，有的学者也应用等比重药液，但等比重药液需坐位穿刺，又容易引起麻醉平面过低，达不到麻醉需求。现分别介绍。

（一）重比重药液

脊麻药配制时加 10% 葡萄糖溶液 0.5 ~ 1 mL，即为重比重液。脊麻用 0.5% 布比卡因 1.6 ~ 2.0mL（8 ~ 10 mg），0.33% 丁卡因 1.8 ~ 2. 0 mL；硬膜外用 0.5% 布比卡因 10 ~ 15 mL。

（二）等比重药液

脊麻用 0. 33% 丁卡因 1.8 ~ 2.0 mL；硬膜外用 1% 利多卡因和 0. 25% 布比卡因 8 ~ 10 mL，或 0.25% 布比卡因 10 ~ 12 mL，硬膜外麻醉追加药量为首次量的 1/3 ~ 1/2。CSEA 优点是作用起效快，麻醉效果确实，肌肉松弛比单纯脊麻或硬膜外麻醉都好。少量脊麻用药达到骶丛的阻滞，明显减少了硬膜外麻醉用药量，降低毒性反应发生率。值得探讨的问题是脑脊液不出、置硬膜外导管困难、单侧脊麻、麻醉平面过广、硬膜外导管误入蛛网膜下隙。

第三节　硬膜外腔阻滞

一、概　述

硬膜外间隙阻滞是将局部麻醉药注入硬膜外间隙，阻滞脊神经根，使其支配的区域产生暂时性麻痹，简称为硬膜外麻醉。现代硬膜外麻醉主要是连续硬膜外麻醉，单次法已经使用很少，因为此法可控制性太差，易发生意外，根据病情手术范围和时间，分次给药，使麻醉时间得以延长，并发症明显减少。连续硬膜外阻滞是临床上常用的麻醉方法之一。

（一）高位硬膜外阻滞

于 $C_{5\sim6}$ 之间行穿刺，阻滞颈部及上胸段脊神经，适应甲状腺、颈部和胸壁手术。

（二）中位硬膜外阻滞

穿刺部位在 T_6 ~ T_{12} 之间，常用于胸壁和上中腹部手术。

（三）低位硬膜外阻滞

穿刺部位在 L_1 ~ $L_{4、5}$ 之间，常用于下腹、下肢、盆腔手术。

（四）骶管阻滞

经骶裂孔穿刺阻滞神经，适合于肛门、会阴部手术。

二、解 剖

椎管内硬膜称为硬脊膜，在枕骨大孔处与枕骨骨膜相连，从此以下分为内、外两层，形成间隙。硬脊膜相当于内层及其在枕骨大孔向下延续部分，形成包裹脊髓的硬脊膜囊并抵止于骶椎。因此，通常所说的硬脊膜实际上是指硬脊膜的内层，俗称为硬膜。硬膜附着枕骨大孔的边缘，这可防止麻醉药从硬膜外腔进入颅脑。硬脊膜的外层是由椎管内壁的骨膜和黄韧带融合而组成。内、外两层之间的腔隙即为硬膜外腔。硬膜外腔包含有疏松的网状结缔组织、脂肪、动静脉、淋巴管和脊神经。其中血管以丰富静脉丛为主，这些静脉没有瓣膜，它们与颅内和盆腔的静脉相通，因而如将局麻药或空气注入这些静脉丛，可立即上升到颅内。硬脊膜外腔后方（背间隙）从背正中或黄韧带至硬脊膜之间的距离上窄下宽，下颈部约 1.5 ~ 2mm；中胸部约 3 ~ 4mm；腰部最宽约 5 ~ 6mm，成人硬脊膜外腔容积约 100mL（骶部约占 25 ~ 30 mL）。

三、硬脊膜外阻滞的机制及生理影响

（一）作用方式

局麻药是经多种途径发生阻滞作用，其中以椎旁阻滞、经根蛛网膜绒毛阻滞脊神经根以及局麻药弥散过硬膜进入蛛网膜下隙产生“延迟”的脊麻为主要作用方式。

（二）局麻药在硬膜外腔的扩散

①局麻药的容量和浓度：容量越大阻滞范围越广，所以容量是决定硬膜外阻滞的“量”的重要因素；浓度越高阻滞就越完善，所以浓度是决定硬膜外阻滞的“质”的重要因素。硬膜外阻滞麻醉要达到满意效果，既要有足够的阻滞范围，又要阻滞得完善（完全），质与量应并重，不能偏向一面。②从理论上讲药物注射速度越快，就越有利于局麻药在硬膜外腔扩散，就可获得宽广的麻醉阻滞平面。在临床工作中大多数学者认为注药速度过快，增加血管对局麻药的吸收，易导致中毒，而且由于注入药物量受到限制，所以平面扩散节段增加也有限，普遍认为注药速度以 0. 3 ~ 0. 75 mL/s 为好。

四、硬膜外腔压力

有关硬脊膜外腔穿刺时出现的压力的发生机制，虽然说法很多，但至今仍无一个明确定论。现归纳几种学说如下：

（1）硬脊膜被穿刺针推向前方，间隙增大而产生负压。

（2）胸膜腔内负压通过椎间孔或椎旁静脉系统传递至硬脊膜外腔。

（3）脊柱屈曲使硬脊膜外腔增大产生负压。

（4）穿刺时穿刺针尖顶黄韧带，黄韧带弹性回缩时形成负压。颈部和胸部硬膜外腔负压发生率为 96%，腰部发生率为 88%，骶管则不出现负压。

五、硬膜外阻滞的影响

（一）对中枢神经系统的影响

注药后引起一过性脑压升高，临床上患者感头晕。局麻药进入血管内引起毒性反应，严重时患者抽搐或惊厥。局麻药长时间在体内积累，当它在血液中的浓度超过急性中毒阈值时，引起毒性反应。硬膜外麻醉对中枢神经系统间接影响是阻滞后低血压所引起的，如低血压引起脑缺氧，导致呕吐中枢兴奋从而发生呕吐。

（二）对心血管系统的影响

1. 神经因素

①交感神经传出纤维被阻滞，致阻力血管和容量血管扩张。②硬膜外麻醉平面超 T_4 时，心脏交感纤

维阻滞，心率减慢，心输出量减少。

2. 药理因素

①局麻药吸收入血后，对平滑肌产生抑制，对 β 受体进行阻滞，而导致心排出量减少。②肾上腺素吸收后，兴奋 β 受体，心排出量增加，周围阻力下降，因此在临床上局麻药液中加入肾上腺素，则肾上腺素的药理作用能对抗局麻药对机体造成的药理因素方面的影响。

3. 局部因素

局麻药注射过快，引起脑脊液压力升高（短时），而致血管张力和心输出量反射性升高。

（三）对呼吸系统的影响

对呼吸的影响主要取决于阻滞平面高度，尤其是运动神经被阻滞范围更为重要。

（1）药物浓度的高低直接关系到运动神经是否被阻滞。在中低位硬膜外麻醉时可使用常规浓度，如利多卡因，浓度为 1.5% ~ 2%；在高位硬膜外麻醉时禁止使用正常或高浓度局麻药，否则必定会造成运动神经被阻滞，而使呼吸肌和辅助呼吸肌麻痹，致患者呼吸停止。临床应用药物中发现，0.8% ~ 1% 利多卡因和 0.25% 布比卡因对运动神经纤维影响最小，常使用在高位硬膜外麻醉中。

（2）老年人、体弱者、久病或过度肥胖患者，这些患者本身存在通气储备下降，如遇阻滞平面高，对呼吸影响就会更大，甚至不能维持正常通气，必须辅助或控制呼吸。

（四）对内脏的影响

硬膜外麻醉对肝、肾功能没有直接影响，而是由于麻醉过程引起血压下降，间接影响到肝、肾功能，此轻微而短暂的影响对正常人来讲无重要临床意义。血压下降至 7. 98 ~ 9. 31 kPa(60 ~ 70 mmHg)以下时，肝血流量减少 26%，随着血压恢复，肝血流也恢复至正常；肾小球滤过率下降 9%，肾血流减少 15%，随着血压恢复，肾功能恢复至正常。

（五）对肌张力发生影响的作用机制

（1）运动神经传入纤维被阻滞。

（2）局麻药选择性阻滞运动神经末梢，而使肌肉松弛，临床工作中腹部手术硬膜外麻醉时，肌肉松弛程度不比应用肌松药松弛腹肌的效果差，但是值得注意的是部分患者在硬膜外麻醉时，运动神经阻滞是不全的。

六、临床应用

（一）适应证

主要适用腹部手术，凡是适合于蛛网膜下隙阻滞的下腹部及下肢手术，均可采用硬膜外腔麻醉。颈部、上肢和胸部手术也可应用，但应加强对呼吸和循环的管理。

（二）禁忌证

严重高血压、冠心病、休克及心脏代偿功能不全者，重度贫血、营养不良者，穿刺部位有感染者，脊柱严重畸形或有骨折、骨结核、椎管内肿瘤者，凝血障碍、中枢神经疾病者禁忌使用。

七、穿刺技术

（一）穿刺点的选择

根据手术切口部位和手术范围，取支配手术区范围中央的脊神经相应棘突间隙为穿刺点。各部位穿刺点的选择，为了确定各棘突间隙位置，可参考下列体表解剖标志：①颈部最明显突起的棘突为第 7 颈椎棘突。②两侧肩胛冈连线为第 3 胸椎棘突。③两侧肩胛下角连线高于第 7 胸椎棘突。

（二）体位

临床上常用侧卧位，具体要求与蛛网膜下隙阻滞相同。

（三）穿刺方法

硬脊膜外腔穿刺可分为直入法和侧入法两种。

1. 直入法

在选定的棘突间隙作一皮丘，再作深层次浸润。目前临床上应用 16G 或 15G 硬膜外穿刺针，该针尖呈勺状，较粗钝，穿过皮肤有困难，可先用 15 ~ 16G 锐针刺破皮肤，再将硬膜外穿刺针沿针眼刺入，缓慢进针，针的刺入到达棘上韧带时，针应刺入其韧带中心位置，并固定穿刺针，是直入穿刺成功的重要因素。针的刺入位置及到达硬膜外腔位置必须在脊柱的正中矢状线上。穿刺针在经过皮肤 – 皮下组织 – 棘上韧带 – 棘间韧带 – 黄韧带 – 到达硬脊膜外腔。针尖到达硬脊膜外腔被确定后，即可通过穿刺针置入硬膜外导管并固定好。

2. 侧入法也称旁正中法

对直入法穿刺有困难，胸椎中下段棘突呈叠瓦状，间隙狭窄，老年人棘上韧带钙化等情况可应用侧入法。棘突间隙中点旁开 1.5 cm 处进针，避开棘上韧带和棘间韧带，直接经黄韧带进入硬脊膜外腔，局部浸润麻醉后，用 15G 锐针刺破皮肤，硬膜外穿刺针眼进入，穿刺针应垂直刺入并推进穿刺针直抵椎板，然后退针约 1 cm，再将针干略调向头侧，针尖指向正中线，沿椎板上缘经棘突间孔突破黄韧带进入硬膜外腔。

（四）硬膜外腔的确定

当穿刺针刺破黄韧带时，阻力突然消失，负压同时出现，回抽无脑脊液流出，即能判断穿刺已进入硬膜外腔。具体判断方法如下。

1. 阻力骤减

穿刺针抵达黄韧带时，术者可感到阻力增大，并有韧性感。这时将针芯取下，接上盛有生理盐水和 1mL 左右空气的注射器；推动注射器芯，有回弹感觉，同时气泡缩小，液体不能注入。表明针尖已抵达黄韧带，此时可继续慢进针并推动注射器芯作试探，一旦突破黄韧带，即有阻力顿时消失的“落空感”，此时注射器内空气即被吸入，同时注气或生理盐水没有任何阻力，表示针尖已进入硬脊膜外腔。值得注意的是针尖位于椎旁疏松组织中，阻力也不大，易误认为在硬膜腔。鉴别方法：注入空气时，手感到穿刺部位皮下组织肿胀，置入导管，如遇阻力就说明针尖不在硬膜外腔。

2. 负压现象

临床上常用负压现象来判断硬膜外间隙。当穿刺针抵达黄韧带时，拔除针芯，在针蒂上悬挂一滴局麻药或生理盐水。当针尖破黄韧带而进入硬膜外腔对，可见悬滴液被吸入，此即为悬滴法负压试验。此法试验缺点是妨碍顺利进针。

3. 其他

进一步证明针尖进入硬膜外腔的方法有：①抽吸试验，接上注射器反复轻轻抽吸，无脑脊液流出（吸出），证明针尖确已在硬膜外腔。②气泡外溢试验，接上装 2 mL 生理盐水和 2 mL 空气的注射器，快速注入后取下注射器，见针蒂处有气泡外溢则可证实。③置管试验，置入导管顺利，提示针尖确在硬膜外腔。

（五）连续硬膜外阻滞置管方法

（1）皮肤至硬膜外腔距离是穿刺针的全长（成人用穿刺针长 10 cm，小儿用穿刺针长 7 cm）减去针蒂至皮肤距离。

（2）置管麻醉者以左手背贴于患者背部，以拇指和示指固定针蒂，其余 3 指夹住导管尾端；用右手持导管的头端，经针蒂插入针腔，进至 10 cm 处，可稍有阻力，说明导管已达针尖斜面，稍用力推进，导管即可滑入硬膜外腔，继续插入 3 ~ 5 cm，导管一般插至 15 cm 刻度停止。不宜置管太深，除去针干长度（10 cm），硬膜外腔实际留管一般 3 ~ 5 cm，临床经验证明导管在硬膜外腔少于 2 cm，药物扩散效果较差，导管在硬膜外腔长于 5 cm 易在硬外腔打折或弯曲，影响药物扩散吸收。

（3）拔针：调整导管深度，应一手拔针，一手固定导管并保持导管往针干里推进，以免导管在拔针时被带出过多，而致置管失败。置管后，将导管尾端与注射器相连接，回吸无回血或脑脊液，注入少许空气或生理盐水无阻力表明导管通畅，位置正确，即可固定导管。

（4）注意事项：置管遇有阻力需重新置管时，必须将管连同穿刺针一并拔出，否则导管有被斜口割断的危险；如插入时觉得导管太软，不宜使用管芯作为引导，以免导管穿破硬膜外腔而进入蛛网膜下隙，置管过程中患者有肢体感觉异常或弹跳，提示导管已偏于一侧椎间孔刺激脊神经根，应重新穿刺置管。导管内有血流出说明导管进入静脉丛，少量出血可用含肾上腺素的生理盐水冲洗。如果无效果，应避免注药，重新换间隙穿刺。

八、硬膜外麻醉管理

（一）常用麻醉药物

1. 利多卡因

作用迅速，穿透力和弥散力都较强，麻醉阻滞较完善，应用浓度为 1% ~ 2%，起效时间为 5 ~ 12 min，作用时效为 60 ~ 80 min，最大用量为 400 mg。该药的缺点是久用后易出现快速耐药性。临床应用利多卡因与丁卡因配成 1. 6% 混合溶液（丁卡因 0.2%），与布比卡因配成混合液（利多卡因 1.5% ~ 1.6%，布比卡因 0.25% ~ 0.3%）。

2. 丁卡因

常用浓度为 0.2% ~ 0.3%，用药后 10 ~ 15 min 时产生镇痛作用，需 20 ~ 30 min 时麻醉开始完善，作用时效为 3 ~ 4 h，一次最大用量为 60 mg。因为该药毒性较大，临床上不单独应用于硬膜外麻醉，常与利多卡因混合应用，其浓度一般为 0.2% ~ 0.25%，最高浓度最好控制在 0. 33% 以内，以免引起毒性增加。

3. 布比卡因

常用浓度为 0.5% ~ 0.75%，4 ~ 10 min 起效，可维持 4 ~ 6 h，但肌肉松弛效果只有 0.75% 溶液才满意。

4. 罗哌卡因

用法同布比卡因，但运动阻滞差，常用于硬膜外镇痛及无痛分娩。

（二）局麻药浓度选择

硬膜外麻醉的深度和作用时间主要取决于麻醉药物浓度。对手术部位和手术要求不同，对局麻药浓度应作一定选择，并具有一定的原则性。颈部手术需选择 1% 利多卡因、0.25% 布比卡因；胸部手术需选择 1% ~ 1.2% 利多卡因、0. 25% 布比卡因，浓度不宜过高，否则膈神经被阻滞，或其他呼吸肌受影响，而致通气锐减，严重者可致呼吸停止。为了达到腹肌松弛要求，腹部手术需较高药物浓度，如应用 1.6% ~ 2% 利多卡因、0.5% ~ 0.75% 布比卡因；下肢手术镇痛需较高浓度局麻药，如 0. 75% 布比卡因才能达到良好镇痛效果。此外，虚弱或年老患者浓度要偏低。

（三）局麻药的混合使用

临床上是将长效和短效、起效慢和起效快的局麻药配成混合液，以达到起效快、作用时效长、减少局麻药毒性反应的目的。

（四）注药方法

一般拟采用下列程序进行。①试验剂量：注入局麻药 3 ~ 5 mL，观察 5 min，（排除误入蛛网膜下隙）。②每隔 5 min 注药 3 ~ 5 mL，直至 12 ~ 18 mL，此为初始剂量。药物首次总量以达到满意阻滞效果为止，用药量限制在最大用量范围内，争取以最少局麻药达到满意麻醉效果。③根据每种药物作用时效，到时间按时追加首次总量 1/2 ~ 1/3 局麻药，直至手术结束。随着手术时间延长，用药总量增大，患者对局麻药耐受性将降低，临床工作中应慎重给药。

九、硬膜外腔阻滞失败

（一）阻滞范围达不到手术要求的原因

①穿刺点离手术部位太远，内脏神经阻滞不全，牵拉内脏出现疼痛。②多次硬膜外阻滞致硬膜外腔出现粘连，局麻药扩散受阻等。

（二）阻滞不全原因

①硬膜外导管进入椎间孔致阻滞范围受限。②导管在硬膜外腔未能按预期方向插入。③麻醉药物浓度和容量不够。

（三）完全无效原因

①导管脱出或误入静脉。②导管扭折或被血块堵塞，无法注入药物。③导管未能插入硬膜外腔。

（四）硬膜外穿刺失败原因

①患者体位不当，脊柱畸形，过分肥胖，穿刺点定位困难。②穿刺针误入椎旁肌群，或其他组织未能发现。

凡是遇有下列情况，从安全角度考虑，应放弃硬膜外麻醉：①多次穿破硬脊膜。②穿刺针误伤血管，致较多量血液流出。③导管被折断、割断而残留硬外腔。

十、硬膜外麻醉的意外及并发症

（一）穿破硬膜

硬膜外穿刺是一种盲探性穿刺，因此穿刺者应熟悉解剖层次，穿刺时缓慢进针，仔细体会各椎间韧带不同层次刺破感觉，并边进针边试阻力消失和负压现象，以避免穿破硬脊膜致发生全脊麻和脊髓损伤。麻醉者思想麻痹大意，求快而进针过猛，有时失误而致硬膜穿破。穿刺针斜面过长，导管质地过硬，都增加穿破硬膜可能性，这种穿破有时不易及时发现。多次施行硬膜外阻滞患者，硬膜外腔由于反复创伤出血，药物化学刺激硬膜外腔使其粘连而变窄，严重者甚至闭锁，易穿破硬膜。脊柱畸形或病变、腹内巨大肿瘤或腹水、脊柱不易弯曲、穿刺困难、反复穿刺，易穿破硬膜。老年人韧带钙化，穿刺时需用力过大，可致穿破。小儿硬膜外腔较成人窄，如小儿没施行基础麻醉或药量不足，穿刺时稍动，就可致硬膜穿破。

处理：一旦穿破应改用其他麻醉方法，如穿刺在 L_2 间隙以下，手术区域在下腹部、下肢或肛门、会阴区，改脊麻。

（二）穿刺针或导管误入血管

硬膜外间隙有丰富血管，有时发生穿刺针或导管误入血管，发生率据文献报道为 0.2% ~ 0.3%. 尤其是足月孕妇，因硬膜外腔静脉怒张故更易发生。若经针干或硬膜外导管里出血较少，经调整针和导管位置，用生理盐水冲洗后，再没血液流出，可注射 2% 利多卡因 1 ~ 2 mL，观察有无局麻药毒性反应，5 ~ 10 min 后无毒性反应，可继续给药。如针干或硬膜外导管里出血量较多，应用 1 ∶ 400 000 肾上腺素生理盐水冲洗硬膜外腔后，改另一间隙穿刺。若再发生出血应禁用硬膜外麻醉。

（三）空气栓塞

硬膜外穿刺，利用空气行注气试验以利判断穿刺针是否进入硬膜外腔是常用的鉴别手段，但是空气常随损伤血管而进入循环，致空气栓塞的发生率为 20% ~ 45%。临床上应用空气 1 ~ 2 mL，不致引起明显症状，如注气速度达 2 mL/（kg · min），进入血液空气超过 10 mL，就可能致患者死亡。空气栓塞临床表现有气体交换障碍（肺动脉栓塞），缺氧和发绀，继而喘息性呼吸，意识迅速丧失，呼吸停止，随后血压下降，心跳停止。

1. 处理

取头低左侧卧位，防止气栓进入脑，又可使气栓停留在右心房被心搏击碎，避免形成气团阻塞。心跳停止患者可剖胸行心室内抽气，心脏复苏。

2. 预防

尽可能减少注入空气到硬膜外腔，限制在 2 mL 以内。

（四）广泛阻滞

硬膜外麻醉时常用量局麻药造成异常广泛阻滞平面，有以下三种可能性：①局麻药误入蛛网膜下隙产生全脊麻。②局麻药误入硬膜下间隙引起广泛阻滞。③局麻药在硬膜外腔出现异常广泛阻滞平面。

1. 全脊麻

发生率为 0. 10% ~ 0. 05%，临床上表现为全部脊神经支配区域均被阻滞，意识消失，呼吸、心跳停止。

处理：维持患者循环和呼吸功能。气管插管行机械呼吸支持患者呼吸，循环以扩容和血管收缩药物支持，使循环稳定，患者可在30 min后苏醒。心跳停止按心肺复苏处理。预防十分重要，硬膜外麻醉必须试验给药，用药量应不大于3 ~ 5mL，注药后仔细观察病情5 ~ 10 min，如出现麻醉平面广泛，下肢运动神经被阻滞现象应放弃硬膜外麻醉，并支持患者循环和呼吸至平稳为止。

2. 异常广泛阻滞

注入常规剂量局麻药以后，出现异常广泛的脊神经阻滞现象，但不是全脊麻。阻滞范围广，但仍有节段性，腰部和骶神经支配区域仍正常。特点：多发生于注入局麻药后20 ~ 30min，前驱症状有胸闷、呼吸困难、烦躁不安，然后出现呼吸衰竭甚至呼吸停止。血压多出现明显下降，有的病例血压下降不明显。脊神经被阻滞常达到12 ~ 15节段。

处理：支持呼吸和循环。预防：硬膜外麻醉应遵循分次给药方法，以较少用药量达到满意阻滞平面，忌一次注入大容量局麻药（8 ~ 15 mL），以免造成患者广泛脊神经被阻滞。异常广泛的脊神经阻滞的两种可能性是硬膜外间隙广泛阻滞与硬膜下间隙广泛阻滞。

（五）脊神经根或脊髓损伤

1. 神经根损伤

硬膜外阻滞穿刺都是在背部进行，脊神经根损伤主要为后根，临床症状主要是根痛，即受损伤神经根分布的区域疼痛，表现为感觉减退或消失。根痛症状的典型伴发现象是脑脊液冲击症，即咳嗽、喷嚏或用力憋气时疼痛加重。根痛以损伤后3d之内疼痛最剧烈，随时间推移，症状逐渐减轻，2周左右大多数患者疼痛可缓解或消失，遗留片状麻木区可达数月以上。处理：对症治疗，预后均较好。

2. 脊髓损伤

损伤程度有轻有重，如导管直接插入脊髓或局麻药直接注入脊髓，可造成严重损伤，甚至贯穿性损害。临床患者感到剧痛并立即出现短时意识消失，随即出现完全性、松弛性截瘫，部分患者因局麻药溢出至蛛网膜下隙而出现脊麻或全脊麻，暂时不会出现截瘫症状。脊髓横贯性伤害时血压偏低而不稳定。严重损伤患者多死于并发症或残废生存。

脊髓损伤早期与神经根损伤的鉴别：①脊髓损伤时患者出现剧痛而神经根损伤当时有“触电”感或痛感。②神经根损伤后感觉缺失仅限于1 ~ 2根脊神经支配的皮区，与穿刺点棘突平面相一致；而脊髓损伤感觉障碍与穿刺点不在同一平面，颈部低1节段，上胸部低2个节段，下胸部低3个节段。脊髓损伤重点在于预防，但是一旦发生要积极治疗，重点在于治疗早期的继发性水肿。主要应用大剂量皮质类固醇，以防止溶酶体破坏，减轻脊髓损伤后的自体溶解；应用脱水治疗，减轻水肿对血管内部压迫，减少神经元的损害；应用大剂量B族维生素，以促进神经组织康复。中后期治疗可应用针灸、推拿按摩、理疗行康复治疗，经治疗后部分病例可望基本康复。

（六）硬膜外血肿

硬膜外间隙有丰富的静脉丛，穿刺出血率为2% ~ 5%，但出现血肿形成的患者并不多见。诊断：硬膜外麻醉出现背部剧痛基本可诊断。行椎管造影、CT或磁共振对于诊断及明确阻塞部位很有帮助。治疗：及早手术治疗，在血肿形成后8h内行椎板切除减压，均可恢复。手术延迟必将导致永久性残废，故争取时间尽快采取手术减压是治疗关键。预防措施：对有凝血功能障碍患者和正在使用抗凝治疗的患者应避免应用硬膜外麻醉，穿刺时有出血病例应用生理盐水冲洗，每次5mL，待回流液颜色变浅后，改全身麻醉。

（七）感染

硬膜外脓肿。患者除出现剧烈背部疼痛，还出现感染中毒症状如发热、白细胞总数和中性粒细胞明显升高。治疗早期（8 h内）行椎板切除减压引流，应用大剂量抗生素治疗，一般患者康复，延误治疗可致永久性截瘫。

第四节　蛛网膜下腔阻滞麻醉

一、概　述

蛛网膜下隙阻滞系把局麻药注入蛛网膜下隙，使脊神经根及脊髓表面部分产生不同程度的阻滞，简称脊麻，脊麻已有近百年历史，只要病例选择得当，用药合理，操作准确，脊麻不失为一简单易行、行之有效的麻醉方法，对于下肢及下腹部手术尤为可取。

二、蛛网膜下隙阻滞作用

局麻药注入蛛网膜下隙作用于脊髓和脊神经前后根，产生阻滞作用，是脊麻的直接作用；脊麻时发生了自主神经麻痹，它所产生的生理影响，是脊麻的间接作用，分别叙述如下。

1. 直接作用

脊神经后根需局麻药浓度要高于前根，脊神经根内无髓鞘的感觉神经纤维和交感神经纤维对局麻药特别敏感，相反有髓鞘的运动神经纤维敏感性就较差，所以低浓度局麻药只能阻滞感觉冲动的传导，而只有高浓度局麻药才能阻滞运动神经纤维。

局麻药作用脊髓的途径是：①脑脊液中局麻药透过软膜直达脊髓，这种扩散是由于脑脊液－软膜－脊髓之间存在药物浓度梯度。②局麻药沿 Virchow–Robin 间隙穿过软膜到达脊髓的深部。③被阻滞的顺序为自主神经→感觉神经→运动神经→本体感觉纤维。消退顺序则相反。④阻滞平面之间差别为一般交感神经与感觉神经阻滞平面不相同，交感神经阻滞平面比感觉神经阻滞平面高 2 ~ 4 个神经节段，而运动神经阻滞平面又比感觉神经阻滞平面低 1 ~ 4 个节段。⑤局麻药不同浓度，可阻滞不同神经纤维。如普鲁卡因浓度 0.2 mg/mL 时，血管舒缩纤维被阻滞；达到 0.3 ~ 0.5 mg/mL，感觉纤维被阻滞；达到 0.5 ~ 0.75 mg/mL, 运动纤维被阻滞（脑脊液内药物浓度）。

2. 间接作用

其间接作用包括：①对循环的影响。对循环影响主要取决于交感神经纤维被阻滞平面高低，被阻滞平面越高，对循环影响就越大，相反被阻滞平面较低，对循环影响就较少。②对呼吸的影响。脊麻对呼吸影响相对于循环影响较小，它对呼吸影响也主要取决于麻醉平面高低，平面越高影响就越大，当阻滞平面达颈部时，由于膈神经阻滞，发生呼吸停止，当麻醉平面高达使肋间肌麻痹，就可引起通气不足，而致缺氧和 CO_2 蓄积，低位脊麻对呼吸影响很小。③对胃肠道影响。系交感神经节前纤维被阻滞结果，交感神经功能消失，而迷走神经功能占主导地位，所以患者胃肠蠕动增强，胃液分泌增多，胆汁反流，肠收缩增强，所以术中、术后脊麻患者可发生恶心、呕吐、肠痉挛。④对肾及膀胱的影响。由于肾血管阻力不受交感神经调节，所以脊麻对肾的影响是间接的，当血压降至 10.6 kPa（80 mmHg）时，肾血流量和肾小球滤过率均下降，当平均动脉压低于 4.7 kPa（35 mmHg）时，肾小球滤过终止。膀胱受副交感神经调节，因此，当脊麻时副交感神经被阻滞，膀胱平滑肌松弛，患者发生尿潴留。

三、蛛网膜下隙阻滞穿刺技术

（一）体位

脊麻穿刺时一般取侧卧位，应用重比重溶液时，手术侧向下；应用轻比重溶液时，手术侧向上；鞍区麻醉均采取坐位。

（二）常规消毒

铺巾后选择 $L_{3\sim4}$ 棘突间隙为穿刺点，理由是因为脊髓到此处已形成终丝，穿刺时没有损伤脊髓的顾虑，$L_{4\sim5}$ 间隙也可以。

（三）穿刺方法

分直入法和侧入法 2 种。

1. 直入法

穿刺点用0.5% ~ 1%普鲁卡因或0.5%利多卡因做皮内、皮下、棘上、棘间韧带逐层浸润麻醉后，固定穿刺点皮肤，应用26G穿刺针（或25G），在棘突间隙中点刺入，针与患者背部垂直，并且针的方向应保持水平，针尖略向头侧，缓慢进针，仔细体会各解剖层通过的变化。当针尖刺破黄韧带时，有阻力突然消失的“落空”感觉，针继续推进时可有第2次“落空”感，此时提示针已穿破硬脊膜和蛛网膜，进入蛛网膜下隙。

2. 旁正中穿刺法

定点在间隙中点旁开1.5cm处穿刺，麻醉同上，穿刺针向中线倾斜，与皮肤成75° 对准棘突间孔方向进针。本穿刺法不经过棘上和棘间韧带层次，经黄韧带和硬脊膜刺入蛛网膜下隙。此法适用于老年脊椎畸形、因肥胖间隙摸不清的患者，直入法未成功时，可改用本法。针尖进入蛛网膜下隙拔出针芯，即有脑脊液流出，如未流出脑脊液则应考虑患者颅内压过低所致，可试用压迫颈静脉或让患者屏气、咳嗽等迫使颅内压增高措施，以促使脑脊液流出。考虑针头斜口被阻塞，可旋转针干180° ~ 360° 并用注射器缓慢抽吸，仍无脑脊液流出，应重新穿刺。

（四）注药

当穿刺成功后将盛有局麻药的注射器与穿刺针紧密衔接，用左手固定穿刺针，右手持注射器轻轻回抽见有脑脊液回流再开始以10 ~ 30s注射速度注完药物。一般注完药后5min内即有麻醉现象。注完药5min后患者取平卧位，根据手术所需麻醉平面给予调整。

1. 穿刺部位

脊柱有四个生理曲度（图11-6），仰卧时，L_3最高，T_6最低。如果经$L_{2\sim3}$间隙穿刺注药，患者平卧后，药液将沿着脊柱的坡度向胸段移动，使麻醉平面偏高。如果在$L_{3\sim4}$或$L_{4\sim5}$间隙穿刺注药，患者仰卧后，药液大部分向骶部扩散，使麻醉平面偏低。

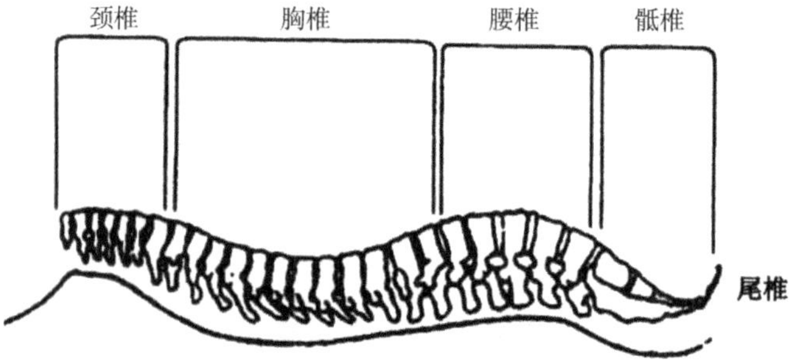

图11-6 脊柱的四个生理曲度

注意胸凹部最低点在$T_{6\sim7}$，腰凸郁最高点在L_3

2. 患者体位和麻药比重

这是调节麻醉平面的2个重要因素，重比重药液向低处流动，轻比重药液向高处流动。注药后5 ~ 10 min内，调节好患者体位，以获得手术所需麻醉平面，因为超过此限，局麻药液和脊神经结合后，体位调整就会无效。如果平面太高造成对患者的影响也是严重的。

3. 注射药物速度

一般而言，注射速度愈快，阻滞平面愈广。相反注射速度愈慢，药物愈集中，麻醉范围愈小。临床上常以1mL/5s药液为适宜，鞍区给药1mL/30s以便药物集中于骶部。麻醉平面调节应结合多因素而不是单因素，把麻醉调节好。

四、麻醉中管理

（1）若是血管扩张致血压下降，应用麻黄碱15 ~ 30 mg静脉注射，同时加快输液速度以恢复正常，如仍反应不良，可应用5 ~ 10 mg间羟胺静脉滴注，或应用多巴胺4 ~ 10 μg/（min · kg），微泵输注，直至血压恢复正常为止。

（2）若是血容量不足病例，应快速加压输注血浆代用品 300 ~ 500mL，同时应用麻黄素 10 ~ 20 mg 静脉注射，尽快使血压回升至正常。

（3）如系心功能代偿不佳所致低血压，注意输液速度，应用西地兰 0.2 ~ 0.4 mg + 5% 葡萄糖 20 mL 静脉注射；或应用多巴胺 5 ~ 6μg/（min·kg）微泵静脉输注。对心率减慢者应用阿托品 0.3 ~ 0.5 mg 静脉注射，以降低迷走神经张力。

五、适应证和禁忌证

（一）适应证

1. 下腹及盆腔手术

如阑尾切除术、疝修补术、膀胱手术、子宫附件手术等。

2. 肛门及会阴手术

如痔切除术、肛瘘切除术等。

3. 下肢手术

如骨折复位、内固定、截肢等。

（二）禁忌证

（1）中枢神经系统疾病，特别是脊髓或脊神经根病变，麻醉后有可能长期麻痹，应列为绝对禁忌。对于脊髓的慢性病变或退行性病变，如脊髓前角灰白质炎，也列为禁忌，颅内高压患者禁忌。

（2）全身严重感染，穿刺部位有炎症或感染者，穿刺时都可能使致病菌带入蛛网膜下隙，故应禁忌。

（3）严重高血压、心功能不全患者。高血压心脏代偿功能良好，并非绝对禁忌。高血压合并冠心病，则禁用脊麻。收缩压超过 21. 28 kPa（160 mmHg）和（或）舒张压超过 14. 63 kPa（110 mmHg），一般慎用或不用脊麻。

（4）休克、血容量不足患者禁用脊麻。

（5）慢性贫血，应用低平面脊麻可以，禁用中、高位脊麻。

（6）有凝血机制障碍或接受抗凝治疗者。

（7）脊椎外伤、脊椎畸形或病变。

（8）精神病，不能合作的小儿等患者（小儿应用基础麻醉后可慎用）。

（9）老年人血管硬化并合并心血管疾病，循环储备功能差，不易耐受血压波动，只能适合低位脊麻，禁用中高位脊麻。

（10）腹内压明显增高病例，如腹腔巨大肿瘤、大量腹水或中期以上妊娠，脊麻的阻滞平面难以控制，并易引起循环较大变化，应禁用。

六、常用局部麻醉药

（一）普鲁卡因

因用于蛛网膜下隙阻滞的普鲁卡因为纯度高的白色晶体，麻醉临床应用时，开瓶用脑脊液溶解，溶解后为无色透明液。常用浓度为 5%，最高不宜超过 6%，最低有效浓度为 2.5%。成年人常用剂量为 100 ~ 150 mg，极量为 200 mg，鞍区麻醉为 50 ~ 100 mg，小儿可按年龄和脊柱长度酌减。麻醉起效时间为 1 ~ 5 min，因此麻醉平面调节必须在 5 min 内完成，否则阻滞平面已固定，再调整无效。维持时间仅 45 ~ 90 min。配制方法：普鲁卡因 150 mg 溶解于 5% 葡萄糖溶液或脑脊液 2.7 mL 中，再加 0.1% 肾上腺素 0.3 mL，配成 5% 重比重溶液。

（二）丁卡因

丁卡因是脊麻常用药物之一，常用浓度为 0. 33%，最低有效浓度为 0.1%。常用配制与配方：1% 丁卡因 1 mL、10% 葡萄糖 1 mL、3% 麻黄碱 1 mL，配成 1 ∶ 1 ∶ 1 溶液，为丁卡因重比重液的配方，使用安全有效。常用剂量为 10 ~ 15 mg，最高剂量为 20 mg。此配方起效时间为 5 ~ 10 min，维持时间 2 ~ 3

h。注意所用的注射器与穿刺针不宜和碱性物质接触或附着，以免减弱药物麻醉作用。

（三）利多卡因

利多卡因应用于脊麻，它的常用浓度为 2% ～ 3%。常用量为 100 mg，极量为 120 mg（为成人量）。药物（2% ～ 3%）加入 5% 或 10% 葡萄糖溶液 0.5 mL 即为配成重比重液。它的起效时间为 1 ～ 3 min，麻醉维持时间为 75 ～ 150 min。利多卡因在脊麻中使用的缺点是容易弥散，致麻醉平面不易控制。

（四）布比卡因

布比卡因应用于脊麻，常用浓度为 0.5% ～ 0.75%，常用量为 8 ～ 12 mg，最多不超过 20 mg，配方：0.75% 布比卡因 1.5 ～ 2 mL，10% 葡萄糖溶液 1 ～ 1.5 mL 配成重比重液，超效时间 5 ～ 10 min，维持 2 ～ 2.5h。

（五）罗哌卡因

用法同布比卡因，更安全。

七、并发症及其处理

（一）头痛

常见并发症之一。典型头痛可在穿刺后 6 ～ 12 h 内发生，多数发病于脊麻后 1 ～ 3 d，术后 2 ～ 3 d 最剧烈，多在 5 ～ 12 d 消失，极个别病例可延至 1 ～ 5 个月或更长，脊麻后头痛发生率一般为 3% ～ 30%，发病机制由于脑脊液不断丢失使脑脊液压力降低所致。

1. 常用预防办法

常用预防办法包括：①局麻药采用高压蒸气灭菌。②严格注意无菌问题。③穿刺针宜细，选用 26G 最佳。④切忌暗示脊麻后头痛发生的可能性。⑤手术当日输液量大于 2 500 mL，术中及时纠正低血压。

2. 处理

（1）轻微头痛：卧床 2 ～ 3 d，口服去痛片，多能在第 4 天完全恢复。

（2）中度头痛：患者平卧头低位，每日输液 2 500 ～ 4 000 mL，并用镇静药、索米痛片（去痛片）、针刺镇痛，效果不佳时可应用小剂量镇痛药，如哌替啶 50 mg 肌内注射，或应用其他治疗头痛药物。

（3）严重者除上述方法外，可采用硬膜外腔充填血疗法，即先抽取自体血 10 mL，在 10 s 内应用硬膜外穿刺针注入硬膜外间隙，注完后患者平卧 1 h，有效率可达 97.5%。如果一次注血疗法后，头痛未完全消除，可行第二次注血，其成功率可达 99%。或应用右旋糖酐 30 ～ 70 mL，或 5% 葡萄糖或生理盐水 30 ～ 40mL 行硬膜外腔注射，以增加脑脊液生成，治疗头痛。

（二）尿潴留

尿潴留一般在术后 1 ～ 2 d 恢复。如潴留时间过长可针刺三阴交、阴陵泉等穴位治疗，或行导尿。

（三）脑神经麻痹

极少发生，多以外展神经多见，术后 2 ～ 21 d 开始有脑膜刺激症状，继而出现复视和斜视，原因与脊麻后头痛机制相似，为脑脊液从硬膜外穿刺孔溢出，脑脊液量减少，降低了脑脊液对脑组织的“衬垫”作用，使外展神经在颞骨岩部受牵拉所致。一旦发生则对症治疗。50% 以上患者可在 1 个月内恢复，极个别病例可持续 1 ～ 2 年。

（四）假性脑脊膜炎

也称为无菌性或化学性脑脊膜炎，据报道发生率为 1 ∶ 2 000，多在脊麻后 3 ～ 4 d 发病，发病很急，临床症状为头痛及颈项强直，克尼格征阳性，并有时发生复视和呕吐。治疗方法同头痛，但必须加用抗生素治疗。

（五）脊髓炎

此种炎性反应并非由细菌感染所致，而是局麻药对含髓磷脂组织的影响，症状为感觉丧失和松弛性麻痹，可自行恢复，也可发展成残废，无特殊疗法，只能对症处理，可试用针灸和理疗等治疗方法。

（六）粘连性蛛网膜炎

此类反应主要与脊麻过程中带入具有刺激性异物及化学品、高渗葡萄糖、用错药物、蛛网膜下隙出血有关。此类反应为渗出性变化，继而出现增生及纤维化改变。它的症状开始是疼痛和感觉异常，然后出现运动无力，发展到完全松弛性瘫痪。处理；对症治疗，应用大剂量B族维生素、大剂量激素，配合理疗、针灸等疗法。

（七）马尾神经综合征

发生原因与粘连性蛛网膜炎相同。症状是下肢感觉和运动功能长时间不能恢复，表现为感觉丧失及松弛性麻痹症状可自行消失，但恢复过程很慢，治疗同蛛网膜炎。

第五节 骶管麻醉

骶管阻滞是经骶裂孔穿刺，注局麻药于骶管以阻滞骶神经。它也是硬膜外阻滞的一种方法，适用于直肠、肛门及会阴手术，也用于婴幼儿及学龄前儿童的腹部和下肢手术。

一、穿刺部位

其定位方法是：一般取侧卧位或俯卧位。侧卧位时，腰背应尽量向后弓曲，双膝关节屈向腹部；俯卧位时，髋关节下需垫一厚枕，显露并突出骶部。穿刺者位于患者一侧，穿刺之前先定好位，从尾骨尖沿中线向头方向摸至4 cm处（成人），可触及一有弹性的凹陷骶裂孔，在孔的两旁可触到蚕豆大的骨质隆起，即为骶角，两骶角连线中点即为穿刺点。髂后上棘连线在第2骶椎平面，是硬脊膜囊的终止部位，骶管穿刺时不宜越过此连线，否则有误入蛛网膜下隙发生全脊麻的危险。

二、穿刺与注药

于骶裂中心做皮内小丘，但不做皮下浸润，否则易使骨质标志不清，妨碍穿刺点定位，将穿刺针垂直刺进皮肤，并刺破骶尾韧带时可有阻力消失感觉。此时将针干向尾侧倾斜，与皮肤呈30° ~ 45°，然后再将针向前刺人2 cm即可到达骶管腔，抽吸注射器，无脑脊液和血液回流，注入生理盐水和少量空气无阻力，也无皮肤隆起。证实针尖在骶管腔，即可注入试验剂量，观察5 min后，没有蛛网膜下隙阻滞现象，注入首次用药总量。

三、穿刺时注意问题

穿刺时如针与皮肤角度过小，即针体过度放平，针尖可在骶管的后壁受阻；若角度过大，针尖常可触及骶管前壁，穿刺如遇骨质，不宜用暴力，应退针少许，调整针体倾斜度后再进针，以免引起剧痛和损伤骶管静脉丛。骶管有丰富的静脉丛，除容易穿刺损伤出血外，对局麻药吸收也较快，故较易引起程度不同局麻药毒性反应。穿刺如抽吸时回流血量较多则放弃骶管阻滞，改用硬膜外麻醉，局麻用药浓度和剂量：1% ~ 2%利多卡因10 ~ 20mL，最大用量400mg；25% ~ 0.5%布比卡因10 ~ 20 mL，最大用量100mg。

第十二章 神经外科手术的麻醉

第一节 神经外科手术的麻醉处理

一、术前评估与准备

神经外科手术患者术需常规访视，了解患者全身情况及主要脏器功能，做出ASA评级。对ASA Ⅲ、Ⅳ级患者，要严格掌握手术麻醉适应证并选择手术时机。对下列情况应采取预防和治疗措施，以提高麻醉的安全性。

（1）有颅内压增高和脑疝危象，需要紧急脱水治疗，应用20%甘露醇1 g/kg快速静脉滴注，呋塞米20 ~ 40 mg静脉注射，对缓解颅内高压、脑水肿疗效明显。有梗阻性脑积水，应立即行侧脑室引流术。

（2）有呼吸困难、通气不足所致低氧血症，需尽快建立有效通气，确保气道畅通，评估术后难以在短期内清醒者，应行气管插管。颅脑外伤已有大量误吸的患者，首要任务是行气管插管清理呼吸道，并用生理盐水稀释冲洗呼吸道，及时使用有效抗生素和肾上腺皮质激素防治呼吸道感染，充分吸氧后行手术。

（3）低血压、快心率往往是颅脑外伤合并其他脏器损伤（肝、脾破裂、肾、胸、腹、盆骨损伤等所致大出血），应及时补充血容量后再行手术或同时进行颅脑手术和其他手术。注意纠正休克，及时挽救患者生命。

（4）由于长期颅内压增高而导致频繁呕吐，致脱水和电解质紊乱患者，应在术前尽快纠正。降颅压时应注意出入量平衡，应入量大于出量，并从静脉补充营养，待病情稳定后行手术。

（5）由垂体和颅咽管瘤合并血糖升高和尿崩症等内分泌紊乱，术前也应及时给予处理。

（6）癫痫发作者术前应用抗癫痫药和镇静药制止癫痫发作，地西泮10 ~ 30 mg静脉滴注，必要时给予冬眠合剂。如癫痫系持续发作，应用1.25% ~ 2.5%硫喷妥钠静脉注射缓解发作，同时注意呼吸支持和氧供。

（7）由于脑外伤、高血压、脑出血、脑血管破裂所致蛛网膜下隙出血，使血小板释放活性物质致脑血管痉挛，常用药物有尼莫地平10 mg，静脉注射，每日2次。也可应用其他缓解脑血管痉挛的药物，能有效降低脑血管痉挛引发的并发症和死亡率。

（8）术前用药对没有明显颅脑高压、呼吸抑制患者术前可常规用药，用量可据病情酌情减量；对于重症患者，有明显颅脑高压和呼吸抑制患者，镇痛和镇静药原则上应慎用，否则会导致高CO_2血症。

（9）监测除常规血压、心电图、心率、动脉血氧饱和度，还应监测有创动脉压、血气分析、呼气末CO_2、CVP、尿量等。

（10）神经外科手术麻醉的特点：①安全无痛，麻醉要镇痛完全，对生理扰乱小，对代谢、血液化学、循环和呼吸影响最小。②肌肉松弛，在确保患者安全的条件下，麻醉要有足够的肌肉松弛。肌松药不能滥用，要有计划地慎重应用。③降低患者应激反应，要及时处理腹腔神经丛的反射——迷走神经反射。要重视术中内脏牵连反射和神经反射的问题，积极预防和认真处理，严密观察患者的反应，如血压下降，脉搏宽大和心动过缓等。可辅助局部内脏神经封闭或应用镇痛镇静药，以阻断神经反射和向心的手术刺激，维持神经平稳。④术中应保证输液通畅，均匀输血，防止输液针头脱出。如果一旦发生大出血，补充血容量不及时，或是长时间的低血压状态，可引起严重后果，甚至危及生命。

二、麻醉方法

1. 局部麻醉

在患者合作的情况下，适用于简单的颅外手术、钻孔引流术、神经放射介入治疗及立体定向功能神经外科手术等。头皮浸润用 0. 5% 普鲁卡因（或 0.75% 利多卡因）含 1 ： 200 000 肾上腺素，手术开始时静脉滴入氟哌利多 2.5 mg、芬太尼 0.05 ~ 0.1 mg，增加患者对手术的耐受能力。

2. 全身麻醉

气管插管全身麻醉是现代常用麻醉方法，为了达到满意的麻醉效果，即诱导快速、平稳，插管时心血管反应小，麻醉维持平稳对各项生命体征影响小，目前临床上较多使用静吸复合麻醉。

（1）麻醉诱导：①硫喷妥钠（4 ~ 8 mg/kg）；芬太尼（4 ~ 8 μg/kg）或舒芬太尼（0.5 ~ 1.0μg/kg）静脉注射 + 维库溴铵（0.1 μg/kg）静脉注射。②丙泊酚（1.5 ~ 2 mg/kg）；咪达唑仑（0.1 ~ 0.3 mg/kg）+ 维库溴铵（0.1 mg/kg）+ 芬太尼（5μg/kg）静脉注射。③对冠心病或心血管功能较差的患者，依托咪酯（0.3 ~ 0.4 mg/kg）+ 芬太尼（5μg/kg）+ 维库溴铵（0.1 mg/kg）+ 艾司洛尔［500 μg/（kg. min）］，在充分吸氧过度通气情况下行气管插管。

（2）麻醉维持：①常采用吸入异氟烷（或安氟烷、七氟烷等）加非去极化肌肉松弛药及麻醉性镇定药。②静脉维持泵注丙泊酚［4 ~ 6 mg/（kg. h）］或咪达唑仑［0.1 mg/（kg · h）］，配合吸入异氟烷（安氟烷、七氟烷等），按需加入镇痛药及非去极化肌肉松弛药。③全凭静脉麻醉，使用把控技术（TCI），静脉输注丙泊酚 + 瑞芬太尼及非去极化肌肉松弛药。

3. 麻醉管理

（1）仰卧头高位促进脑静脉引流，有利于降低 ICP；俯卧位应注意维持循环稳定和呼吸通畅，并固定好气管导管位置。

（2）开颅前需使用较大剂量麻醉镇痛药如芬太尼，手术结束前 1 ~ 2 h 禁止使用长效镇痛剂如哌替啶、吗啡等，有利于术毕患者及时苏醒和良好通气。

（3）术中间断给肌松剂，应及时追加用量，防止患者躁动。对上神经元损伤患者和软瘫患者，应用肌松剂宜小剂量，应用苯妥英钠对非去极化肌松剂有拮抗作用，应加大肌松剂使用剂量。

（4）该类患者手术期间宜机械通气，并间断行过度通气，保持 $PetCO_2$ 在 4.0 kPa 左右。

（5）术毕患者应迅速苏醒，但又不能有屏气或呛咳现象以免使颅内压升高、脑出血等，可使用拉贝洛尔、艾司洛尔、尼莫地平控制血压升高，也可使用芬太尼 0. 05 mg 静脉注射，或 2% 利多卡因 2 mL 行气管内注入防止呛咳反射所致颅内压升高、脑出血等。

（6）液体管理：术前禁食、禁水丢失量按 8 ~ 10 mL/kg 静脉滴注，手术中液体维持按 4 ~ 6 mL/kg 补给，患者术前应用脱水剂，已有明显高渗状态，补充液应是生理盐水或等张胶体液。多数学者认为神经外科患者应维持血浆渗透压浓度达到 305 ~ 320 mmoL/L 较为理想，达不到时应使用脱水利尿剂。

（7）使用大剂量脱水利尿剂患者，可产生大量利尿作用，术中应加强对钾、钠、血糖和血浆渗透浓度测定，以利于及时发现和纠正。

第二节 麻醉对脑生理功能的影响

机体的高级神经活动都是由大脑主宰完成的，大脑的生理功能非常复杂，代谢极为活跃，其生理功能的正常发挥与脑血供与氧供有严格的依赖关系。麻醉通过影响大脑的生理功能而使机体的高级神经活动全部或部分受到抑制，避免或减轻各种伤害性刺激对机体的伤害，保证患者的安全和手术顺利进行。

一、麻醉药与脑血流及脑代谢的关系

脑代谢率对脑血流可产生重要影响，而决定脑血流的直接因素是脑灌注压，脑灌注压是指平均动脉压与小静脉刚进入硬脑膜窦时的压力差。许多麻醉用药可影响动脉压和脑代谢，进而影响脑血流。

（一）静脉麻醉药

1. 硫喷妥钠

对脑血流的自身调节和对二氧化碳的反应正常。镇静剂量对脑血流和代谢无影响，意识消失时脑代谢率可降低 36%，达到手术麻醉深度时降低 36% ~ 50%。硫喷妥钠使脑血流减少，主要是由于该药所致的脑血管收缩、脑代谢受抑制，故大脑血流的减少不会引起脑损伤，对脑代谢的抑制主要是抑制神经元的电生理活动（而非维持细胞整合所需要的能量）。

2. 依托咪酯

对脑代谢的抑制同硫喷妥钠相似，所不同的是依托咪酯注射初期脑代谢率急剧下降。脑血流的最大降低发生于脑代谢最大降低之前，可能与依托咪酯直接引起脑血管收缩有关。

3. 丙泊酚

与硫喷妥钠相似，对脑血流和脑代谢的抑制程度与剂量相关，但可保留二氧化碳的反应性。通过抑制脑代谢使脑血流相应降低，还可降低平均动脉压和脑灌注压。

4. 羟丁酸钠

长时间、大剂量应用可出现酸中毒，可使脑血管收缩，脑血流和脑代谢降低，可造成暂时性、相对性脑缺血。用作麻醉诱导时可增加脑灌注压。

5. 氯胺酮

氯胺酮是唯一可以增加脑血流和脑代谢的静脉麻醉药。

6. 神经安定药（氟哌利多与芬太尼合剂）

对脑代谢影响轻，可减少脑血流。

（二）吸入麻醉药

所有吸入麻醉药都不同程度地扩张脑血管，增加脑血流，且抑制脑血管的自身调节，干扰对二氧化碳的反应。氟类吸入麻醉药降低脑代谢，氧化亚氮增加脑代谢。脑血管的扩张效应：氟烷 > 恩氟烷 > 异氟烷、氧化亚氮和七氟烷。

（三）麻醉性镇痛药

单独使用麻醉性镇痛药对脑血流和脑代谢没有影响，甚至可以增加脑血流。临床研究结果不一，是因为与其他药物联合应用所致。

（四）肌松药

肌松药不能通过血 - 脑屏障，可间接影响脑血流，主要降低脑血管阻力和静脉回流阻力，对脑代谢没有影响。

二、麻醉药对颅压的影响

麻醉药对颅压的影响主要有两方面，一是对脑血管的影响，二是通过对脑脊液的产生和吸收的影响，两者最终都引起脑容量的变化。脑外科手术在硬脑膜剪开后，脑脊液被吸走，脑脊液产生增加和吸收减少已不重要。

（一）静脉全麻药对颅压的影响

氯胺酮能兴奋脑功能，增加脑血流和脑代谢，颅压也相应增高。其他静脉麻醉药不引起颅压增高，甚至可降低颅压，如硫喷妥钠、丙泊酚均可不同程度地降低颅压，苯二氮䓬类药物和依托米酯对颅压无影响，均可安全地应用于颅压升高的患者。

（二）吸入全麻药对颅压的影响

所有的吸入麻醉药可不同程度地引起脑血管扩张，致使颅压也随之相应增高，在程度上氟烷 > 恩氟烷＞异氟烷、氧化亚氮和七氟烷。

（三）麻醉性镇痛药

单独使用麻醉性镇痛药，因其不影响脑血管的自动调节，故对颅压正常的患者没有影响，对已有颅压升高的患者，舒芬太尼可降低颅压。

（四）肌松药

琥珀胆碱因其可产生肌颤，一过性影响静脉回流，而致颅压增高。非去极化肌松药有组胺释放作用，组胺可引起脑血管扩张，颅压增高。

三、气管内插管对颅压的影响

大多数的神经外科手术需在气管内插管全身麻醉下进行，而气管内插管的技术操作可间接引起颅压改变。从喉镜置入暴露声门到气管导管放置到气管内，尽管临床上通过加大诱导药物的剂量，应用心血管活性药物，甚至气管内表面麻醉，但整个过程仍伴有不同程度的心血管应激反应，这种反应可致颅压升高。

四、暂时带管与气管内插管拔除对颅压的影响

神经外科患者手术结束后，是保留还是拔除气管内插管要根据不同病情和手术要求，以及术后监护条件而决定，两者各有利弊，且对颅压的影响也不尽相同。目前临床上随着病房监护条件的改善，多数患者术毕，于自主呼吸恢复后带管回病房监护室，维持适当的镇静 1 ~ 2 h 后拔管，在这段时间内只要患者能耐受气管内插管，一般不会引起颅压升高，如果镇静效果不够，患者发生呛咳，将会引起颅压剧升，严重时会引起颅内出血，影响手术效果。对带管的患者一定要密切监护，认真观察患者的镇静程度，防止镇静不足。无论带管时间多长，最终必将拔除，神经外科手术的患者拔管期间可引发心血管应激反应，拔除气管内插管时对气管壁及咽喉部的摩擦刺激常引起剧烈呛咳，直接造成脑静脉回流受阻而致颅压升高，呛咳可造成脑组织震荡而使手术创面出血，甚至导致手术失败。

第十三章 心脏及血管外科手术的麻醉

第一节 心脏瓣膜病

心脏瓣膜病是多见病，发病原因较多，包括风湿性、非风湿性、先天性、老年性退变以及冠状动脉硬化等，其中以风湿病瓣膜病最为常见。在初发急性风湿热的病例中，有 50% ～ 75%（平均 65%）患者的心脏受累；余 35% 虽当时未见心脏明显受累，但以后 20 年中约有 44% 仍然发生瓣膜病。在 20 ～ 40 岁人群患心脏病者，约 70% 为风湿性心脏病。成人风湿性心脏病中，约 1/3 ～ 1/2 病例可无明显风湿病史。风湿热后可累及心脏瓣膜，甚或侵犯其附属结构（包括瓣膜环、腱索、乳头肌），主要病理改变为胶原纤维结缔组织化和基质部非化脓性炎症。

一、病情病理

（一）二尖瓣狭窄

正常二尖瓣瓣口面积 4 ～ 6 cm^2，瓣孔长径 3 ～ 3.5 cm。风湿性瓣膜病变包括前后瓣叶交界粘连、融合；瓣膜增厚、粗糙、硬化、钙化、结疤；腱索缩短、黏着；左心房扩大血液潴留。风湿性炎症也可使左心房扩大，左心房壁纤维化及心房肌束排列紊乱，导致传导异常、并发心房纤颤和血栓形成。心房颤动使心排血量减少 20%；血栓一般始于心耳尖，沿心房外侧壁蔓延。瓣口缩小可致左心房压上升，左心房扩张；由于左心房与肺静脉之间无瓣膜，因此肺静脉压也上升而迫使支气管静脉间交通支扩大，血液从肺静脉转入支气管静脉而引起怒张，可能发生大咯血。同时肺毛细血管扩张淤血及压力上升，导致阻塞性肺淤血、肺顺应性下降、通气 / 血流比减少、血氧合不全、血氧饱和度下降。肺毛细血管压超过血胶体渗透压（2.6 ～ 3.6 kPa），可致肺间质液淤积而出现肺水肿。肺静脉高压先引起被动性肺动脉压上升，以后肺小动脉痉挛，属代偿性机制；但随时间延长，肺小动脉由功能性痉挛演变为器质性改变，包括内膜增生、中层增厚、血管硬化和狭窄、肺血管阻力增加、肺血流量减少，肺循环阻力增高可高达接近体循环压力，右心负荷增加，肺动脉干扩大，右心室肥厚扩大，右心房压上升，甚者可致三尖瓣相对关闭不全而导致右心衰竭及外周静脉淤血；另外由于心肌炎或心肌纤维化也可导致右心功能不全。二尖瓣狭窄患者的左心室功能大部分保持正常，但 1/3 患者的射血分数低于正常；由于右心室功能不全，或室间隔收缩力减低，也影响左心功能，长期的前负荷减少可使左心室心肌萎缩和收缩力减低。二尖瓣狭窄的病理生理特点为：左心室充盈不足，心排血量受限；左心房压力及容量超负荷；肺动脉高压；右心室压力超负荷致功能障碍或衰竭；多伴心房纤颤，部分有血栓形成。

（二）二尖瓣关闭不全

二尖瓣结构包括瓣叶、瓣环、腱索、乳头肌、左心房和左心室。二尖瓣任何结构发生病变时，即可引起二尖瓣关闭不全。主要系风湿热引起的瓣膜后遗症包括瓣叶缩小、僵硬、瘢痕形成；瓣环增厚、僵硬；腱索缩短、融合或断裂；乳头肌结节变和淀粉样变、缩短、融合、功能失调。此外，当二尖瓣后叶黏着于二尖瓣环而与左心房相连，导致左心房扩大可牵引后叶移位而发生关闭不全。左心室扩张使乳头肌向外下移位，导致二尖瓣环受牵拉和扩张，也可发生反流。二尖瓣关闭不全时，左心室收缩期血液除向主动脉射出外，部分血液反流回左心房，重者可达 100 mL，因此左心房容量和压力增高；最初左心泵功能增强，肌节数量增加，容量和重量增大。左心房扩大时，75% 发生心房纤颤。一旦左心室功能下降，每搏量减少，反流增剧、肺淤血，可引起肺动脉高压、右心室过负荷及心力衰竭。临床症状主要来自肺静脉高压和低心排量。在慢性二尖瓣关闭不全时，只要维持左心功能，左心房与肺静脉压可有所缓解，临床症状较轻。急性二尖瓣关闭不全时，由于发病急而左心房、左心室尚未代偿性扩大，此时容易出现左心房功能不全，左心室舒张末压增高和左心房压顺应性降低，临床上可早期出现肺水肿。急性二尖瓣关闭不全多因腱索或乳头肌断裂或功能不全引起。腱索断裂可在原有瓣膜病基础上发生；也可因二尖瓣脱垂、外伤及感染性心内膜炎引起；也可因冠心病供血不足、心肌梗死引起。二尖瓣关闭不全的病理生理特点为：左心室容量超负荷；左心房扩大；右心衰竭、肺水肿；左心室低后负荷；多伴有心房纤颤。

（三）主动脉瓣狭窄

正常主动脉瓣口面积 3 ~ 4 cm^2，孔径 2.5 cm。主动脉瓣狭窄可因风湿、先天畸形或老年退变而引起。风湿炎症使瓣叶与结合处融合，瓣沿回缩僵硬，瓣叶两面出现钙化结节，使瓣口呈圆形或三角形，在狭窄的同时多数伴有关闭不全。瓣口狭窄后，左心室与主动脉压差 > 0. 66 kPa（系正常值）；随着狭窄加重，压差也增大，重者可 > 6.6 kPa。由于左心室射血阻力增加，左心室后负荷加大，舒张期充盈量上升，心肌纤维伸展、肥大、增粗呈向心性肥厚，心脏重量可增达 1 000 g，致心肌耗氧增加，但心肌毛细血管数量并不相应增加。因左心室壁内小血管受到高室压及肥厚心肌纤维的挤压，血流量减少；左心室收缩压增高而舒张压降低，可影响冠状动脉供血，严重者可因心肌缺血而发作心绞痛。当左心室功能失代偿时，心搏量和心排出量下降，左心室与主动脉间压差减小，左心房压、肺毛细血管压、肺动脉压、右心室压及右心房压均相应升高，临床上可出现低心排综合征。如果伴发心房纤颤，心房收缩力消失，则左心室充盈压下降。主动脉狭窄的病理生理特点为排血受阻，左心室压超负荷，心排出量受限；左心室明显肥厚或轻度扩张；左心室顺应性下降；心室壁肥厚伴有心内膜下缺血；心肌做功增大，心肌需氧增高。

（四）主动脉瓣关闭不全

主动脉瓣或主动脉根部病变均可引起主动脉瓣关闭不全。慢性主动脉瓣关闭不全的 60% ~ 80% 系风湿病引起，瓣叶因炎症和肉芽形成而增厚、硬化、挛缩、变形；主动脉瓣叶关闭线上有细小疣状赘生物，瓣膜基底部粘连。其他病因有先天性主动脉瓣脱垂、主动脉根壁病变扩张、梅毒、马凡综合征、非特异性主动脉炎以及升主动脉粥样硬化等。主动脉瓣关闭不全时，左心室接纳从主动脉反流的血液每分钟可达 2 ~ 5 L 之多，致使舒张期容量增加，左心室腔逐渐增大，肌纤维被动牵长，室壁增厚，左心室收缩力增强，左心室收缩期搏出量较正常高，此时左心室舒张末压可暂时不上升。但一旦左心失代偿，即出现舒张末压上升，左心室收缩力、顺应性及射血分数均下降；左心房压、肺小动脉楔压、右心室压、右心房压均随之上升，最后发生左心衰竭，肺水肿，继后出现右心衰竭。因主动脉舒张压下降可直接影响冠脉供血，可出现心绞痛症状。急性主动脉瓣关闭不全可因感染性心内膜炎、主动脉根部夹层动脉瘤或外伤引起，由于心脏无慢性关闭不全过程的代偿性左心室心肌扩张和肥厚期，因此首先出现左心室容量超负荷，最初通过增快心率、外周阻力和每搏量取得代偿，但心肌氧耗剧增；随后由于左心室充盈压剧增，左心室舒张压与主动脉压差缩小，收缩压及舒张压均下降，同样冠脉血流量也下降而致心内膜下缺血加重，最后出现心力衰竭。主动脉关闭不全的病理生理特点为左心室容量超负荷；左心室肥厚、扩张；舒张压下降，降低冠状动脉血流量；左心室做功增加。

（五）三尖瓣狭窄

三尖瓣狭窄多系风湿热后遗症，且多数与二尖瓣或主动脉瓣病变并存，由瓣叶边沿融合，腱索融合或缩短而造成。其他尚有先天性三尖瓣闭锁或下移 Ebstein 畸形。因瓣口狭窄致右心房淤血、右心房扩大和房压增高。由于体静脉系的容量大、阻力低和缓冲大，因此右心房压在一段时间内无明显上升，直至病情加重后，静脉压明显上升，颈静脉怒张，肝大，可出现肝硬化、腹水和水肿等大循环淤血症状。由于右心室舒张期充盈量减少，肺循环血量、左心房左心室充盈量均下降，可致心排出量下降而体循环血量不足。由于右心室搏出量减少，即使并存严重二尖瓣狭窄，也不致发生肺水肿。

（六）三尖瓣关闭不全

三尖瓣关闭不全多数属于功能性，继发于左心病变和肺动脉高压引起的右心室肥大和三尖瓣环扩大，由于乳头肌、腱索与瓣叶之间的距离拉大而造成关闭不全；因风湿热引起者较少见。①其瓣膜增厚缩短，交界处粘连，常合并狭窄；因收缩期血液反流至右心房，使右心房压增高和扩大。②右心室在舒张期尚需接纳右心房反流的血液，因此舒张期容量负荷过重而扩大。③当右心室失代偿时可发生体循环淤血和右心衰竭。

（七）肺动脉瓣病变

肺动脉瓣狭窄绝大多数属先天性或继发于其他疾病，常与其他瓣膜病变并存，且多属功能性改变，而肺动脉瓣本身的器质性病变很少；因风湿热引起者很少见。在风湿性二尖瓣病，肺源性心脏病，先心病 VSD、PDA，马凡综合征，特发性主肺动脉扩张，肺动脉高压或结缔组织病时，由于肺动脉瓣环扩大和肺动脉主干扩张，可引起功能性或相对性肺动脉瓣关闭不全。因瓣环扩大，右心容量负荷增加，最初出现代偿性扩张，当失代偿时可发生全身静脉淤血和右心衰竭。

（八）联合瓣膜病

侵犯两个或更多瓣膜的疾病，称为联合瓣膜病或多瓣膜病。常见的原因是风湿热或感染性心内膜炎，往往先只有一个瓣膜病，随后影响到其他瓣膜。例如风湿性二尖瓣狭窄时，因肺动脉高压而致肺动脉明显扩张时，可出现相对性肺动脉瓣关闭不全；也可因右心室扩张肥大而出现相对性三尖瓣关闭不全。此时肺动脉瓣或三尖瓣本身并无器质病变，仅只是功能及血流动力学发生变化。又如主动脉瓣关闭不全时，由于射血增多可出现主动脉瓣相对性狭窄；由于大量血液反流可影响二尖瓣的自由开放而出现相对性二尖瓣狭窄；也可因大量血反流导致左心室舒张期容量负荷增加，左心室扩张，二尖瓣环扩大，而出现二尖瓣相对性关闭不全。联合瓣膜病发生心功能不全的症状多属综合性，且往往有前一个瓣膜病的症状部分掩盖或减轻后一个瓣膜病临床症状的特点。例如二尖瓣狭窄并发主动脉瓣关闭不全比较常见，约占 10%。二尖瓣狭窄时的左心室充盈不足和心排出量减少，当合并严重主动脉瓣关闭不全时，可因心搏出量低而反流减少。又如二尖瓣狭窄时可因主动脉瓣反流而使左心室肥厚有所减轻，说明二尖瓣狭窄掩盖了主动脉瓣关闭不全的症状，但容易因此而低估主动脉瓣病变的程度。又如二尖瓣狭窄合并主动脉瓣狭窄时，由于左心室充盈压下降，左心室与主动脉间压差缩小，延缓了左心室肥厚的发展速度，减少了心绞痛发生率，说明二尖瓣狭窄掩盖了主动脉瓣狭窄的临床症状，如果手术仅解除二尖瓣狭窄而不矫正主动脉瓣狭窄，则血流动力学障碍可加重，术后可因左心负担骤增而出现急性肺水肿和心力衰竭。

（九）瓣膜病并发冠心病

部分瓣膜患者可并发冠心病，因此增加了单纯瓣膜手术的危险性。有人采取同期施行二尖瓣手术与冠脉搭桥手术，占 15% ~ 20%。在瓣膜手术前如果未发现冠心病，则十分危险。我们曾遇一例患者二尖瓣置换术后收缩无力，不能有效维持血压，经再次手术探查证实右冠状动脉呈索条状，当即施行右冠状动脉搭桥，术后心脏收缩恢复有力，顺利康复。为保证术中安全和术后疗效，对瓣膜病患者凡存在下列情况者：心绞痛史、心电图缺血性改变、年龄 50 岁以上者，术前均应常规施行冠状动脉造影检查。

（十）瓣膜病并发窦房结功能异常

多次反复风湿热链球菌感染，可形成慢性心脏瓣膜病，部分可并发心房纤颤，有的可合并窦房结功能异常。我们对 CPB 瓣膜手术患者在麻醉诱导前，将心电图二级食管电极经鼻腔置入食管，以观察 P 波最大的位置，测定 3 项指标：窦房结恢复时间（SNRT），正常为 < 1 500 ms；校正窦房结恢复时间（CSNRT），正常为 < 550 ms；窦房结传导时间（SACT），正常为 < 300 ms。如果出现上列任何一项异常者，即可判为窦房结功能异常，且这种异常往往在 CPB 手术后仍然保持。风湿性瓣膜患者即使术前为窦性心律，但由于麻醉药物的影响以及手术致心肌损伤等原因，常会出现窦房结功能异常。因此，术中保护窦房结功能具有重要性，可采取下列保护措施：①维持满意的血压，以保证窦房结供血。②手术操作尽量避免牵拉和压迫窦房结组织，特别在处理上腔静脉插管或阻断时尤需谨慎。③缩短阻断心脏循环的时间。④在阻断心肌血流期间要定时充分灌注停跳液，以使心肌均匀降温，可保护窦房结组织。

二、手术前准备

（一）患者的准备

1. 心理准备

无论瓣膜成形术或瓣膜置换术都使患者经受创伤和痛苦；置换机械瓣的患者还需要终身抗凝，给患者带来不便。这些都应在术前给患者从积极方面解释清楚，给以鼓励，使之建立信心，精神安定，术前充分休息，做到在平静的心态下接受手术。

2. 术前治疗

①除急性心力衰竭或内科久治无效的患者以外，术前都应加强营养，改善全身情况和应用强心利尿药，以使血压、心率维持在满意状态后再接受手术。②术前重视呼吸道感染或局灶感染的积极防治，手术应延期进行。③长期使用利尿药者可能发生电解质紊乱，特别是低血钾，术前应予调整至接近正常水平。④重症患者在术前3～5 d起应静脉输注极化液（含葡萄糖、胰岛素和氯化钾）以提高心功能和手术耐受力。⑤治疗药物可根据病情酌情使用，如洋地黄或正性肌力药及利尿药可用到手术前日，以控制心率、血压和改善心功能。但应注意，不同类型的瓣膜病有其各自的禁用药，如 β－阻滞药能减慢心率，用于主动脉瓣或二尖瓣关闭不全患者，可能反而增加反流量而加重左心负荷；心动过缓可能促使主动脉瓣狭窄患者心搏骤停。二尖瓣狭窄并发心房纤颤，要防止心率加快，不应使用阿托品；主动脉瓣狭窄患者不宜使用降低前负荷（如硝酸甘油）及降低后负荷（钙通道阻滞药）的药物以防心搏骤停。⑥术前并发严重病窦综合征、窦性心动过缓或严重传导阻滞的患者，为预防麻醉期骤发心脏停搏，麻醉前应先经静脉安置临时心室起搏器。⑦对药物治疗无效的病情危重或重症心力衰竭患者，在施行抢救手术前应先安置主动脉内球囊反搏（IABP），并联合应用正性肌力药和血管扩张药，以改善心功能和维持血压。

3. 麻醉前用药

除抢救手术或特殊情况外，应常规应用麻醉前用药，包括术前晚镇静安眠药。手术日晨最好使患者处于嗜睡状态，以消除手术恐惧。麻醉前用药不足的患者其交感神经处于兴奋状态，可导致心动过速等心律失常，同时后负荷增加和左心负担加重，严重者可因之诱发急性肺水肿和心绞痛，从而失去手术机会。一般麻醉前可用吗啡 0.2 mg/kg，东莨菪碱 0.3 mg；如若患者心率仍快，麻醉后可再给东莨菪碱。

（二）麻醉前考虑

1. 二尖瓣狭窄手术

①防止心动过速，否则舒张期缩短，左心室充盈更减少，心排量将进一步下降。②防止心动过缓，因心排血量需依靠一定的心率来代偿每搏量的不足，若心动过缓，血压将严重下降。③避免右侧压力增高和左侧低心排，否则心脏应变能力更小，因此对用药剂量或液体输入量的掌握必须格外谨慎。④除非血压显著下降，一般不用正性肌力药，否则反而有害，有时为保证主动脉舒张压以维持冠脉血流，可适量应用血管加压药。⑤心房颤动伴室率过快时，应选用洋地黄控制心率。⑥保持足够的血容量，但又要严控输入量及速度，以防肺水肿。⑦患者对体位的改变十分敏感，应缓慢进行。⑧术后常需继续一段时间呼吸机辅助通气。

2. 二尖瓣关闭不全手术

①防止高血压，否则反流增加，可用扩血管药降低外周阻力。②防止心动过缓，否则舒张期延长，反流增多。③需保证足够血容量。④可能需要用正性肌力药支持左心室功能。

3. 主动脉瓣狭窄手术

①血压下降时，可用血管收缩药维持安全的血压水平。②除非血压严重下降，避免应用正性肌力药。③避免心动过缓，需维持适当的心率以保证冠脉血流灌注。④避免心动过速，否则增加心肌氧需而形成氧债。⑤保持足够血容量，但忌过量。⑥对心房退化或丧失窦性心律者应安置起搏器。

4. 主动脉瓣关闭不全手术

①防止高血压，因可增加反流。②防止心动过缓，否则可增加反流和心室容量及压力，同时降低舒张压而减少冠脉供血。③降低周围阻力，以降低反流量。④需保证足够的血容量。

5. 多瓣膜病或再次瓣膜置换手术

①麻醉诱导应缓慢，用芬太尼较安全，需减量慎用吸入麻醉药。②因粘连重，手术困难，出血较多，需维持有效血容量。③心脏复苏后多数需正性肌力药及血管扩张药支持循环。④注意维持血清钾在正常浓度，预防心律失常。⑤术后约 1/3 患者需安置心表起搏器。

6. 带起搏器手术患者

对瓣膜病并发窦性心动过缓、房室传导阻滞患者，术前多已安置起搏器；对部分双瓣置换或再次瓣膜置换手术患者也需安置起搏器；某些先天性心脏病如二尖瓣关闭不全、法洛四联症等手术也需安置起搏器。起搏器可受到外界的干扰和影响，包括非电源及电源因素。非电源因素如血液酸碱度、血内氧分压及电解质变化，都影响起搏阈值。电源因素如雷达、遥测装置、高频装置等电磁波的干扰。术中应用电凝是常规止血方法，对已安置起搏器的患者术中原则上应避用电凝止血，以防发生心室纤颤或起搏器停止工作，但不易做到，故需加强预防措施：手术全程严密监测心电图，尤其在使用电凝时需提高警惕；开胸过程或安置起搏器前仔细充分止血，以减少以后使用电凝的次数；使用电凝前暂时关闭或移开起搏器，尽量缩短电凝的时间；万一发生心律失常，首先停用电凝. 如仍不恢复则心内注药，按摩心脏，电击除颤。

（三）麻醉药物选择

阿片类镇痛药、镇静药、吸入麻醉药及肌肉松弛药对心脏及血管都产生各自不同的作用。对瓣膜患者选择麻醉药物应作全面衡量，考虑以下几方面问题：①对心肌收缩力是抑制还是促进。②对心率是加快还是减慢；某些病例因心率适度加快而可增加心排血量；心率减慢对心力衰竭、心动过速或以瓣膜狭窄为主的病例可能起到有利作用，但对以关闭不全为主的瓣膜病则可增加反流量而降低舒张压，增加心室容量和压力，使冠状动脉供血减少。③对心律的影响是否扰乱窦性心律或兴奋异位节律点，心律失常可使心肌收缩力及心室舒张末期容量改变。④对前负荷的影响，如大剂量吗啡因组胺释放使血管扩张，前负荷减轻，对以关闭不全为主的瓣膜病则可能引起低血压；对以狭窄为主的瓣膜病也应维持一定的前负荷，否则也可因左心室充盈不足而减少心排出量。⑤用血管收缩药增加后负荷，对以关闭不全为主的瓣膜病可引起反流增加和冠脉血流减少，从而可加重病情，此时用血管扩张药降低后负荷则有利于血压的维持。⑥对心肌氧耗的影响，如氯胺酮可兴奋循环，促进心脏收缩及血压升高，但增加心肌氧耗，选用前应衡量其利弊。

三、麻醉管理

（一）麻醉诱导

瓣膜患者都有明显的血流动力学改变和心功能受损，麻醉诱导必须谨慎操作，要严密监测桡动脉直接测压、心电图和脉搏血饱和度。选择诱导药以不过度抑制循环、不影响原有病情为前提：①对轻及中等病情者可用地西泮、咪达唑仑、依托咪酯、芬太尼诱导；肌肉松弛剂可根据患者心率选择，心率不快者可用泮库溴铵，心率偏快者用阿曲库铵、哌库溴铵等。②对病情重、心功能Ⅲ～Ⅳ级患者，可用羟丁酸钠、芬太尼诱导，不用地西泮，因可引起血压下降。③对心动过缓或窦房结功能差者，静脉注射芬太尼或羟丁酸钠可能加重心率减慢；对主动脉瓣关闭不全患者可引起血压严重下降，也影响冠状动脉供血而发生心律失常，因此可改用小剂量氯胺酮诱导，对维持血压和心率较容易。④最好应用气相色谱一质谱仪检测血中芬太尼浓度以指导临床用药。曾用诱导剂量芬太尼 20 μg/kg 和泮库溴铵 0.2 mg/kg，即使不用其他辅助药也能满意完成诱导，注入后 1 min 测得的血芬太尼浓度为 52.6 ng/mL。据报道血芬太尼浓度≥ 15 ng/mL 时，血压升高及心动过速的发生率小于 50%。

（二）麻醉维持

可采用以吸入麻醉为主，或以静脉药物为主的静吸复合麻醉。①对心功能差的患者以芬太尼为主，用微量泵持续输注，或间断单次静脉注射用药。②对心功能较好者，以吸入麻醉药为主，如合并窦房结功能低下者可加用氯胺酮。③诱导持续吸入 1% 恩氟烷，曾采用 NORMAC 吸入麻醉药浓度监测仪观察，1h 后呼出气恩氟烷浓度平均 0. 61%，吸入 2h 后平均 0.71%；CPB 前平均 0.77%，CPB 结束时平均仅 0.12%，此时临床麻醉深度明显减浅。如果采用芬太尼 50 μg/kg 复合吸入异氟烷麻醉，并采用膜肺 CPB45 ± 8.9 min. 异氟烷的排出浓度低于 0.1%。提示采用膜肺排出异氟烷的速度远较鼓泡式肺者为缓慢。④静脉注射芬太尼 20 μg/kg 诱导后，血芬太尼浓度立即达到 52.6 ng/mL，随后用微量泵持续输注芬太尼，劈胸骨前血芬太尼浓度为 23.6 ~ 24.1 ng/mL，转流后降为 3.6 ± 0.8 ng/mL，较转流前下降 72%。可见无论吸入麻醉药或静脉麻醉药，经体外转流后其血内浓度都急剧下降，提示麻醉减浅。因此，在体外转流前、中、后应及时加深麻醉，静脉麻醉药可直接注入 CPB 机或经中心静脉测压管注入；吸入麻醉药可将氧气通过麻醉机挥发罐吹入人工肺。

（三）减少术中出血的措施

瓣膜置换手术的出血量往往较多，应采取减少术中出血措施，尽量少用库血。①经测试，单瓣置换手术的库血输注量平均 860 mL，如果施行自体输血，平均仅需库血 355 mL；双瓣置换手术需输库血平均 1 260 mL，如果施行自体输血，平均仅需库血 405 mL。②如果采用自体输血结合术中回收失血法，则库血输注量可更减少。麻醉后放出自体血平均每例 540 ± 299 mL，术中回收出血，再加 CPB 机余血经洗涤后回输，平均每例输注自体血 777 ± 262 mL，围术期输注库血量可减少 52.5%。③ CPB 前及中应用抑肽酶，也可显著减少术中出血，效果十分明显。

四、术后急性循环衰竭并发症

复杂心脏 CPB 手术后，容易突发急性心脏功能衰竭或血容量急剧减少，循环难以维持，患者生命难以保证，其中严密监测、尽早发现、抓紧抢救是手术成功的关键。

（一）CPB 手术后的临床监测与早期诊断

对下列临床监测情况需高度重视：①精神状态异常，表现为烦躁、躁动、精神恍惚、反应淡漠甚至昏迷。②肢体紧张度异常或瘫痪。③皮肤颜色变暗甚至紫绀。④心电图示心率减慢或心律失常，甚至呈等电位直线。⑤尿量减少或无尿。⑥动脉压急剧下降或脉压很小，需首先排除测压管道不通畅、凝血或误差等情况。⑦中心静脉压突然降低或严重升高，需首先排除液体未输入或输入过多过速。⑧检查心表起搏器或辅助循环装置的工作是否正常，排除其故障。⑨胸腔引流液突然急剧增加，鉴别引流液性质是否与血液接近。⑩血红蛋白浓度明显下降，血清钾很低或很高，血气 pH 值下降，呼吸性或代谢性酸中毒，ACT 显著延长，等等。

（二）急性循环衰竭的抢救措施

心搏骤停或严重低心排综合征的临床表现为无脉搏、无呼吸、无意识状态，提示血液循环已停止，全身器官无灌流，首先大脑受到缺血严重威胁。因此，必须采取紧急抢救措施，包括：①尽早心肺复苏（CPR），施行有效胸外心脏按压、人工呼吸及应用针对性药物。②主动脉内球囊反搏（IABP），常用于瓣膜术后急性低心排综合征，以支持心脏充盈，减少心肌氧需，增加冠脉灌注，从而改善血流动力学及心肌供血。尽早开始是抢救成功的关键。③急症体外循环再手术，常用于瓣膜术后出血，常见左心房顶破裂，左心室后壁破损，瓣周漏、瓣卡瓣等情况。我们在 1984 ~ 1995 年期间共施行 CPB 手术 18513 例，其中急症 CPB 抢救手术 130 例，占 0.7%。Rousou 在 1988 年至 1993 年间 3400 余例 CPB 手术中，有 16 例急症 CPB 抢救再手术，存活率 56.3%，以往 13 例只施行 CPR 抢救，存活率仅 15.4%。提示及时采用 CPB 再手术抢救可明显提高生存率。④在心脏或肺脏功能严重衰竭时，应用体外膜肺氧合（ECMO）抢救具有明显提高生存的效果，可使肺脏和心脏做功减少，全身供血恢复，不致缺氧，文献有使用 ECMO 长达一个多月而获得成功的报道。

第二节　先天性心脏病

一、病情特点

先天性心脏病（下简称先心病）是新生儿和儿童期常见病，其发病率仅次于风湿性心脏病及冠心病，居第三位，确切发病原因尚不清楚，与胚胎期发育异常、环境或遗传因素等有关。先心病的分类方法很多，① Shaffer 根据解剖病变和临床症状分类：单纯交通型（在心房、心室、动脉或静脉同直接交通）、心脏瓣膜畸形型、血管异常型、心腔位置异常型、心律失常型等 10 个类型。②根据血流动力学特点和缺氧原因分类：心室压力超负荷，心房、心室容量超负荷，肺血流梗阻性低血氧，共同心腔性低血氯，体、肺循环隔离性低血氧等。③根据有无发绀分类：发绀型和非发绀型先心病。发绀型者心内血流存在右向左分流，或以右向左分流占优势；非发绀型者仅为左向右分流或无分流，这种分类方法较为简单而常用。在非发绀型先心病中，以室间隔缺损、动脉导管未闭和房间隔缺损最为常见；在发绀型先心病中则以法洛四联症最多见。室间隔缺损占先天性心脏病的 25% ~ 30%；动脉导管未闭占 17% ~ 20%；房间隔缺损占 10% ~ 15%；法洛四联症占 8% ~ 15%；大动脉转位占 8% ~ 10%；主动脉缩窄占 5% ~ 7%；肺动脉狭窄占 5% ~ 7%；主动脉口狭窄占 4% ~ 5%。

（一）非发绀型先心病

1. 室间隔缺损

胚胎从第 8 周开始形成室间隔组织，出生后约 20% ~ 60% 新生儿的室间隔自行闭合，其余 40% 在婴儿期闭合，多数在 5 岁以内闭合。超过 5 岁自行闭合者很少，即遗留室间隔缺损畸形，有肌型、隔瓣后型及小缺损之分。室间隔缺损时的血流自左向右的分流量大小取决于：①缺损面积大小与分流量成正比，缺损直径接近或超过主动脉瓣口直径时，血流通过缺损时无阻力，则在整个心动周期各时相都分流。②左、右心室压力差大小与分流量成正比，压差越大，分流量越多。肺循环血流量能反映分流量大小。右心室接受较多血量以后，容量增加，压力上升，输入肺动脉的血量随之增多，肺静脉回到左心的血量也增加，此时可见心腔扩大，心肌肥厚，房室压上升，肺动脉压上升，肺小动脉收缩；继后肺小血管壁肌层肥厚，阻力增加，血管内皮退行变，重者可致部分小动脉闭塞，肺血管床减少，肺动脉压升高。③室间隔缺损的病程发展取决于缺损大小和肺血管阻力状态；病程发展过程中容易并发心内膜炎和肺炎；或并发心功能不全，甚至心力衰竭；或因肺动脉压进行性上升而出现双向分流，甚至右向左分流，即艾森曼格综合征，出现发绀，低氧血症及代偿性红细胞增多。

2. 动脉导管未闭

动脉导管是胎儿期生理性的血流通路，出生后一般自行闭锁，有的延至半岁，少数延至一年后才闭锁。闭锁的导管中层纤维化而形成纤维索条，即为动脉导管韧带。如果动脉导管未闭（不闭锁），主动脉的血流向肺动脉分流，分流血量多少取决于动脉导管粗细、主肺动脉间压差以及肺血管阻力大小。由于心脏收缩期或舒张期的压力始终大于肺动脉，因此血液始终是左向右分流，左心室做功增加，容量增大和心肌肥厚。血液大量分流入肺循环，使肺动脉压增高，逐渐肺血管增厚，阻力增大，后负荷增加，使右心室扩张，肥厚；随病程发展，肺动脉压不断上升，当接近或超过主动脉压时即出现双向分流，或右向左分流，临床可出现发绀，其特征是左上肢发绀比右上肢明显，下半身发绀比上半身明显。

3. 房间隔缺损

可分原发孔及继发孔两型。原发孔因未与心内膜垫融合，常伴有二尖瓣、三尖瓣异常；继发孔为单纯的房间隔缺损，缺损部位有中央型、上腔型、下腔型等。早期因左心房压高于右心房，血液自左向右分流，分流量大小取决于缺损面积大小、两房间压力差及两心室充盈阻力。因右心房、右心室以及肺血流量增加，使容量增多、心腔扩大及肺动脉扩大，而左心室、主动脉血量减少。肺血量增多首先引起肺小血管痉挛，血管内膜逐渐增生，中层肥厚，管腔缩窄，肺阻力严重升高，右心房压随之上升，当右心房压超过左心房时可出现右向左分流，临床表现发绀。

4. 肺动脉狭窄

狭窄可发生于从瓣膜到肺动脉分支的各个部位，常见者为肺动脉瓣狭窄或漏斗部狭窄。①肺动脉瓣狭窄占 50% ~ 80%，表现瓣膜融合、瓣口狭小、瓣膜增厚。②漏斗部狭窄为纤维肌性局限性狭窄，或为四周肌层广泛肥厚呈管状狭窄。狭窄导致右心室排血受阻，室内压增高，心肌肥厚，心肌细胞肥大融合，肌小梁变粗并纤维化，心腔缩小，排血量减少，全身供血不足，右心劳损，最后出现右心衰竭。

5. 主动脉缩窄

可发生在主动脉的任何部位，多数在主动脉峡部和左锁骨下动脉分支处，占主动脉缩窄的98%，男性多于女性。因下半身缺血致侧支循环丰富，包括锁骨下动脉所属的上肋间动脉、肩胛动脉、乳内动脉支，以及降主动脉所属的肋间动脉、腹壁下动脉、椎前动脉等。因肋间动脉显著扩张可导致肋骨下缘受侵蚀。主动脉缩窄以上的血量增多，血压上升；缩窄以下的血量减少，血压减低。可引发左心劳损肥厚，负荷加重，终致心力衰竭。脑血管长期承受高压，可发展为动脉硬化，严重者可发生脑出血。下半身缺血缺氧，可引发肾性高血压及肾功能障碍等。

6. 主动脉口狭窄

有主动脉瓣膜狭窄、主动脉瓣下狭窄和主动脉瓣上狭窄3型。①主动脉瓣膜狭窄较多见，瓣口狭小，有单瓣叶、双瓣叶、三瓣叶或四瓣叶畸形，瓣叶相互融合、增厚和钙化。②主动脉瓣下狭窄的瓣叶基本正常，而瓣环下方呈纤维膜性或肌性狭窄。③主动脉瓣上狭窄的位置在主动脉瓣叶和冠状动脉开口的上方，较少见。④三类狭窄都引起主动脉排血阻力增加、左心室负荷增大、左心室肥厚劳损、舒张末压升高、充盈减少，同时冠状动脉供血不足而出现心肌缺血症状。随着左心室的变化可致左心房、右心室压增高，心肌肥厚劳损，终致左、右心室衰竭。

（二）发绀型先心痛

1. 法洛四联症

居发绀型先心病的首位，占50%～90%。心脏畸形主要包括：肺动脉流出道狭窄、室间隔膜部巨大缺损、主动脉右移并骑跨于室间隔上方、右心室肥厚扩大。其中以肺动脉狭窄及室间隔缺损引起的病理生理影响最大。肺动脉狭窄可发生在漏斗部、右心室体部、瓣膜部、瓣环、肺动脉干及分支。狭窄愈严重，进入肺的血量愈少，动脉血氧饱和度下降愈显著。因肺动脉狭窄使右心室肌肥厚，阻力增大，收缩压上升，心脏收缩时血液自右心室分流入主动脉，心脏舒张时室间隔缺损处有双向分流；右心室流出道愈狭窄，右向左分流量愈大，肺血愈少，发绀愈严重。全身长期持续缺氧可致各种缺氧征象，表现指和趾端呈缺氧性杵状增生；红细胞代偿性增多，血液黏稠度增大；代谢性酸中毒；肺动脉与支气管动脉、食管、纵隔等动脉的侧支循环建立十分丰富，多者可达主动脉血流量的30%；如果肺动脉闭锁，则可达50%以上。

2. 大动脉转位

为胚胎发育过程中出现的主动脉与肺动脉异位，居发绀型先心病的第二位，可分矫正型和完全型两种。①矫正型大动脉转位时，主、肺动脉位置颠倒，同时两个心室的位置也错位，肺动脉连接于解剖左心室，但仍接受静脉回血；主动脉连接于解剖右心室，却接受肺静脉氧合血。因此，虽有解剖变异，但血流动力学和氧合得到矫正，仍维持正常。②完全型大动脉转位是两个大动脉完全转位，主动脉与解剖右心室连接，将静脉回心血排至全身；肺动脉与解剖左心室连接，将氧合血排入肺动脉，再经肺静脉回到左心。③如果在肺循环与体循环之间没有交通口，则婴儿不能存活；只有存在交通口（如卵圆孔、房间隔缺损、室间隔缺损、动脉导管未闭等）的情况下，患儿才得以生存，但自然寿命取决于交通口的大小与位置，其中45%死于出生后1个月内。

3. 完全型肺静脉异位

肺静脉血不回到左心房，而流入右心房或体静脉，一般都存在房间隔的交通。解剖类型较多，20世纪中叶Darling将其分为4型：①心上型，临床较多见，约占50%，肺静脉汇合成肺静脉干，在心脏的上方进入体静脉系统，再同人右心房，②心内型，约占30%，肺静脉汇合后，血流进入冠状静脉窦后再进入右心房，也有直接进入右心房者，但较少见。③心下型，约占12%，肺静脉汇合后，向下穿过膈肌连接于下腔静脉、门静脉和肝静脉。④混合型，较少见，约占8%，其病理变化取决于房间隔缺损的大小和异位连接有无梗阻。⑤因动脉血氧饱和度低，大量血流从左向右分流使右心和肺循环负荷增加，容易导致右心衰竭和肺动脉高压，使病情急剧恶化。

二、术前估计与准备

（一）病情估计与准备

全身情况估计与准备。①心理状态估计，由于先心病患者多数为小儿，对年龄稍大或已有记忆的患儿．根据其心理状态在术前可带他（她）去手术室及ICU参观，目的是使其熟悉环境，消除陌生恐惧心理，鼓励其兴趣，以避免送入手术时哭闹挣扎而加重缺氧。②对病情较重者应保持强心利尿药治疗，可维持到手术日；术前应用抗生素；对动脉导管未闭患儿应用前列腺素E，但应注意其血管扩张作用。根据病情掌握恰当输液，夏季婴幼儿出汗较多，应适度补液以治疗术前脱水、血容量不足和代谢性酸中毒。对发绀患儿由于血液黏稠度高、红细胞比积高及酸中毒明显，应在术前数日起有计划地增加每日饮水量以改善微循环，并定时吸氧以改善缺氧，以增强麻醉手术耐受力。③合理禁食，禁食时间需随年龄而不同，出生后6个月以内的婴儿麻醉前4h禁奶，前2h内可进适量糖水；出生后6个月至3岁小儿麻醉前6h禁食，前2h内可进适量糖水；3岁以上小儿麻醉前8h禁食，前3h内可进适量糖水。如果手术在下午进行，则应给予静脉输液，以防脱水和低血糖。④麻醉前用药需做到患儿去手术室时安静、无任何哭闹不安。随患儿年龄和病情不同，各别用药：小于6个月者一般不用镇静药，仅用阿托品0. 01 mg/kg或东莨菪碱0.005 ~ 0. 006 mg/kg；6个月以后的小儿可用吗啡0.1 ~ 0.2 mg/kg或戊巴比妥钠0.1 mg/kg和东莨菪碱，或口服咪达唑仑0.5 mg/kg和氯胺酮12 mg/kg，其镇静效果也好。青少年可口服地西泮0.2 mg/kg或戊巴比妥钠4 mg/kg以代替吗啡。

（二）器材用具准备

除成人病例外，需专门准备适用于小儿的器械用具器具：①基本器具包括小儿直型和弯型喉镜、插管钳、牙垫、经口和经鼻气管导管及与之匹配的吸痰管。鼻咽、食管和直肠等细软的测温探头；小儿麻醉机，小儿面罩、螺纹管和呼吸囊；体表变温毯、小冰袋；血液加温器；小儿测血压袖带；心电图小电极片；食管听诊器；经食管超声小儿探头；24，22，20号套管穿刺针及细连接管，小号CVP穿刺包；小儿漂浮导管，等等。②监测仪包括测温度仪、无创测血压仪、心电图机、脉搏氧饱和度仪、经皮脑氧饱和度仪、CO_2监测仪、超声心动图仪、有创血压监测仪、血氧分析仪、电解质测定仪、ACT仪，胶渗压测定仪等，③治疗仪包括心表起搏器、主动脉球囊反搏器、体外循环机及配套的管道、人工膜肺、ECMO特殊膜肺及离心泵等。

（三）术中监测

1. 无创监测

除体温、动脉血压、心电图、脉搏氧饱和度常规监测外，尚有：①经皮脑氧饱和度监测，通过皮肤电极测定局部脑组织的氧饱和度，反映脑组织动脉及静脉氧饱和度混合值，以了解氧供需情况，低于55%为不正常，特别适用于复杂先心病手术、控制性低血压、深低温低流量灌注、深低温停循环等场合，有临床重要指导意义。②呼气末CO_2。③脑电图，尤其适用于低流量灌注、深低温停循环，作为评估循环恢复以及脑功能恢复的重要参考依据。④食管听诊，已发展成带有测温探头、食管心电图电极以及多普勒超声传感器等的多功能仪器。⑤经食管超声心动图，适用于诊断复杂先心病、术后心内结构改变、心内其他结构异常，有较高的准确性；可计算心肌缺血、心脏收缩功能、舒张功能等参数；适用于新生儿以上小儿心脏手术中的监测，效果满意，特别对体外循环血流中的血栓和流动气栓的监测，具有至关重要的价值。⑥经颅超声多普勒监测颅内、小儿血管的血流速度，具有重要价值，当体温降至16℃ ~ 20℃、动脉灌注流量降至0.5 L/（m^2·min）时，左大脑中动脉的平均血流速度为9±1 cm/s；也有利于研究深低温低流量及深低温停循环法。手术中主要用于颈和外周血管的血流速度，以及血流栓子的监测与判断。⑦吸入麻醉气体浓度监测等。

2. 有创监测

有创监测包括：①直接桡动脉或股动脉血压。②中心静脉压，可取颈内静脉或锁骨下静脉径路穿刺，在小儿以右颈内静脉穿刺的成功率高。③左心房压，需采用肺动脉插入漂浮导管测定，在小儿经皮穿刺插管有一定困难，可请手术医生经右上肺静脉或通过房间隔造口将导管送入左心房再进入肺动脉进行左心功能监测。

3. 化验监测

化验监测包括：①红细胞比积（HCT），新生儿出生时 HCT 约 60%，1 周后逐渐下降，体外循环中随着体温变化 HCT 也有相应变化，体温 15℃时 HCT 低达 10%，复温后一般要求 HCT 达到 30%。②血气分析，为避免发绀患儿发生高氧性损伤，尤其在体外转流早期应避免氧合过度，因此需随时测定血气，及时调整。③电解质，常见血钙明显下降，可致心缩无力、血管张力下降和凝血障碍，应补充葡萄糖酸钙以维持血钙在 0.3 ~ 0.4 mmoL/L 水平。④胶渗压（COP），麻醉后输液以及心肺机预充液都应加入一定比例的胶体液，尤其对发绀患儿为重要，转流期间胶渗压至少维持不低于 2. 08 kPa（16 mmHg），停转流时胶渗压应达到 2. 27 ~ 2. 67 kPa（17 ~ 20 mmHg）。⑤激活全血凝固时间（ACT），转流中应维持在 480 ~ 600s。⑥尿量多少，并不能作为肾功能好坏的指标，如能达到 0. 5 ~ 1 mL/(kg. h)则无须处理，术中出现血红蛋白尿或高血钾时应对症治疗；复温及停机后应保持尿液畅流。⑦血糖在新生儿的正常值为 2. 7 ~ 3.3 mmoL/L，（500 ~ 600 mg/L），在不输任何糖溶液的情况下，小儿手术全程血糖也逐渐升高，并持续到术后，因此术中不宜输注糖溶液，否则有可能导致脑出血及加重脑缺血、缺氧损伤。

三、麻醉方法

（一）麻醉药

1. 吸入麻醉药

吸入麻醉药除经呼吸道吸入外，也可吹入心肺机而维持全身麻醉，可选用 N_2O、氟烷、恩氟烷、异氟烷、七氟烷或地氟烷等。全麻诱导较迅速，可避免患儿因穿刺等操作而引起哭闹和缺氧；麻醉苏醒较快，利于早期拔除气管导管；但对循环功能抑制较明显，血清氟离子浓度较高，对肾、肝功能可能不利。N_2O 可用于麻醉诱导和维持，但从转流开始即应停止吸入，以防发生张力气胸或气栓等并发症。

2. 静脉麻醉药

静脉麻醉药常用氯胺酮及硫喷妥钠。氯胺酮可经口服、肌内注射及静脉注射等途径用药，兴奋交感使心率增快，心肌收缩力增强，故对心功能差的患儿较容易维持心率和血压，但有唾液增多不良反应，术前药应常规给阿托品或东莨菪碱。硫喷妥钠作用迅速可靠，但抑制心肌和扩张外周血管，用于重症心脏病患儿易引起血压下降。其他静脉麻醉药有依托咪酯、咪达唑仑、羟丁酸钠、异丙酚等，仅有安静入睡、遗忘、应激反应迟钝等作用。因无镇痛效应，很少单独应用，但可与吸入麻醉药和镇痛药合用。

3. 麻醉性镇痛药

镇痛作用强，消除疼痛和焦虑，可使患儿安静甚至入睡。成人应用吗啡 10 mg 可使痛阈提高 50%，但神志并不消失，记忆犹在；剂量稍大则明显抑制呼吸、循环、消化等系统，但较小剂量使用仍属安全。此外，有哌替啶、芬太尼、苏芬太尼、阿芬太尼、卡芬太尼、罗芬太尼、雷米芬太尼和二氢埃托啡等。芬太尼的镇痛效价是吗啡的 100 ~ 180 倍，哌替啶的 550 ~ 1 000 倍；镇痛剂量为 2 ~ 10 μg/kg，麻醉剂量为 30 ~ 100 μg/kg，对心肌和循环的影响轻微，已广用于心血管手术麻醉及术后镇痛，芬太尼的呼吸抑制作用也明显，与咪达唑仑 0. 05 mg/kg 合用尤其明显，即使仅 2 μg/kg 也会出现呼吸抑制；如果应用 20 μg/kg，则必须有机械通气支持。大剂量芬太尼可引起胸壁及腹壁肌肉僵硬而阻碍通气甚至窒息，故在用药之前应先使用肌肉松弛药。

4. 肌肉松弛药

肌肉松弛药为心脏手术麻醉必需的药物，有短效、中效、长效 3 类。①短效药有琥珀胆碱和美维松，起效时间 45 s ~ 2 min，维持作用 5 ~ 20 min。②中效药有阿曲库铵（卡肌宁）、维库溴铵（万可松）、罗库溴铵等，起效时间 2 ~ 5 min，维持时间 25 ~ 45 min。③长效药有泮库溴铵（本可松）、哌库溴铰（阿端）、多撤库铵等，起效时间约 2 min，维持时间约 60 min。④使用肌肉松弛药有可能出现与组胺释放有关的变态反应；对心血管可产生不同的影响，如泮库溴铵使心率增快，哌库溴铵与芬太尼合用易致心动过缓。

（二）麻醉诱导

诱导方式需根据患儿年龄、病情、合作程度等因素进行恰当选择。①肌内注射诱导，适用于要幼儿或不合作患儿，或病情重、发绀显著或心功能不全而尚未开放静脉通路的患儿，常用氯胺酮 4 ~ 6 mg/kg 肌内注射，可使患儿安静入睡，同时升高血压，增加心排血量，利于维持循环稳定；还有提高周围血管阻力以维持肺血流量和氧饱和的作用，可安全使用于右向左分流的患儿。②静脉诱导，适用于能合作的儿童，对左向右或右向左分流患儿均适用。根据病情可选用下列诱导药物之一：硫喷妥钠 2 ~ 5 mg/kg；氯胺酮 1 ~ 2 mg/kg；羟丁酸钠 50 ~ 80 mg/kg；依托咪酯 0.2 ~ 0.4 mg/kg；咪达唑仑 0.05 ~ 0.2 mg/kg。再结合地西泮 0.1 ~ 0.2 mg/kg 和芬太尼 0 ~ 20 μg/kg 静脉注射。待患儿入睡后继以肌肉松弛药即可施行气管内插管。③吸入麻醉面罩诱导，适用于心功能较好、左向右分流的患儿，但不适用于右向左分流的发绀患儿，因肺血少可致麻药从肺泡弥散入血的速度减慢，且容易引起动脉血压降低。

（三）气管内插管

小儿呼吸道的解剖与成人有所不同，施行气管内插管有其特点，应予区别对待。

（四）麻醉维持

麻醉维持方法可根据全身状况、病情程度、诱导期反应、手术时间长短以及术后呼吸支持方式等设计。

1. 吸入麻醉维持

其适用于非发绀型先心病，或病情较轻术后希望早期拔除气管导管的患儿，同时宜辅用静脉麻醉药物。常用七氟烷、恩氟烷或异氟烷，在手术强刺激（如切皮、撑开胸骨、体外转流开始前）及时加深麻醉，或补注静脉麻醉药。我们曾用 NORMAC 麻醉浓度监测仪观察，转流前的恩氟烷浓度平均为 0.77%，而转流停止时恩氟烷浓度仅 0.12%，说明经过体外转流可使恩氟烷浓度下降 84%，临床上可见麻醉明显减浅，尤其在采用鼓泡式人工肺时更明显。转流期间如果血压上升，首先应考虑麻醉减浅，需及时适当加深麻醉。

2. 静脉麻醉维持

其常以芬太尼为主，多用于病情重、发绀、术后需要机械通气支持的患儿，芬太尼总量可达 50 μg/kg 左右，用微量泵持续输注或分次静脉注射，宜辅用其他静脉麻醉药和（或）吸入麻醉药。我们曾在非发绀及发绀患儿手术中用气相色谱质谱仪监测血浆芬太尼浓度，麻醉诱导用地西泮 0.1 ~ 0.2 mg/kg，芬太尼 10 μg/kg，泮库溴铵 0.2 mg/kg，麻醉维持用芬太尼 1μg/（kg・min），辅吸 0.5% ~ 2% 恩氟烷，提示经体外转流后血浆芬太尼浓度明显下降，实验证实与血液稀释及心肺机各种塑料管道大量吸附芬太尼有关。另外，发现血芬太尼浓度在发绀患儿均为非发绀的 1/2，有显著性差异，实验证实与 HCT 有关，结果表明红细胞含量愈高，与芬太尼结合愈多，证实发绀患儿在用相同量芬太尼时，其血药浓度比非发绀患儿低。

（五）体外循环

1. 中度低温全流量

体外循环（CPB）适用于轻到中度病情、心内畸形不复杂的手术。转流中保持体温 26℃ ~ 28℃，灌注流量 2.4 ~ 3.0 L/（m^2・min），HCT 维持 24%，复温后 HCT，恢复到 30%，血浆胶渗压不应低于 2. 13 kPa；要始终保持静脉血氧饱和度在 65% ~ 70%。

2. 深低温低流量

CPB 适用于先心病复杂手术。在中度低温全流量灌注下，由于流量大，心内回血多，常致病变显示不清楚而使手术进行发生困难，因此常需降低流量来完成手术，但低流量可导致重要脏器供血不足，故必须同时施行深低温以作保护。为使身体各部分的温度做到均匀下降，麻醉诱导后需先施行体表降温，要求在体外转流开始前鼻咽温已降到 30℃ ~ 32℃，同时静脉注射大剂量甲泼尼龙，待转流开始后再通过血流降温使鼻咽温降到 18℃ ~ 20℃，此时可将灌注流量减为全流量的 1/2，必要时可短时间减为 1/4 以利于手术操作。本法的安全关键在于低流量的时间长短与当时的体温，同样要求静脉血氧饱和度保持在 65% ~ 70%。

3. 深低温停循环

由于新生儿和婴儿的心脏小，或心内畸形复杂，手术只能在循环完全停止、心内无血、无体外循环管道的情况下完成，此时可采用深低温停循环的方法。要求保证头部降温和体表降温，应用大剂量甲泼尼龙，采用 pH 稳态，鼻咽温达到 15℃，停循环时间不超过 60 min。

（六）先心痛术中的心肌保护

小儿心脏的结构和功能与成人有较多不同；发绀与非发绀先心患儿的心脏也有区别。用于成人保护心肌的心脏停搏液配方并不适合于小儿，小儿心肌保护液有其特殊要求，但目前尚无公认的理想配方，这是当前研究的热点。近年对 CPB 应用高氧可引起再氧合损伤的问题已引起各家高度重视。Allen 观察 28 例新生儿先天性心脏病 CPB 手术，其中 7 例为非发绀型，CPB 机预充液用 100% 吹氧，PO_2 达到 53. 33 ~ 73.33 kPa；转流开始后 PO_2 下降并维持在 26.67 ~ 40.00 kPa。余 21 例为发绀型，血氧饱和度均低于 85%，分为 3 组：一组为高氧合组（7 例），预充液用 100% 氧吹入，PO_2 达 53. 33 ~ 73. 33 kPa，转流开始后 PO_2 维持在 53.33 ~ 73.33 kPa；二组为低氧合组（6 例），预充液用 21% 氧吹入 PO_2 达 18.67 ~ 20.00 kPa，转流 5 ~ 10 min 时 PO_2 上升并维持在 26. 67 ~ 40.00 kPa；三组为白细胞滤过组，在预充液及 CPB 动脉端用 Pall RC-400 白细胞滤过器。3 组患者均在 CPB 前、CPB 后 10 min 及 20 min、阻断升主动脉前，分别各切取右心房组织以测定 MDA 含量。结果非发绀患儿 MDA 增加 40%；发绀一组 MDA 上升 407%；发绀二组 MDA 上升 227%；发绀三组 MDA 仅上升 19%。结果显示，对发绀型先心病 CPB 采用高氧合预充液，或不用白细胞滤器，右心房 MDA 上升显著，提示心肌损伤重；CPB 采用低氧合预充液，或加用白细胞滤除，右心房 MDA 上升减少，提示心肌损伤也减轻。此与缺氧心肌的抗氧化剂保存能力降低，对高氧再氧合损伤更敏感可能有关。在缺氧再氧合期引入的分子氧，可致抗氧化剂保存能力进一步降低，其结果是脂质过氧化和 CPK 增加，心肌收缩力减弱。因此，对发绀患儿 CPB 预充液以不采用高氧合而采用常氧预充液，或再加入氧自由基清除剂较好。这已在成人冠脉搭桥患者 CPB 用高氧（53. 33 kPa）或常氧（18. 67 kPa）预充液的研究结果得到证实，高氧 CPB 后的心肌损伤和肺损伤更明显。有人采用含血停跳液，虽可减轻缺血再灌注损伤，但不能避免缺氧再氧合损伤。

（七）输血输液

1. 输液

小儿年龄愈小，细胞外液比例较成人愈大。小儿肾功能发育不完善，容易发生脱水或水分过多。经体外转流后总体液量常过多，但循环血量往往仍然不足。循环血量理想时，尿量应维持在 0. 5 ~ 1 mL/（kg. h），但尿量并不能全面反映体内含水量和肾功能。①一般在麻醉后先按 10 mL（kg · h）输液，体重 10kg 以下小儿需用微量泵输注。待动静脉直接测压建立后，再根据测定参数调整输液量。心包切开后观察心脏的充盈程度可用做参考。②液体种类在新生儿可输 10% 葡萄糖液和 0.25% 生理盐液；1 岁以下输 5% 葡萄糖和 0.25% 生理盐液（因婴儿容易发生低血糖）；1 岁以上仅输乳酸钠林格液（因在转流后都有血糖升高）。③发绀患儿需根据血 pH 输用 5% 碳酸氢钠（mL）=1/3 体重（kg）×（-BE）。非发绀患儿因脱水、代谢性酸中毒时也需输用适量碳酸氢钠。市售大液体的 pH 常较低，输注时也加以调整。④除输注晶体液外，在转流后需输入胶体液如库血、血浆、血清蛋白、血定安等，以维持胶体渗透压、循环血量和总血容量。⑤转流后常出现低血钾，应从中心静脉通路输注钾溶液，严格控制输速，并不宜将钾加入输血袋中输注，INT 能严格控制补钾速度。⑥小儿并存甲状旁腺功能不全或维生素 D 储备缺少者，转流后常出现低血钙，此与血液稀释、过度通气碱血症、输注枸橼酸库血、心肺机内高氧合，以及加用碳酸氢钠等因素有关。血清钙低于 1. 75 mmoL/L 或离子化钙低于 1 mmoL/L 时应予补充葡萄糖酸钙。

2. 输血

正常新生儿的血容量为 80 ~ 93 mL/kg。①对病情不重，体质较好患儿，术中失血在血容量 10% 以下者可不予输血，术中仅以输液体补充血容量即可，但在体外循环后仍然常需输血。最好用新鲜血，或成分输血，根据实际需要，选择性输注红细胞、血小板、血浆等。尽量少输库血，因库血中的红细胞以每天 1% 速度在破坏；粒细胞 24 h 后其功能开始减退，到 72 h 时功能下降 50%；血小板在采血后 3 ~ 6 h 即减少 50%，24 ~ 48 h 时降为零。因此，如果输入大量陈旧库血，有时反会引起术后出血增多，甚至发生酸中毒和肾功能不全等并发症。如果库血温度太低，输血前应加温，以防止体温下降。②对术前血红蛋白浓度高的患儿，可在麻醉后或 CPB 前施行急性血液稀释自体输血，不仅可保持输血质量，更重要的是降低血液黏稠度，改善微循环。我们曾对 77 例发绀患儿在麻醉后施行血液稀释采血，年龄最小者出生后 62 d，最大

14 岁，其中法洛四联症 68 例，占 88. 3%；77 例分别采自体血 60 ~ 1 400 mL，均于 CPB 后输回，效果显著。③ CPB 结束后，心肺机常剩余大量血液，如果 CPB 时间不长、未见血红蛋白尿，且病情较平稳者，可将部分机器余血输回体内；机器余血的血红蛋白浓度低者，可采用超滤法提高机血质量以后再输回体内。

（八）一氧化氮的应用

对部分并发肺动脉高压的先心病患儿，术前施行吸入低浓度（40×10^{-6} mL/L）一氧化氮（NO）试验，对筛选患儿能否接受手术具有判断价值。吸入 NO 后，如果肺血管出现可逆性变化，提示具有手术指征，从而增添了肺动脉高压患儿的手术救治机会。NO 也适于围术期肺动脉高压的治疗，具有减轻肺血管阻力，改善心功能不全，创造脱离 CPB 机条件等功效。在吸入 NO 时需持续监测吸入氧浓度、一氧化氮浓度、二氧化氮浓度，并定时监测血气和血高铁血红蛋白浓度。

四、体外循环对患儿的影响与麻醉后管理

（一）CPB 对患儿的影响

CPB 是治疗先心病不可缺少的手段，但也可能带来不同程度的机体危害。①小儿体液占全身体重的比例较成人大，细胞外液相对多，即使将 CPB 机预充液总量减小至 1 000 mL，也相当于婴儿血容量的 4 倍，且预充液内含有各种电解质、药物、晶体液和胶体液，都可对患儿体液和血液成分产生干扰。因此，CPB 后很容易发生体液过多，血渗透压下降，脏器含水量增加，血红蛋白下降，血酸碱度改变等后果，也可引起 CPB 炎症反应及血细胞和血浆成分发生改变。这一系列变化都足以导致重要脏器功能的影响。② CPB 时间在 30 min 以内者，脑循环障碍发生率为 7.4%；2 h 以上者为 51. 9%。提示 CPB 时间愈短，脑危害愈小。③ CPB 灌注流量不足，容易发生脑损伤；新生儿和婴儿在 CPB 深低温下，脑压力 / 流量自动调节机制消失；脑血流与平均动脉压呈正相关；$PaCO_2$ 和 pH 可直接影响脑血管紧张度和脑组织供氧。④ CPB 后容易出现肺损伤，其引起的原因较多，例如转流期间肺被长时间隔离于循环系统之外而不能正常代谢；血液与 CPB 管道表面接触产生炎症反应；缺血再灌注损伤及微栓形成等。其中炎性反应涉及补体、凝血、激肽、纤溶等多个系统，使肺血管通透性改变、通气 / 血流比失调、肺顺应性下降、呼吸频率增加，以及肺不张、肺水肿和浸润，即所谓 CPB 后灌注肺。为减轻或避免肺损伤，应从预防着少，提高心肺机的材料结构质量，注意维持体液及胶渗压平衡，尽量缩短 CPB 时间，掌握合理的 CPB 灌注，手术矫正畸形尽量满意等。⑤ CPB 后肾损伤目前已有明显减少，但如果患儿术前并存肾功能不全，或在接受长时间 CPB 灌注、灌注流量不足及术后并发低心排等情况时，肾脏严重损害就很难避免。据统计儿童心脏手术后约 4% ~ 7% 发生肾衰竭且需要肾透析治疗，但死亡率仍高达 58% ~ 72%。故应从预防着手，术前积极治疗心源性以外的肾病，CPB 采用优质人工肺，适量血液稀释保持尿量 1 ~ 2 mL/（kg. h）以上，适量补充碱性药物以防止酸中毒、碱化尿液和减少溶血；及时利尿，不用肾毒性药物等等。此外，手术纠正畸形尽量满意以避免术后低心排，同样是肾保护非常重要的原则。⑥心脏损伤的影响因素较多，包括麻醉药物抑制心肌；心肌经受 CPB 炎症反应、非生理性 CPB 灌注、血液成分改变，以及心脏血流阻断和开放引起的再灌注损伤等等。故必须重视心肌保护措施。对小儿心肌保护的方法目前尚未达到理想程度，需继续深入研究。

（二）麻醉后管理

CPB 手术后管理是重要的环节，麻醉科医师应参与处理，包括：①监测保持体温，术后体温过低可导致机体酸中毒；体温过高可致脏器代谢增高而引起功能衰竭，故必须重视保持体温稳定。②呼吸道管理，患儿送 ICU 后应核对气管插管深度，检查是否移位；需机械通气者需有保湿装置，以保护呼吸道黏膜；吸痰要严格按操作常规定时吸痰，每次吸痰前、中、后都要充分吸氧，每次吸痰时间不超过 10 ~ 15 s。吸痰必须严格无菌消毒，选用柔软、直径不超过气管导管直径 1/2 的吸痰管，吸痰前先钳闭吸管，并尽快深插入气管，然后松钳并旋转吸痰管由里向外轻轻抽出，切忌进退反复移动，以防损伤气管黏膜。如果痰黏稠，吸痰前先在气管内滴入少量 0. 25% ~ 0. 45% 生理盐水；如果发生支气管痉挛，可在盐水中加入适量支气管扩张药。小儿术后保留气管插管容易并发喉头水肿，拔管后可能发生窒息。故应尽量缩

短留管时间，并适当应用镇静药以避免患儿头部过度活动，避免呛咳及吞咽动作，定时使用地塞米松喷喉及注射，定时松开气囊减压。③体外膜肺氧合（ECMO），适用于术后心、肺功能衰竭的抢救，1975年首例新生儿术后应用 ECMO 抢救成功。ECMO 连接方法有 3 种：静脉 – 动脉；静脉 – 静脉；体外 CO_2 交换。自 1990 年以来新生儿、婴儿术后应用 ECMO 抢救的成活率由 21% 提高至 83%，但复杂先心患者的术后抢救还存在其他困难度。

第三节　缩窄性心包炎

一、病情特点与估计

心包由脏层与壁层纤维浆膜构成，两层浆膜之间的腔隙称心包腔，内含 15 ~ 25 mL 浆液。心包可因细菌感染、毒性代谢产物、心肌坏死波及心外膜等原因而发生炎症，偶尔因外伤而引起炎症。①心包感染的主要菌源为结核菌和化脓菌，有的在渡过急性感染期后逐渐演变为慢性缩窄性心包炎，其特点是渗出物机化、纤维性变；钙盐沉积于冠状沟、室间沟、右心室和膈面；两层心包粘合成一层坚实盔甲状的纤维膜，逐渐增厚形成瘢痕和钙化，厚度一般为 0.5 cm，重者可达 1.0 ~ 2.0 cm。②由于心脏长时间受坚硬纤维壳束缚和压迫，跳动受限，心肌可出现不同程度萎缩、纤维变性、脂肪浸润和钙化，收缩力减弱，舒张期心室充盈不全、心室压上升而容量减少，导致心排血量下降，脉压缩小，心脏本身和全身供血障碍，心率代偿加快。③左心室受压可影响肺循环，出现肺淤血而通气换气功能下降。④心脏腔静脉回血受阻，尤以腔静脉入口和房室环瘢痕狭窄者，回心血量严重受阻，可致上腔静脉压增高，头、面、上肢、上半身血液淤滞和水肿；如果下腔静脉回流严重受阻时，腹腔脏器淤血肿大，下肢肿胀，胸、腹腔渗液。⑤临床症状因病因不同、发病急缓、心脏受压部位和程度等不同而各异。如结核性缩窄性心包炎往往起病缓慢，但自觉症状进行性加重，同时有低热、食欲不振、消瘦等结核病症状，包括劳动时呼吸困难，全身无力，腹胀，下肢水肿，重症者出现腹水，全身情况恶化，消瘦，血浆蛋白减少，贫血，恶病质。⑥体征呈慢性病容或恶病质，面部水肿，黄疸或发绀；吸气时颈静脉怒张，端坐呼吸；腹部膨隆，肝脏肿大压痛，漏出液性腹水；下肢凹陷性水肿，皮肤粗糙；心音遥远但无杂音，心前区无搏动，脉搏细速，出现奇脉（即脉搏在吸气时明显减弱或消失，是心脏舒张受限的特征），血压偏低，脉压缩小，可测出吸气期血压下降，静脉压升高；叩诊胸部有浊音，漏出液性胸腔积液，呼吸音粗，有哮音。⑦ X 线心脏大小多无异常，心影外形边缘平直，各弓不显，心包钙化（占 15% ~ 59%），心脏搏动弱或消失，上腔静脉扩张，肺淤血，胸腔积液约 55%。⑧ CT 可了解心包增厚程度。⑨超声心动图为非特异性改变，可见心包增厚，心室壁活动受限，下腔静脉及肝静脉增宽等征象。⑩心电图 T 波平坦、电压低或倒置，QRS 低电压，可在多导联中出现；T 波倒置提示心肌受累，倒置越深者心包剥离手术越困难；常见窦性心动过速，也可见心房纤颤。其他检查有心导管、心血管造影、核素心肌灌注显像等检查。

二、术前准备

缩窄性心包炎为慢性病，全身情况差，术前应针对具体情况进行全面性积极纠正。特殊准备包括：①胸、腹水经药物治疗效果不显时，为保证术后呼吸功能，可在术前 1 ~ 2 d 尽量抽尽胸腔积液；腹水可在术前 1 ~ 2 d 抽吸，但抽出量不宜过多，速度应避免过快，否则容易发生血压下降。术前抽出胸腹水，除改善通气功能外，还有防止心包缩窄解除后，因胸腹水大量回吸入体循环而诱发急性心力衰竭的危险。②对结核性心包炎首先抗结核病治疗，最好经 3 ~ 6 个月治疗待体温及血沉恢复正常后再手术。若为化脓性心包炎，术前应抗感染治疗，以增强术后抗感染能力。③准备呼吸循环辅助治疗设施。特别对病程长，心肌萎缩，估计术后容易发生心脏急性扩大、心力衰竭者，应备妥机械呼吸机及主动脉球囊反搏等设施。术中可能发生严重出血或心室纤颤，需准备抢救性体外循环设备。④备妥术中监测设备，包括无创动脉血压、心电图、脉搏血氧饱和度、呼气末 CO_2 等；必要时准备有创动脉血压、中心静脉压等监测。化验监测包括血气分析、血常规、血浆蛋白、电解质等，对围术期应用利尿剂者尤其重要，对维持血钾水平，预防心律失常和恢复自主呼吸有利。记录尿量、检验尿液，了解血容量和肾功能。

三、麻醉方法

缩窄性心包炎患者多数全身虚弱，麻醉前用药以不引起呼吸、循环抑制为准。术前晚及手术当日晨可给予镇静催眠药以充分休息。麻醉前 30 min 一般可用吗啡 0.1 mg/kg 和东莨菪碱 0.2 ~ 0.3 mg 肌内注射。①麻醉诱导对缩窄性心包炎患者是极其重要的环节，由于血压偏低和代偿性心动过速，循环代偿功能已十分脆弱，处理不当可能猝死。因此，必须在严密监测血压、心电图下施行缓慢诱导方法，备妥多巴胺、去氧肾上腺素等药，根据当时情况随时修正麻醉用药处理方案。诱导前应尽早面罩吸氧；诱导必须掌握影响循环最小、剂量最小、注药速度最慢的原则，避免血压下降和心动过缓，可采用羟丁酸钠、依托咪酯或氯胺酮结合芬太尼诱导；肌肉松弛药以选用影响循环轻微而不减慢心率的药物，如泮库溴铵，借以抵消心动过缓，也可选用影响血压心率较小的阿曲库铵。②麻醉维持以采用对循环影响轻的芬太尼为主的静吸复合或静脉复合麻醉。对心功能较好的患者可在手术强刺激环节（如切皮、劈开胸骨或撑开肋骨）时，加吸低浓度异氟烷、七氟烷或地氟烷吸入；肌肉松弛用泮库溴铵、哌库溴铵或阿曲库铵等维持。③麻醉期管理首先需严格管理液体入量；在心包完全剥离前执行等量输血原则；待剥离开始至完成期间应及时改为限量输血原则，否则可因心包剥脱、心肌受压解除、腔静脉回心血量骤增而引起心脏扩大，甚至诱发急性心脏扩大、肺水肿、心力衰竭，因此，除严格控制液体入量外，有时还需及时施行洋地黄制剂及利尿药治疗。心包剥离过程中手术刺激可诱发心律失常，应立即暂停手术，静脉注射利多卡因治疗。如果血压偏低，采用微量泵持续输注小量正性肌力药，机械通气的潮气量避免过大，以防进一步阻碍回心血量而引起血压下降。④手术结束后应保留气管插管在 ICU 继续机械通气，维持正常血气水平，控制输液输血量，继续强心、利尿，保护心脏功能，防止低钾、低钠，应用止血药以减少术后出血量。

第十四章 骨科手术麻醉

第一节 术前评估与准备

越来越多的老年人患有“老年性”骨关节炎，这意味着伴随多种并发症的老年患者将越来越多地接受更多的骨科手术，骨质疏松患者松质（结构）骨不成比例地减少，因而存在发生应力性骨折的风险。尽管理论上所有的骨骼都存在这种风险，但是胸段与腰段脊椎、股骨近端、肱骨近端和腕部发生骨折的风险最大，也常见胸段与腰段脊柱压缩性骨折，需要手术治疗。但围术期死亡的主要危险因素是高龄，最常见的并发症为心脏并发症。

一、心血管系统评估

美国心脏学院 / 美国心脏协会（ACC/AHA）指南中推荐指出应根据临床风险预测、心功能储备能力和手术类型对心脏风险增高的患者进行术前心脏检查。ACC/AHA 将骨科手术列到中危手术类别内，因为大多数情况下这类手术为心脏中危患者。老年患者骨科手术后围术期心脏并发症的发生率和死亡率增加。风险增加的可能原因包括：①许多老年患者伴有多种内科并发症；②老年患者器官功能储备有限；③一些骨科手术可能引发全身炎症反应综合征；④一些骨科手术可能引起显著的失血和体液转移；⑤骨科手术后疼痛是一个主要的问题。上述所有因素均能触发应激反应，导致心动过速、高血压、需氧量增加和心肌缺血。

由于骨科手术后患者心脏并发症的发病率显著增高，并且骨科疾病的限制使这些患者功能状态难以得到评估，因此这些患者需要做术前心脏检查。

二、呼吸系统与气道评估

年龄增长引起的呼吸系统改变可能使老年患者更易发生术后肺部并发症。这些改变包括进行性动脉血氧分压下降、闭合容量增加，以及年龄每增加 10 岁第 1 秒用力呼气量下降约 10%，这在老年关节炎患者更为严重。长时间髋关节骨折的老年患者肺泡氧分压（PaO_2）明显低于同龄的其他手术患者。这些患者的低氧可能反映年龄所引起的上述呼吸系统变化，可能来源于卧床引起的肺不张、积坠性肺炎，充血性心力衰竭导致的肺淤血、肺实变。

脊柱手术中，胸椎侧凸可引起胸腔狭小，从而引起胸壁顺应性下降和限制性肺疾病。Cobb 角大于 65° 通常可引起肺容量显著下降。尽管运动耐量是反映脊柱弯曲程度对呼吸功能影响的一项重要指标，但是术前还应进行正规的肺功能检测。肺活量低于正常值的 40%，预计术后需要通气支持。动脉血气分析的主要异常为低氧血症，它是由于肺泡过度通气造成通气 / 血流比失调所致。慢性低氧血症可引起肺血管阻力升高，严重可导致肺源性心脏病。需行超声心动图检查以排除肺动脉高压和右心室肥大。肺动脉高压患者的心电图可出现右室肥大和右房增大的表现。

类风湿关节炎和强直性脊柱炎患者还经常存在困难气道的风险。在手术前应注意是否存在颈椎稳定性异常或颈椎活动受限等问题。成年类风湿性关节炎易造成寰枢关节不稳定，当类风湿病侵及 C_2 齿突外的滑膜囊时可累及韧带，导致寰枢关节半脱位。麻醉过程中需防止颈椎屈曲并保持颈椎的稳定性。强直性脊柱炎好发于男性，主要为骨连接处韧带骨化，进行性骨化常累及中轴骨的关节软骨和椎间隙，后期发展至强直。由于此类患者常存在脊柱骨折和颈椎不稳定的风险，术中合理摆放手术和插管时的体位保护尤为重要。采用表面麻醉下纤支镜气管插管，并在清醒状态下安放患者体位可有效防止并发症。预计气管插管困难的骨科患者类型（表 14–1）。

表 14–1　预计气管插管困难的骨科患者类型

诊断	困难原因
强直性脊柱炎	颈椎融合
青少年类风湿性关节炎	颈椎强直
	下颚发育不全
成人类风湿性关节炎	多发畸形
	颈椎强直和不稳定
脊柱融合术后	颈椎强直和伸展受限
先天性颈椎畸形	
骨骺发育不全	
侏儒症（软骨发育不全）	活动受限
颈椎骨折	有四肢瘫痪的风险

三、神经系统评估

除了心肺并发症以外，意识模糊或谵妄是老年患者骨科手术后第三大最常见的并发症，因此术前应注重神经系统检查与评估，包括患者是否存在脑梗史、颈动脉粥样硬化斑块、椎动脉狭窄程度的判断。谵妄可导致住院时间延长、功能恢复不良，可发展成痴呆并导致死亡率升高。术后谵妄的主要危险因素包括高龄、酗酒、术前痴呆或认知功能损害、精神药物治疗以及伴有多种内科并发症。围术期可能诱发谵妄的因素包括低氧血症、低血压、高血容量、电解质紊乱、感染、睡眠剥夺、疼痛以及使用苯二氮䓬类药物和抗胆碱能药物。降低术后谵妄发生率的策略包括：早期判别危险因素以及易感人群和患病患者、保护定向功能、早期活动、充分镇痛、保持正常睡眠周期，以及避免使用精神治疗性药物。

四、骨科手术患者血栓栓塞风险评估

血栓栓塞性并发症仍是决定骨科手术后患者并发症发生率与死亡率的主要因素之一。全髋关节置换术（THA）、全膝关节置换术（TKA）以及髋部与骨盆骨折手术患者静脉血栓性栓塞的发生率最高，包括深静脉血栓（DVT）和肺栓塞（PE）。有症状的 PE 患者的死亡风险比单纯 DVT 患者高 18 倍。急性 DVT 和 PE 存活者的短期并发症包括住院时间延长、与 DVT 和 PE 治疗有关的出血性并发症、DVT 局部扩大及发生新的栓塞。远期并发症包括血栓后综合征、肺动脉高压和复发性 DVT。手术后发生 PE 的危险因素包括高龄、肥胖、既往有 PE 和 DVT 病史、癌症及长期卧床患者。

由于静脉血栓由纤维蛋白多聚体组成，因此 DVT 的预防和治疗应使用抗凝药物。DVT 和 PE 初始治疗推荐使用低分子量肝素（LMWH），其作用优于普通肝素（静脉或皮下给药）。应用 LMWHs 不需要监测凝血功能。虽然术前开始 DVT 预防性治疗可能更有效，但是手术出血的风险也增加。术后 6h 开始使用 LMWH 对预防 DVT 有效，也不增加出血；术后 24h 再延迟性使用 LMWH 则效果下降。尽管抗凝的理想疗程尚不明确，但是对于常规骨科手术患者和非高危患者，LMWH 的疗程应持续至少 10h。对于有 DVT 证据或较高危的患者，则应将预防性疗程延长至 28 ~ 35d。华法林通常用于 DVT 的长期治疗，治疗期间应将国际标准化比率（INR）维持在 2.5。在美国，LMWH（依诺肝素）用法为每 12h 给予 30mg；而在欧洲为每日给予 40mg。美国胸科医师学会指南不推荐单独使用阿司匹林来预防 THA、TKA 和髋骨骨折手术后的 DVT。但是新近研究认为，使用阿司匹林、充气加压和早期活动是 THA 和 TKA 术后预防 DVT 发生的有效措施。

围术期抗凝剂的使用对区域麻醉的应用有重要的影响，特别是椎管内麻醉时有导致硬膜外血肿的风险。美国区域麻醉学会已发表和更新了关于使用抗凝剂与区域麻醉的会议共识性推荐意见。全量抗凝剂的使用是区域麻醉的禁忌证。使用 LMWH 的情况下硬膜外血肿的风险显著增加，因此制订了以下推荐建议：①使用常规剂量 LMWH 后与施行椎管内阻滞的间隔时间之间应为 12 h；②使用较大剂量 LMWH（依诺肝素 1 mg/kg，每 12 h 一次）的患者，应将区域麻醉阻滞时间推迟至 24h 后；③拔除硬膜外导管应在最后一次使用 LMWH 后至少 8 ～ 12 h 或在下次使用 LMWH 前 1 ～ 2 h 进行。阿司匹林和 NSAIDs 似乎并不会增加椎管内麻醉后硬膜外血肿的风险。美国区域麻醉学会还推荐对于使用华法林的患者，在实施椎管内麻醉前应检测凝血酶原时间和 INR；如果 INR 大于 1.5，则不应拔除硬膜外导管。

第二节　骨科麻醉的特点

骨科麻醉管理与骨科手术特殊性密切相关，因此麻醉管理上应根据手术特点采取相应措施。

1. 骨组织血运丰富

手术失血较多，尤其是骨面渗血或椎管内出血很难控制，应有充分估计和准备。

2. 手术体位较复杂

骨科手术常用体位有仰卧位、侧卧位、俯卧位。若体位安置不当或不同体位麻醉管理方式不当都可能引起并发症，故应特别注意。

（1）确保呼吸道通畅，防止气管导管扭折、脱出。在体位改变前后应常规检查导管位置。

（2）当手术部位高于右心房时，都有发生空气栓塞的危险。

（3）远端缺血或血栓形成：外周神经过伸或受压而引起术后神经麻痹；眼部软组织受压引起的视网膜损伤。

3. 止血带的应用

（1）止血带对生理的影响：①细胞缺氧和细胞内酸中毒。②血管内皮细胞损伤而导致毛细血管壁通透性增加。③松开时可出现一过性代谢性酸中毒、外周血管阻力降低及血容量相对不足，有可能发生循环功能失代偿。④一过性呼气末 CO_2 增高。

（2）使用止血带注意事项：上肢止血带应放在中、上 1/3 处，下肢应靠近腹股沟部。①充气压力：上肢以高于动脉收缩压 6. 67 kPa（50 mmHg）为宜，下肢高于 13.3 kPa（100 mmHg）为宜。②充气持续时间：上肢一次不超过 1h，下肢不超过 1.5 h。必要时可松开 10 ～ 15 min 后再充气，以免发生神经并发症或肌球蛋白血症。

对心功能代偿不良者，抬高患肢和驱血均要慎重，静脉回流突然增加可能导致心力衰竭。在硬膜外麻醉或腰麻的患者，止血带压力过大，充气时间过长，肢体缺血引起止血带疼痛，表现冷汗、烦躁不安，即使用镇静药和镇痛药也难以控制。

（3）预防止血带并发症：应尽量减少缚止血带的时间，以减少缺血区酸性代谢产物的产生和淤积。麻醉医师应记录止血带充气时间，并提前通知手术医师松止血带，在松止血带时要在麻醉单上记录。松止血带之前应补足血容量，血压偏低要及时纠正，必要时给予血管收缩药。

松止血带后如果出现止血带休克立即给以吸氧、升压药、输血、输液，如效果不佳，可考虑给予碱性药、激素、甘露醇等。有条件时应急查血钾，因为止血带以下的肢体缺血缺氧，以及酸性产物的淤积，改变了细胞膜对钾离子的通透性，钾从细胞内大量外释，如果患者术前已有血钾升高，止血带松解后可能更高。有高钾表现时立即给予钙剂、高渗糖、胰岛素等处理以降低血钾。

4. 骨黏合剂反应

（1）病因：主要原因与骨黏合剂的液态或气态单体吸收有关，而单体具有扩张血管和直接心肌抑制作用。其次，当骨黏合剂填入骨髓腔后，可致髓腔内高压使气体、脂肪或骨髓颗粒进入循环而引起肺栓塞。

（2）临床表现：当骨黏合剂充填并将假体置入后 1 ~ 10 min，患者发生血压明显降低，甚至心搏骤停。

（3）治疗：吸氧，补充血容量，必要时用血管活性药物。

5. 脂肪栓塞

（1）病因：多发于脂肪含量丰富的长骨骨折和严重创伤性骨折。由于创伤后脂肪从骨髓释放，使血液中游离脂肪酸增加，发生脏器和组织的脂肪栓塞，主要累及肺和脑血管。低血容量休克也是栓子形成的诱发因素。

（2）临床表现：急性呼吸和中枢神经功能的障碍；突然呼吸困难、肺间质水肿及低氧血症；意识障碍，昏迷。

（3）治疗：关键是防治低氧血症和维持循环稳定。

6. 深静脉血栓（DVT）和肺栓塞（PE）

（1）病因：多发于下肢或骨盆骨折后长期卧床的患者，由于血流缓慢、静脉血淤滞以及感染累及小静脉均可引起血液高凝状态，促使静脉血栓形成，主要为下肢深静脉血栓脱落导致。

（2）临床表现：剧烈胸痛、咳嗽，有的咯血；血压突然降低，心率减慢，甚至心搏骤停；呼吸窘迫，低氧血症。

（3）治疗：对大面积肺栓塞的治疗是进行复苏、支持和纠正呼吸与循环衰竭。主要方法包括吸氧、镇痛，控制心力衰竭和心律失常，抗休克。血栓性肺栓塞，如无应用抗凝药的禁忌，可用肝素抗凝治疗，或给予链激酶、尿激酶进行溶栓治疗。空气栓塞时，应立即置患者于左侧卧头低位，使空气滞留于右心房内，防止气栓阻塞肺动脉，再通过心脏机械性活动而逐渐进入肺循环；也可经上肢或颈内静脉插入导管来吸引右心内空气。高压氧舱可促进气体尽快吸收并改善症状。

7. 术中脊髓功能监测

（1）诱发电位：脊柱和脊髓手术时，为了解手术操作，如钳夹、分离和牵拉等可能发生的损伤而采用各种不同类型诱发电位监测。监测方法是将一电极放置在腓总或胫后神经干的周围，另一电极放置在颅顶部。刺激神经干的脉冲通过脊髓到达大脑皮质后显示出波形，如果波形幅度降低，周期延长，表示有脊髓损害。

（2）唤醒试验：在手术期间通过减浅麻醉，让患者在基本清醒状态下能按指令活动。其方法通常是先嘱患者双手握拳，再动双足，如活动良好，表示无脊髓损伤。

第十五章 产科麻醉

第一节 孕妇妊娠期生理改变

妊娠期孕妇的生理发生了显著改变，随着妊娠时间的推移，这些改变更加显著，特别是高危产妇，这些生理改变会对麻醉产生影响。作为麻醉医师，除了要掌握麻醉方面的专业知识和技能外，还应该掌握孕妇妊娠期的生理改变、病理产科以及麻醉方法和药物对母体、胎儿的影响等方面的知识，尽最大所能保障母婴的安全。

妊娠期全过程从末次月经第一日开始计算，平均 280 天，即 40 周。临床上分为三个时期：13 周末之前称为早期妊娠，第 14 ~ 27 周末称为中期妊娠，第 28 ~ 40 周末称为晚期妊娠。

分娩全过程是从开始出现规律宫缩至胎儿胎盘娩出为止，简称总产程。第一产程又称宫颈扩张期，是指从开始出现间歇性 5 ~ 6 分钟的规律宫缩，到宫口开全的一段时间。初产妇需 11 ~ 12 小时；经产妇需 6 ~ 8 小时。第二产程又称胎儿娩出期，是指从宫口开全到胎儿娩出的这段时间。初产妇需 1 ~ 2 小时；经产妇通常数分钟即可完成，但也有长达 1 小时者。第三产程又称胎盘娩出期，是指从胎儿娩出到胎盘娩出的时间，通常需 5 ~ 15 分钟，不超过 30 分钟。

一、循环系统

妊娠期间，由于新陈代谢负担增加、循环血量增加及内分泌的改变，使得母体在血容量、血流动力学及心脏方面都发生较大变化，以适应胎儿生长发育及分娩的需要。

（一）心脏改变

妊娠期间心电图发生典型改变。从妊娠第 8 ~ 10 周开始，心率逐渐加快，34 ~ 36 周时达高峰，以后逐渐下降。单胎妊娠心率一般可增加 10 ~ 15 次 /min，心脏容量可增加 10% 左右。妊娠后期心电图检查有电轴左偏，这与心脏沿长轴旋转有关。有些孕妇在Ⅲ导联出现 Q 波和 T 波倒置，Q 波在深吸气后可减小，T 波在深吸气后倒置减轻或转为直立。AVF 导联一般无 Q 波。上述心电图改变均可于产后消失。另外，妊娠期还可能出现房性或室性期前收缩等心律失常表现。

妊娠期高动力性循环使心音加强，肺动脉瓣区和心尖区出现 2 ~ 3 级收缩期吹风样杂音。有时因肺动脉生理性扩张，在肺动脉瓣区可出现吹风样舒张期杂音，酷似肺动脉瓣关闭不全的杂音，但产后即消失。妊娠后期，因子宫增大，横膈上升，可使心脏向左前方移位，大血管轻度扭曲，心尖部可产生收缩期杂音及肺动脉瓣第二心音亢进，但心电图正常。

（二）妊娠期血流动力学改变

妊娠期间心排血量有所增加，开始于妊娠第 5 周，并于妊娠早期末增加 35% ~ 40%。在妊娠中期，心排血量继续增加直至接近比非妊娠妇女心排血量大 50% 的水平。妊娠晚期，心排血量维持此水平不变。

心排血量取决于心率和每搏量。心排血量最初的变化可归因于妊娠第 4 ~ 5 周心率的加快。至妊娠早期末心率加快可高于基线 15% ~ 25%，并且在妊娠后期基本维持此水平。每搏量于妊娠的第 5 ~ 8 周可增加约 20%，而到了妊娠中期末可增加 25% ~ 30%，并且保持此水平直至分娩。每搏量的增加与雌激素升高有关。因为妊娠期间孕酮和雌二醇可引起血管平滑肌松弛以致血管扩张，外周血管阻力下降约

20%。外周血管阻力的下降可使收缩压和舒张压下降，心率和心脏每搏量反射性地升高，从而导致心排血量的增加。

妊娠期间，左室舒张末容量增加，而收缩末容量保持不变，从而导致射血分数增大。妊娠期间的中心静脉压、肺动脉舒张压和肺毛细血管楔压都在非孕时的正常值范围内。

怀孕期间心排血量的增加可导致子宫、肾脏以及四肢的灌注增加。流向脑部和肝脏的血流无变化。足月妊娠时孕妇皮肤血流量接近非妊娠水平的 3 ～ 4 倍，导致皮肤温度升高。肾脏血浆流量于妊娠 16 ～ 26 周增加 80%，但在足月妊娠时降至高于非妊娠水平的 50%。

（三）分娩期和产褥期血流动力学改变

与分娩前的心排血量相比，第一产程初期的心排血量增加约 10%，第一产程末约增加 25%，第二产程增加约 40%。子宫收缩期间，约 300 ～ 500mL 血液可从绒毛间隙流入中心循环（相当于自体输血）；子宫内压力增加迫使血液从绒毛间隙流向相对畅通的卵巢静脉流出系统。产后由于腔静脉受压解除、下肢静脉压减小和孕妇血管容量下降的共同作用使心排血量增加。心排血量在产后 24 小时下降至分娩前水平，在产后 12 ～ 24 周恢复到孕前水平。分娩结束后心率迅速下降，并在产后两周时恢复到孕前心率水平，而在之后的几个月内心率较孕前水平稍低。

（四）血压改变

体位、孕龄以及产次均可影响孕妇的血压测量值。坐位时血压高于卧位。侧卧位时，70% 的孕妇血压测量值可下降 10%，8% 的孕妇血压可下降 30% ～ 50%。仰卧位时可出现仰卧位低血压综合征，但改变体位后好转。舒张压比收缩压下降程度更大，舒张压早在妊娠中期时即可下降近 20%。

血压的改变与全身血管阻力的改变是一致的。全身血管阻力在妊娠早期时下降，于妊娠 20 周时降至最低点（下降 35%），而在妊娠后期升高。全身血管阻力的下降，是由低阻力血管床（绒毛间隙）的发育以及前列腺素、雌二醇和孕酮作用所致的血管扩张引起的。

妊娠期间上肢静脉压无改变，下肢静脉压于妊娠后期升高，在卧位和坐位时更加明显，可由 0.98kPa（10cmH_2O）增加到 2 ～ 3kPa（20 ～ 30cmH_2O），下肢静脉压升高的主要原因是由于机械性压迫所致，这里包括增大的子宫在骨盆入口上方压迫下腔静脉，以及胎头在骨盆侧壁处压迫髂静脉。故在进行中心静脉压测量时应从上腔静脉测量，以避免因增大的子宫压迫而导致下腔静脉测量值偏高。

二、血液系统

（一）血容量变化

自妊娠第 6 周起，母体血容量开始增多，孕 32 ～ 34 周时达高峰，约增加 40% ～ 45%，妊娠 34 周后，血浆容量基本稳定或稍有减少。妊娠末期，孕妇循环血容量大部分用于妊娠子宫的血液灌注。胎儿和母体产生的激素可使孕期血浆容量升高。另外，在血管紧张度下降情况下，血浆容量的增加是维持适当血压的一种生理反应。雌激素可升高肾素活性，从而通过肾素 – 血管紧张素 – 醛固酮系统增加钠的吸收和水的潴留。其机制可能是由于胎儿肾上腺产生了雌激素的前体脱氢表雄酮。孕酮也能增加醛固酮的分泌。这些改变导致血浆中肾素活性和醛固酮水平生明显升高，同时也使钠潴留和身体水分总量显著升高。分娩前应适当控制液体的输入量，否则可能会增加水、钠潴留，增加心脏负担，不利于产后恢复。

自孕 6 ～ 8 周母体血容量开始增加，孕 32 ～ 34 周时达高峰，约增加 40% ～ 45%，平均增加 1 450mL。其中血浆增加约 1 000mL，因血浆增加多于红细胞增加，血液相对稀释。

（二）红细胞

血细胞比容降至 31 % ～ 34%，血小板减少 10% ～ 20%，这是因为血浆的增长速度要明显高于红细胞及血小板，导致相对性的贫血。孕妇储备铁约 500mg，为适应红细胞增生及胎儿成长和孕妇各器官生理变化的需要，容易缺铁。

（三）白细胞

从妊娠 7 周起开始增加，至妊娠 30 周时达高峰，主要为中性粒细胞增多，淋巴细胞增多不明显，而单核细胞和嗜酸性细胞几乎无改变。

（四）血浆蛋白

妊娠初期血浆白蛋白浓度从 4. 5g/dL 下降至 3.9g/dL，而到足月时下降为 3.3g/dL。妊娠初期球蛋白下降 10%，之后的整个妊娠期均呈上升趋势，直至足月时，球蛋白较孕前水平升高 10%。妊娠期间白蛋白 / 球蛋白比值（白 / 球比）从 1.4 下降至 0.9，血浆总蛋白浓度约从 7. 8g/dL 下降至 7.0g/dL。妊娠期间母体胶体渗透压减小近 5mmHg。妊娠初期血浆胆碱酯酶浓度下降约 25% 并保持此水平直至妊娠末期。

（五）凝血功能

妊娠期血小板的更新、聚集以及纤维蛋白溶解增强。因此，妊娠时血管内凝血加快，但属于代偿状态。

妊娠期间凝血因子亦发生改变（表 15-1）。大多数凝血因子浓度的升高、凝血酶原时间和部分凝血活酶时间的缩短、纤维蛋白肽 A 浓度的增加以及抗凝血酶Ⅲ浓度的降低，均提示凝血系统的激活。血栓弹力图的改变也提示妊娠处于高凝状态。

表 15-1　足月妊娠时凝血和纤溶参数

浓度升高的因子：
Ⅰ因子（纤维蛋白原）、Ⅳ因子（转变加速因子）、Ⅷ因子（抗血友病因子）、Ⅸ因子（抗血友病因子 B）、Ⅹ因子（Stuart-Prower 因子）、Ⅻ因子（Hageman 因子）
浓度不变的因子：
Ⅱ因子（凝血酶原因子）、Ⅴ因子（促凝血球蛋白原）
浓度下降的因子：
Ⅺ因子（凝血酶原激酶前身物）、ⅫⅠ因子（纤维蛋白稳定因子）
其他参数：
凝血酶原时间：缩短 20%
部分凝血活酶时间：缩短 20%
血栓弹力图：高凝状态
纤维蛋白肽 A 浓度：升高
抗凝血酶Ⅲ浓度：降低
血小板计数：不变或减少
出血时间：不变
纤维蛋白降解物浓度：升高
纤溶酶原浓度：升高

妊娠期血浆纤维蛋白原比非孕期增加约 50% ~ 75%，孕末期可达 400 ~ 500mg/dL。红细胞表面负电荷改变，红细胞沉降率加快。妊娠期纤维蛋白溶酶增加，优球蛋白溶解时间延长，表明纤溶活性降低，分娩后纤溶活性迅速增高。

从分娩开始的产后第一天内，血小板计数、纤维蛋白原、Ⅷ因子和纤溶酶原迅速下降，同时抗纤维蛋白溶解活性增加。产后第一天凝血时间仍然缩短，血栓弹力图仍然为高凝状态。产后 3 ~ 5 天，纤维蛋白原浓度和血小板计数升高，这些改变可以解释为何产褥期血栓并发症高发。产后两周后，凝血功能恢复到怀孕前状态。

三、呼吸系统

妊娠早期已出现肋膈角增宽，肋骨向外扩展，使胸腔前后径及横径各增加 2cm，胸周径增加 5 ~ 7cm。妊娠后期子宫增大，腹压增高，使横膈抬高约 4cm，但胸腔总体积无缩小。

从妊娠早期开始，喉黏膜、鼻黏膜和口咽黏膜毛细血管就开始充血，并且在整个妊娠期间充血加剧。孕妇出现呼吸浅快可能是因为鼻充血。

妊娠 12 ~ 38 周的孕妇 Mallampati 分级为Ⅳ级的比例升高 34%。呼吸道的血管充血可导致口腔、鼻咽、喉部及气管黏膜的水肿。呼吸道水肿可致困难插管，且黏膜较易破损。有上呼吸道感染、先兆子痫、输液过多、妊高征以及在第二产程时用力分娩的孕妇，其呼吸道水肿更为明显。

怀孕期间，孕妇肺功能最明显的变化是功能残气量（functional residual capacity，FRC）的变化。在妊娠期间，FRC 减少了 20% 左右。这主要是由于子宫增大导致膈肌上抬所致。FRC 的减少使孕妇氧的储存能力明显减少。潮气量（VT）增加 40%，分钟通气量增加 50%。通气量增多使孕妇动脉 $PaCO_2$ 减低 15%左右，HCO_3^- 减少 15% 左右，动脉血氧分压（PaO_2）轻度增高，氧合血红蛋白离解曲线右移，这有利于氧在组织中的释放。

孕妇氧耗增加约 20% ~ 50%。储氧能力的减少和氧耗的增加使孕妇更容易发生缺氧。在分娩期间，特别是第一和第二产程，由于疼痛难忍，孕妇的分钟通气量和氧耗量骤增，比非妊娠妇女增高约 300%，导致孕妇出现低二氧化碳血症（$PaCO_2$ 降至 20mmHg 或更低），pH 值升高（pH7. 55）。呼吸性碱中毒可使血管收缩，影响胎儿血供。另外，在宫缩的间歇期，由于疼痛缓解，血中低 $PaCO_2$ 可使孕妇呼吸减弱，可导致低氧，对孕妇和胎儿不利。

四、消化系统

（一）解剖学改变

随着妊娠进展，胃肠道受增大子宫的推挤，使盲肠、阑尾移向腹腔的外上方；妊娠后期子宫压迫直肠，可加重便秘，并可因静脉血流淤滞而出现痔疮；至妊娠晚期，胃向左上方膈肌顶部推移，并且胃的轴线较其正常的水平位向右旋转近 45 度，形成程度不等的水平位。由于胃肠道解剖位置的改变，使急腹症的体征发生变异，易导致临床诊断上的困惑。胃的位置改变使得大多数孕妇的腹段食管移位至胸腔。这就导致可防止胃内容物反流的食管下段高压区（LEHPZ）压力降低，同时孕酮也可使 LEHPZ 松弛。约 30% ~ 50%的女性在妊娠期间出现胃食管反流症状。

（二）胃肠动力改变

整个妊娠期间液体和固体的胃排空并无改变。妊娠期间食管蠕动和小肠运输减慢。这些胃肠动力的改变与胎盘分泌大量孕酮引起全身平滑肌普遍松弛有关。这种抑制效应也可能是妊娠期间孕酮使血浆胃动素浓度下降而产生的间接作用。此外，分娩时的疼痛、焦虑也会明显影响胃的排空能力。分娩孕妇进食后 8 ~ 24 小时行超声检查，发现 41% 的孕妇胃内还存留固体食物，而非妊娠妇女进食后 4h 胃内就找不到固体食物。另外，妊娠妇女的胃内压增加，而食管下段高压区压力降低。所有这些都增加了发生反流、误吸的危险性。

（三）胃酸分泌

在怀孕期间，由于胎盘分泌的促胃酸激素的水平升高，孕妇胃酸的分泌增加。

五、内分泌和代谢

（一）垂体

妊娠期垂体的体积和重量均增加，体积约比妊娠前增加 20% ~ 40%，重量几乎增一倍。垂体前叶增大 1 ~ 2 倍，分泌垂体泌乳素的嗜酸细胞增多、增大，形成所谓的“妊娠细胞”。这种生理性增大可能导致头痛，也可压迫视神经交叉而致双颞侧偏盲，产后 10 天左右随着垂体的缩小而恢复。

垂体的这种改变增加了垂体前叶对出血的敏感性。因此，产后出血性休克常使垂体前叶供血不足或形成血栓，造成增生，肥大的垂体前叶发生坏死，而出现席汉综合征（Sheehan´s syndrome）。垂体后叶的血液供应直接来自动脉，它不受低血压的影响。临床麻醉时应避免较长时间的低血压，必要时应及时使用升压药，以避免给产妇带来不可逆转的后遗症。

（二）甲状腺

妊娠期间由于甲状腺滤泡和血管增生使得甲状腺增大 50% ~ 70%，造成甲状腺 1、2 度肿大者占 30% ~ 40%。受大量雌激素影响，肝脏产生的甲状腺素结合球蛋白增加，可导致妊娠初期三碘甲状腺原氨酸（T_3）和甲状腺素（T_4）浓度升高 50%，并且持续整个妊娠期。妊娠期血浆总 T_3 和 T_4 的浓度虽然升高，但游离 T_3（FT_3）和游离 T_4（FT_4）的血浆浓度却基本保持在正常范围之内，甚至有轻度下降。故孕妇通常无甲状腺功能亢进表现。

妊娠初期促甲状腺激素浓度下降但此后立即恢复到非妊娠水平，并在此后的妊娠期内不发生进一步改变。妊娠期甲状腺对血浆中碘的摄取量增加。因此，妊娠期应增加饮食中碘含量。

（三）甲状旁腺

呈生理性增生，激素分泌增加，钙离子浓度下降，临床上多见低钙血症。

（四）胰腺

妊娠期间胰岛增大，β 细胞数目增多。妊娠中期血浆胰岛素水平开始增高，妊娠末期达高峰，葡萄糖耐量试验显示，胰岛素水平较非孕期明显增高。但由于妊娠期产生的胎盘生乳素、雌激素和孕激素等有拮抗胰岛素的功能，因此血糖水平下降缓慢，恢复延迟。因胰腺对葡萄糖的清除能力降低，故孕妇靠增加胰岛素的分泌来维持体内糖代谢。孕妇的空腹血糖与非孕妇相似或稍低，如果胰岛的代偿功能不足，不能适应这些改变，则将于妊娠期首次出现糖尿病，称为妊娠期糖尿病。

（五）肾上腺

孕期肾上腺皮质的形态无明显改变，但由于妊娠期雌激素增加，血清皮质醇浓度亦增加，说明孕期肾上腺皮质激素处于功能亢进状态。

肾上腺分泌的皮质醇及醛固酮等激素从孕 12 周开始增加，到妊娠末期达非孕期的 3 ~ 5 倍，半衰期延长，清除率降低。妊娠期间由于雌激素水平升高，引起肝合成皮质类固醇结合球蛋白（CBG）浓度增加一倍。升高的 CBG 可使血浆皮质醇浓度在妊娠初期末升高 1 倍，而到足月时可升高 2 倍，在妊娠末期的最后几天，未结合的、具有代谢活性的皮质醇浓度为非妊娠水平的 2.5 倍。游离皮质醇增加是由其产生增加和清除率下降所致。与蛋白结合的皮质类固醇受 CBG 增加和人血白蛋白下降的影响。通常在糖皮质激素浓度较低时就可使 CBG 结合能力饱和。妊娠期间倍他米松清除率升高，这很可能是由于它可通过胎盘酶代谢。

肾上腺髓质所产生的肾上腺素和去甲肾上腺素都无改变，但到临产后这两种激素可因对子宫收缩的应激反应而增多。

（六）代谢

妊娠初期基础代谢率稍下降，妊娠中期逐渐增高，妊娠晚期可增高 15% ~ 25%。氧耗量增加 20% ~ 30%，主要供子宫血管营养区域所用。

妊娠期糖代谢变化显著，在皮质激素及胎盘生乳素抑制胰岛功能的影响下，外周葡萄糖利用率降低，肌肉糖原储备量减少，血糖升高，餐后高血糖持续时间长。由于肾小球滤出的糖量超过肾小管回吸收量，约 20% ~ 30% 的孕产妇可有间断性尿糖现象。近年，对孕期饥饿低血糖的发生有了进一步的认识。非孕妇饥饿后血糖浓度平均为 3.6mmol/L（66mg/dL），而孕妇为 3.3mmoL/L（60mg/dL）。禁食 48 小时后，孕妇的血糖浓度下降更剧，可低于 2. 2mmoL/L（40mg/dL），最后可出现酮尿，麻醉管理上应予以重视。高位椎管内麻醉和全身麻醉可能掩盖低血糖症状，应特别引起注意。

妊娠期蛋白质代谢增强，但仍保持正氮平衡。由于生理性血液稀释，血浆总蛋白可降低 13%，平均为 62. 5g/L，导致胶体渗透压下降，易发生水肿。

妊娠期分泌的大量甾体类激素对水和电解质的潴留起重要作用。妊娠期水的交换面积扩大，在母体与胎儿之间发生大量水及电解质代谢，其特点是总体液量增加伴随等渗的盐潴留。妊娠期水潴留主要发生在组织间隙。

六、中枢神经系统

孕妇对局麻药物和全麻药物的敏感性都增高，因此对麻醉药的用量需求比非妊娠妇女要低，但其机制尚未完全清楚。

妊娠期氟烷和异氟烷的最小肺泡有效浓度分别降低 25% 和 40%。有人认为这是妊娠时孕妇体内各种激素水平发生了改变所致。还有人认为，孕妇吸入麻醉药的 MAC 值的降低是由于孕妇内啡肽系统发生了改变，导致孕妇对疼痛的耐受力升高。

对于蛛网膜下隙麻醉或硬膜外麻醉，局麻药减少30%~50%的用量，就可达到理想的平面。一般认为，由于妊娠妇女腹腔压力增大，硬膜外静脉怒张，从而使硬膜外和蛛网膜下隙的间隙减小，导致局麻药的用量减少。虽然脊柱发生的解剖学和力学方面的改变可能是导致此现象发生的原因之一，但是在妊娠初期还未发生明显的力学改变时就发现孕妇对于局麻药的需求量减少。

第二节　产科麻醉的特点及要求

产科麻醉与其他病种的麻醉有区别，主要有以下特点：①妊娠妇女生理上已有一系列变化，机体各系统器官功能也发生相应改变，必须针对这些变化考虑麻醉处理，既要保证母子安全，又要满足手术要求。②妊娠妇女较易合并发心脏病、糖尿病等其他疾病或已并发病理妊娠，如子痫等，分娩过程中这些合并病症易趋恶化而威胁母子安全，同时常给麻醉管理带来困难。③必须全面考虑麻醉前用药和麻醉药对母子的影响，要正确选择和应用，麻醉方法力求安全、简捷，适应手术需要。④对急症手术麻醉医师应了解病理产程的经过，全面估计母子情况。呕吐、误吸是产妇死亡的原因之一，应强调做好麻醉前准备和各种急救措施。因胎儿窘迫、早产、双胎等需施行剖宫产者，应尽可能避免使用抑制性药物。对宫内死胎、内倒转或毁胎术等，麻醉时必须尽全力保护产妇安全。

第三节　麻醉药对母体、胎儿及新生儿的影响

自十九世纪 Simpson 首先应用乙醚于产科麻醉以来，产科麻醉一直存在争论与分歧。争论的焦点在于麻醉对产妇的安全性和麻醉药及辅助用药对胎儿、新生儿的影响。用于产科麻醉的方法和药物，影响母体和胎儿的关键是药物向胎盘的移行和药物对子宫收缩的影响。

一、胎盘的运输功能

根据物质的性质与胎儿的需要，有不同的运输方式，可概括为以下 4 种。

（一）单纯弥散

这是胎盘物质交换中最重要的方式之一。物质分子从高浓度区域移向低浓度区域，直至平衡。通过单纯弥散从母体进入胎体的物质有两类：一类是维持体内生化平衡的物质，如水、电解质、氧、二氧化碳等，其运输速度以 mg/s 计算；另一类大部分为外来物质，除抗代谢药物外，均以单纯弥散方式由母体进入胎体。

单纯弥散受多种因素的影响，例如弥散的速度与胎盘膜两侧的物质浓度差大小及交换面积大小呈正比，与膜厚度呈反比。有的药物在一般剂量下转运率极低，但用药量过大而形成浓度差加大时，有可能大量通过胎盘进入胎体，产生意外的药物效应，给胎儿造成危害。物质分子量小于 600（即葡萄糖分子量 3 倍以内）的物质，容易通过胎盘，相对分子质量大于 1 000 的物质较难通过；脂溶性高低，油水分配系数也影响通过胎盘的难易。

目前认为，胎盘膜犹如血脑屏障一样为脂质屏障，由磷脂构成，具蛋白质性质。凡脂溶性高、电离度小的物质均易透过胎盘，有许多麻醉药及镇痛药即属此类，如易溶于脂肪的硫喷妥钠，能很快透过胎盘，2 min 后母胎浓度即相等；吸入麻醉药，由于分子量小，脂溶性高，也能够迅速进入胎体。难溶于脂肪、电离度强的物质如 THAM、琥珀胆碱、筒箭毒碱、三碘季铵酚等则较难透过胎盘。

（二）易化弥散

有些物质的运输率如以分子量计算超过单纯弥散所能达到的速度，目前认为有另一种运载系统，对某些重要物质起加速弥散作用，如天然糖、氨基酸、大多数水溶性维生素等。运输速度以 mg/min 计算。

（三）主动传递

由于胎体内的某些物质浓度较母体高，故不能用弥散规律解释，目前认为由主动传递运输，后者需消耗一定的能量，通过胎盘膜细胞线粒体内有高度活力的 ATP 酶进行，如抗代谢药、无机铁、氨基酸等

都属此类。速度以 mg/h 计算。

（四）特殊方式

其主要为免疫物质的运输，有下列两种方式。①细胞吞饮：运输极少量大分子物质如免疫活性物质及球蛋白等。胎盘微绒毛的“刷状缘”通过阿米巴式运动，能将极小的母血浆微滴包裹而吞入，并以相当慢的速度（以 mg/d 计算），送入胎儿的毛细血管。②“渗漏”：通过胎盘绒毛上比较大的微孔或小缺口，完整的母血细胞能进入胎血。

二、胎儿及新生儿药物代谢的特点

从胎盘经脐静脉进入胎体的药物，约有 50% 进入肝脏被逐渐代谢，其余部分则从静脉导管经下腔静脉进入体循环，待到达脑循环时药物已经稀释，因此，脑组织中麻醉药浓度已相当低。但胎儿与新生儿血脑屏障的通透性高，药物较易通过，尤其在呼吸抑制出现 CO_2 蓄积和低氧血症时，膜通透性更增大。

胎儿与新生儿的肾滤过率差，对药物排泄能力比成人低，并相对缓慢。肾小球滤过率为成人的 30% ~ 40%，肾小管排泄量比成人低 20% ~ 30%，尤其对巴比妥类药排泄缓慢。胎儿肝的重量为体重的 4%（成人为 2%）。近年来发现胎儿肝内的细胞色素 –P450，与 NADPH– 细胞色素 C 还原酶、葡萄糖醛酸转移酶的活性等与成人无显著差异，因此肝脏对药物的解毒功能无明显差别。

三、麻醉药对母体与胎儿的作用

麻醉药和麻醉性镇痛药都有程度不同的中枢抑制作用，且均有一定数量通过胎盘进入胎儿血循环。因此，在用药时必须慎重考虑用药方式、剂量、用药时间以及胎儿和母体的全身情况。如果胎儿在药物抑制高峰时刻娩出，则有可能发生新生儿窒息，特别对早产儿更应慎重。

（一）麻醉性镇痛药

如吗啡、哌替啶、芬太尼等，都极易透过胎盘，且对胎儿产生一定的抑制。

1. 哌替啶

母体静脉注射 50 mg 后，2 min 内胎儿血即可检出，6 min 后母血与胎血内的哌替啶浓度可达平衡；改用肌内注射，脐静脉的哌替啶出现较延迟，浓度也较低。于分娩前 1h 肌内注射 50 ~ 100 mg，娩出的新生儿与未用药者无明显差异。但如果在娩出前 2h 肌内注射，新生儿呼吸抑制率明显增高，4h 内娩出者，呼吸性酸中毒的程度增加。近年证实哌替啶抑制新生儿的呼吸中枢是通过其分解产物去甲哌替啶、哌替啶酸及去甲哌替啶醇酵所产生，此类产物在胎儿肝内形成。哌替啶生物降解需 2 ~ 3 h，因此可以解释在胎儿娩出前 1 h 用药，娩出的新生儿情况正常，于娩出前 2 ~ 3 h 用同样剂量，则新生儿都有呼吸抑制现象。这说明哌替啶以在娩出前 1 h 内或 4h 以上使用为宜。由于临床对胎儿娩出的时间不易准确估计，所以用药以越接近娩出越好。哌替啶有促进宫缩作用，但子宫肌张力不降，宫缩频率及强度增加，故可使第一产程缩短，可能与其镇痛以及加强皮质对自主神经调整功能等作用有关。新生儿一旦出现呼吸抑制，可用丙烯吗啡 0.1 ~ 0.25 mg 经脐静脉注入以对抗。

2. 吗啡

该药透过早产儿血脑屏障的浓度大于哌替啶，故禁用于早产。又因对母体易引起恶心、呕吐、头晕等不良反应，故目前在产科已基本弃用，而被哌替啶所替代。

3. 镇痛新

其作用时间约 2 ~ 4 h，肌内注射 30 mg/h 内，或静脉注射 15 ~ 20 mg 后 15 min 内，可发挥最强镇痛作用。较大量静脉注射可使血压轻度上升，心率增快。该药 0.2 mg/kg，产生的呼吸抑制与哌替啶 0.7 mg/kg 相等。该药可加强宫缩，缩短第二产程。胎儿对该药的摄取能力较对哌替啶者强。芬太尼可在分娩第二期经硬膜外间隙注入 0.1 mg 而获得良好镇痛，并使宫缩加强。有作用出现快、维持时间短的特点。

（二）非巴比妥类镇痛药

1. 安定

安定容易通过胎盘，静脉注射 10 mg 在 30 ~ 60 s 内，或肌内注射 10 ~ 20 mg 在 3 ~ 5 min 内即可进入胎儿。母体肌内注射 10 mg，26 ~ 40 min 后，脐静脉血平均浓度为 70 ng/mL，而母体血浆浓度仅 38 ng/mL，40 min 后母胎血内的浓度方达平衡，其后胎血浓度又复增加，与胎儿血浆蛋白对安定有较强亲和力有关。安定在新生儿的半衰期为 30 ± 2.2 h，但 4 ~ 8 d 后仍可检出其代谢产物（去甲安定）。安定可引起新生儿血内游离胆红素浓度增高，易诱发核黄疸。有人报告用于产钳和臀位分娩，安定比吸入麻醉引起的并发症少，故适用于产科。其他安定药（如氟哌啶、利眠宁）可与芬太尼、哌替啶合用，以消除产妇紧张、疼痛而无呼吸循环不良反应。咪唑安定通透胎盘较安定少，胎儿脐血与母体静脉血药浓度平均值在用药后 20 s、190 s、200 s 分别为 0.76、0.62、0.3，该药对胎儿影响尚不清楚。

2. 咪哒唑仑

高度亲脂性，微溶于水，商品为盐酸盐，在体内释出亲脂性碱基，可迅速透过胎盘，但透过量少于安定，对胎儿的影响尚不清楚。抗焦虑、催眠及抗惊厥的效力为安定的 1.5 ~ 2 倍。本身无镇痛作用，但可降低吸入全麻药的 MAC，与麻醉性镇痛药有协同作用；有一定的呼吸抑制，对血流动力也有影响。在产科麻醉方面只宜用作不适用硫喷妥钠患者的全麻诱导用药。

3. 氯丙嗪

其主要用于先兆子痫和子痫患者，以达到解痉、镇静、镇吐及降压作用。肌内注射 12. 5 ~ 25 mg 后 1. 5 ~ 2 min 可通过胎盘，对子宫无明显影响，过量引起中枢抑制，少数敏感者可出现一过性黄疸，患有严重肝损害者慎用。有人认为氯丙嗪的抗应激作用可提高新生儿复苏率。临床多与哌替啶、异丙嗪合用。

4. 异丙嗪

母体静脉注射 1.5 min 后即可在脐静脉血中检出，对子宫肌张力无影响。个别产妇用药后出现躁动。近年来神经安定药如氟哌啶已被逐渐采用，异丙嗪及氯丙嗪已罕用。

（三）巴比妥类药

该类药物都可迅速透过胎盘。药物在胎盘移行中受 pKa 的影响比脂溶性因素更大。如戊巴比妥的 pKa 为 8.02，异戊巴比妥的 pKa 为 7.78，两者脂溶性相同，但前者的胎盘移行速度比后者为快。硫喷妥钠静脉注射用于剖宫产时很少出现初生儿睡眠，这是因为硫喷妥钠静脉注射后，移行到脑内的硫喷妥钠浓度低，故不引起初生儿睡眠。戊巴比妥钠 0.1g 肌内注射或口服，5 ~ 20 min 内透过胎盘，但治疗量无明显呼吸抑制作用，对子宫也无明显影响。

（四）全身麻醉药

1. 氯胺酮

20 世纪末用于产科，具有催产、消除阵痛、增强子宫肌张力和收缩力的作用，对新生儿无抑制，偶可引起新生儿肌张力增强和激动不安（有的报道占 2%）。氯胺酮静脉注射 1.5 mg/kg，可作为全麻诱导，或在胎头娩出时静脉注射 0. 25 mg/kg，或在会阴侧切时静脉注射 0.6 ~ 0.7 mg/kg。氯胺酮禁用于有精神病史、妊娠中毒症或先兆子宫破裂的孕妇。

2. 异丙酚

其为水溶性乳剂，乃新型的静脉催眠药，催眠效能较硫喷妥钠强 1.8 倍。起效快，维持时间短，苏醒迅速。该药可透过胎盘，大剂量使用（用量超过 2.5 mg/kg）可抑制新生儿呼吸。该药说明书强调：妊娠期异丙酚除用作终止妊娠外，不宜用于产科麻醉。也有人报道：异丙酚用于剖宫产有许多优点，患者迅速苏醒，未引起新生儿长时间抑制。但异丙酚无论用于全麻诱导或维持，很多产妇发生低血压，故应慎重。哺乳期母亲用后对新生儿安全尚有顾虑。

3. γ－羟丁酸钠

用于难产和胎儿窒息，具有增加宫缩频率和速度，强化催产药作用和促进宫缩的作用。可透过胎盘预防胎儿缺氧性脑并发症。一次静脉注射 60 mg/kg，使脑血流量减少，改善脑代谢的抑制，氧耗量降低，葡萄糖消耗量减少，乳酸盐和丙酮酸盐产量下降。剖宫产时，当胎儿出现代谢性酸中毒而需快诱导时，可先注入 γ－OH 40 ~ 60 mg/kg，然后注入 2.5% 硫喷妥钠 3 mg/kg 与琥珀胆碱 1 mg/kg，进行诱导插管，并以氧化亚氮及肌肉松弛药维持，可改善非机械性原因引起的胎儿心率变化。本药禁用于严重妊娠高血压综合征、先兆子痫或低钾血症产妇。

4. 硫喷妥钠

迄今仍用于分娩第二期，不影响子宫收缩，可迅速通过胎盘，但胎儿的摄取量与母体所用剂量不呈正比关系。本药用于妊娠期的半衰期比非妊娠期者长 2 ~ 3 倍。健康新生儿的 Apgar 评分与所用剂量及脐静脉血中的药物浓度无直接相关。大剂量硫喷妥钠可能抑制新生儿呼吸，故应限制剂量不超过 7 mg/kg。因胎儿窒息而需作急症剖宫产时由于巴比妥类药对脑似有保护作用，故仍可考虑用本药作麻醉诱导。

5. 安泰酮和普尔安

可在胎儿娩出时作短时间使用。本药可透过胎盘，对呼吸循环产生不同程度的影响，但不影响官缩，对妊娠高血压综合征、癫痫、心脏病或低血容量患者，以及过敏体质者禁用。

6. 氧化亚氮

可迅速透过胎盘，母胎间的血浓度差约为 55% ~ 91%，且随吸入时间延长而成比例增加。氧化亚氮对母体的呼吸、循环、子宫收缩力有增强作用，使宫缩力与频率增加。用于产科多取半紧闭法作间歇吸入，可在分娩第一期末宫缩前 20 ~ 30 s 吸入。氧化亚氮用 3 L/min，O_2 用 3 L/min，氧化亚氮浓度最高不超过 70%。

7. 恩氟烷与异氟烷

其镇痛作用比氟烷稍强，低浓度吸入对子宫收缩的抑制较轻，麻醉诱导则较氟烷慢。异氟烷与前述强效麻醉药一样，引起与剂量相关的子宫收缩抑制，浅麻醉时对子宫抑制不明显，对胎儿也无明显影响；深麻醉对子宫有较强的抑制，容易引起分娩子宫出血，同时对胎儿不利。

8. 七氟烷与脱氟烷

就七氟烷理化性质而言，该药较氟烷更易通透胎盘，对子宫收缩的抑制强于氟烷。脱氟醚对血流动力学影响弱于异氟烷，肌肉松弛效应在相同 MAC 条件下强于异氟烷和氟烷，故对子宫肌的抑制强于异氟烷，脱氟醚可迅速通透胎盘。

（五）肌肉松弛药

1. 琥珀胆碱

其脂溶性低，且可被胆碱酯酶迅速分解，故在常用剂量时，极少向胎儿移行，新生儿体内亦无此药。但用量在 300 mg 以上或一次大量使用，仍会移行至胎儿，3.5 min 时可与母血浓度相平衡。动物实验已证明琥珀胆碱可向胎儿移行。如果孕妇胆碱酯酶活性异常，使用琥珀胆碱后，偶可引起母子呼吸抑制。

2. 筒箭毒碱

过去认为其胎盘通透率很小。近年在剖宫产麻醉中的研究表明，静脉注入后 2 min 脐血中即可出现，6 ~ 10 min 后，脐血浓度为母血浓度的 10%。临床反复大量使用筒箭毒碱可引起母子均无呼吸，但可用抗胆碱酯酶药拮抗。

3. 加拉碘铵

其分子量小，通过胎盘较筒箭毒碱快。静脉注射 80 mg 后 3 min 即可透过胎盘，抑制胎儿呼吸，故不适用于剖宫产手术。

4. 潘库溴铵

分子量较大，临床研究表明也可透过胎盘，但临床上未见有异常情况。

近年来新的非去极化肌肉松弛药逐年增加，其中以阿曲库铵和维库溴铵或可作为“标准”药。哌库溴铵和杜什氯铵为较新的肌肉松弛药。此后开发的以短效见长的美维松和中效的罗库溴铵，使临床用药有更多的选择。上述药物都是高度水溶性药，故不易（并非完全不能）通过脂质膜屏障，如胎盘屏障。产科使用的理想肌肉松弛药应具有：起效快，持续时间短，很少通过胎盘屏障，新生儿除该药迅速等特点。阿曲库铵的理化特点接近上述条件，它是大分子量的季胺离子，脂溶性低，50% 与蛋白结合，所以通透胎盘屏障受限。有的作者观察，给剖宫产的产妇使用阿曲库铵 0.3 mg/kg，肌肉松弛满意，作用持续时间短，仅微量通过胎盘，胎 – 母间比值为 12%，娩出新生儿 Apgar 评分正常，只有出生后 15 分 NACS 评分（神经学和适应能力计分）55% 正常，45% 较差，说明使用阿曲库铵后的新生儿自主肌肉张力较差，表现为颈部屈肌和伸肌主动收缩力较差，生后 15 min 时仍有残存肌肉松弛现象，这对不足月的早产儿应以注意。

（六）局部麻醉药

局麻药注入硬膜外间隙，母体静脉血局麻药浓度可在 20 ~ 30 min 时达最高值，脐静脉血中浓度在 30 min 时达最高值。不同的局麻药进入胎盘的移行速度也不同，影响因素有以下几个方面。

（1）局麻药的蛋白结合度与母体血浆蛋白的结合度。丁吡卡因为 88% ~ 95%，利多卡因为 45%—55%；与胎儿血浆蛋白的结合度，布吡卡因为 51% ~ 66%，利多卡因为 14% ~ 24%。局麻药与血浆蛋白结合度高者，通过胎盘量少，进入胎儿血的量也小。

（2）局麻药的分子量。分子量在 350 ~ 450 以下的物质容易通过胎盘，常用的局麻药的分子量都在 400 以下，故均较易通过胎盘。

（3）局麻药的脂质溶解度。局麻药中，脂质溶解度较高者，均较易于进入胎盘，后者决定于局麻药的 pH 值和油 / 水溶解系数，如利多卡因 pH 值为 7.20，溶解度为 30.2，较易通过胎盘。

（4）局麻药在胎盘中的分解代谢。酰胺类局麻药如利多卡因、卡波卡因、布吡卡因，大部分在肝脏经酶的作用而失活，不被胎盘分解；其代谢过程也远较酯类局麻药缓慢。因此大量用酰胺类局麻药的不良反应较酯类者多，但由于前者作用可靠，渗透性强，作用时间较长，不良反应尚不多，故仍被普遍用于产科。

酯类局麻药如普鲁卡因、氯普鲁卡因、丁卡因等，大多经血浆或肝内假性胆碱酯酶水解，也在胎盘内水解，因此移行至胎体的量少，故较安全。

局部浸润普鲁卡因时，3 ~ 5 min 即可通过胎盘，但对胎儿呼吸及子宫收缩均无影响。利多卡因注入硬膜外间隙 3 min 后，胎儿血内的浓度约为母血浓度的 1/2，加用肾上腺素可降低母胎血内浓度，但不能延缓透过胎盘的速率。

丙胺卡因：有仅用丙胺卡因 290 mg 而引起新生儿血红蛋白血症的报道，故应控制其使用剂量。因其肌肉松弛作用较差，虽可用于产科麻醉，但并不理想。

布吡卡因：化学结构和药理作用与丙胺卡因类似，作用维持时间长，胎儿娩出时脐血内浓度约相当于母血的 30% ~ 40%。

卡波卡因：较利多卡因更易透过胎盘，胎儿娩出时脐血内浓度约为母血浓度的 65%。随母体用药次数增加，可产生蓄积，毒性作用的持续也较长，故不是产科理想的局麻药。

罗哌卡因：该药作用强度大于布比卡因，对运动神经阻滞弱于布比卡因，蛋白结合率 95%，毒性作用特别是心脏毒性作用小，0.125% 以下的浓度可产生感觉阻滞而不产生运动神经阻滞，是产科镇痛较理想的局部麻醉药。

总之，产科常用局麻药除在胎儿窘迫、宫内窒息或酸中毒情况外，只要子宫、胎盘和脐带血流正常，pH 维持在生理范围，氧合良好，在麻醉和镇痛时，并未见到临床应用剂量的局麻药对新生儿有何危害。

第十六章 小儿麻醉

有关小儿的年龄划分尚存在争论，通常是指自出生后至12岁。年龄在1个月以内者称新生儿，1个月～1岁称婴儿，2～3岁称幼儿，4～12岁为儿童。年龄越小，在解剖、生理、药理方面与成人的差别越大，尤其不能把小儿简单地看成是成人的缩影。新生儿、幼儿时期各项生理功能都发生迅速而急剧的变化，与成人的差别大，至学龄儿童与成人的差别即减小。一般来说，小儿年龄大小和麻醉风险成反比。和年长儿相比，与婴幼儿麻醉相关的发病率和死亡率风险更高，新生儿的麻醉风险最高。从事小儿麻醉必须熟悉与麻醉相关的小儿解剖学、生理学和药理学等特点，并应用相应的麻醉方法和适合小儿的监测设备，使小儿在麻醉期间能处于生理内环境相对恒定的状态，从而使小儿安全渡过麻醉和手术，并在术后顺利恢复。

第一节 小儿生理特点及麻醉

小儿（尤其新生儿及婴儿）身体尚未发育完善，在解剖学和生理学方面，甚至较年长儿童也有明显不同。因此，从事小儿麻醉者必须熟悉各年龄段与麻醉相关的解剖及生理特点，结合不同疾病的病理生理及全身状况做出稳妥而正确的麻醉选择与处理。

一、解剖学特点

临床上小儿呼吸系统解剖与麻醉关系非常密切。

（一）头颈

与成人相比，婴儿头颅及舌体相对大，颈部短且柔软。在正中仰卧位时，故颈部容易屈曲。头颅容易歪向一侧，术中容易引起上呼吸道梗阻，或被分泌物及咽腔水肿组织阻塞。此外，喉镜显露声门较成人有一定难度。

（二）鼻腔

新生儿、婴儿鼻道狭窄，鼻黏膜非薄柔嫩，血管丰富，如果分泌物过多或黏膜水肿，极易造成阻塞，引起鼻腔通气受限，甚至呼吸困难。

（三）咽腔

分为鼻咽、口咽及喉咽。幼儿及儿童扁桃体、腺样体时常肥大，前者阻塞口咽，后者则阻塞鼻咽，从而导致大部分咽腔狭窄，尤其应用镇静药与麻醉药后，更容易引起上呼吸道严重梗阻。

（四）喉部

婴儿喉部呈漏斗型，会厌常为倒“U”字形，且位置较高，约与C_3～C_4平齐，喉镜抬起会厌则挡住声门视线，妨碍气管内插管，遇此情况常使用直喉镜片将会厌直接挑起而显露声门。由于婴儿上呼吸道最狭窄处位于环状软骨平面，呈圆形，所以6岁以下小儿气管内插管后可不需将导管套囊充气。另外，喉部黏膜组织容易水肿，若气管内插管不当或暴力操作，易引起喉黏膜组织水肿，造成喉部通气不良而出现呼吸困难。

（五）气管

新生儿气管短而细，长度约为3.8～4.5 cm，而管径约3.5～4.0 mm，气管内插管稍深易使管尖进入一侧支气管，且气管导管选择稍粗不易越过环状软骨，故应细致操作。

（六）肺脏

肺脏是气体交换的器官。新生儿潮气量（TV）约 6 ～ 7 mL/kg，以体重计算新生儿潮气量及肺容量与成人大致相同。但新生儿、婴儿的肺泡表面积仅为成人的 1/3，而其代谢率约为成人的两倍，因而新生儿氧储备有限。

（七）胸廓

新生儿、婴儿膈肌位置高，肋骨呈水平位，呼吸时胸廓运动幅度小，主要靠腹式呼吸。由于腹部较膨隆，且呼吸肌薄弱，故容易引起呼吸抑制。

二、生理学特点

（一）胎儿及新生儿期的呼吸功能

1. 足月期胎儿

血液中的气体交换全部由胎盘承担，O_2 和 CO_2 可自由通过胎盘，此时胎儿的肺脏则无生理功能。如果出生前因母体胎盘或脐带因素而供血不足，胎儿则会迅速发生低氧血症和酸中毒。

2. 新生儿

呼吸无效腔与潮气量之比、肺顺应性与功能残气量（FRO）之比同成人大致相似，但呼吸道阻力则是成人的 10 倍。无效腔量按体重计算，新生儿与成人相等，但新生儿呼吸道容量少，所以麻醉期间器械无效腔也应该减小。新生儿、婴儿代谢率高，氧耗量是成人的 2 倍，主要以增加呼吸频率来满足机体高代谢的需要，因此，麻醉期间辅助呼吸的频率也应较快，以满足正常的肺内血氧交换，同时说明新生儿的氧储备缺乏，一旦供氧停止，将迅速出现缺氧或低氧血症。

（二）胎儿及新生儿期的循环功能

1. 足月胎儿

脐静脉将富含营养物质和高氧合的血液由胎盘经脐输至胎儿。在胎儿体内，脐静脉于肝脏下分成大小两支：大支（Arantius 静脉导管）直接汇入下腔静脉；小支则汇入门静脉，门静脉血通过肝上静脉亦注入下腔静脉。因此，肝以上的下腔静脉血中，一部分是来自胎盘的氧合血液，一部分为来自胎儿下半身乏氧血。此氧合程度相对较高的混合血液，大部分（约 60%）通过卵圆孔直接进入左心房，再经左心室泵入主动脉，在动脉导管开口处上游段直接供给心脏和脑，使这两个器官得到氧合最好的血液。下腔静脉中其余约 40% 的血液注入右心房，与来自上腔静脉的低氧血混合后，经右心室泵入肺动脉。由于肺血管阻力很高，右心室泵出的血流只有一小部分（5% ～ 10%）灌注肺组织；其余 90% 均由动脉导管进入降主动脉。因此，主动脉在动脉导管开口处下游血液的含氧量，低于供给心脑的血液。由于胎盘血管阻力较小，故胎心排量的 60% 经由发自主动脉的两条脐动脉流人胎盘，在此进行物质交换和再氧合。脐静脉血的氧分压为 32 ～ 35 mmHg，与母体混合静脉血相同，但相应的血氧饱和度却高于母体血液（80% 对 65%）。原因是胎儿血红蛋白与 2，3- 二磷酸甘油酯（2，3-DPG）的亲和力大于成人；因此，与成人相比，胎儿的血氧解离曲线左移，P_{50} 减小。出生后第 1 周，氧解离曲线逐渐右移，使血液更容易向组织释放氧。

2. 围生期胎儿

胎儿出生时，由于外界冷空气刺激以及氧合作用，此时脐动脉血流首先自行停止，而脐静脉血流则在脐带钳夹时中断。延迟钳夹脐带，可使胎儿血容量增加 25% 左右。钳夹脐带，一方面使脐静脉血流中断，回入胎心的血量突然减少而致右心内压力下降，另一方面由于脐动脉阻断，动脉系阻力增大，致使左心和主动脉内压力升高。此外，胎儿啼哭，肺脏充盈张大，使肺血管阻力降低而令其血液灌流量增加。因此，一方面降低了肺动脉和右心内压力，另一方面肺静脉回心血量增多而使左心压力上升。由于上述改变，使围生期胎儿循环系统的压力分布情况反转，左心压力超过右心。这在左右心房之间停止了卵圆孔的右向左分流；而在主动脉水平也由于血压高低的反转，逐渐减少了经动脉导管的右向左分流。其后由于局部 PaO_2 升高和血中前列腺素降低的共同作用，产生动脉导管的功能性关闭。出生后数周内，上述分流短路关闭并不是永久牢固的，一切能增加肺动脉压的刺激（低氧血、酸中毒、低体温、低血容量），都可以使短路重开而恢复胎儿型循环，导致血氧下降。

3. 新生儿

（1）心肌收缩力：新生儿和早产儿的心肌收缩力均较成人为低，这主要是由于其心脏体积较小、心肌顺应性较低所致。顺应性较低也使得舒张终期的容积和心排血量减少。这说明新生儿的心排血量主要取决于心搏频率。一切心动过缓均将导致心排血量降低。顺应性不佳和左心室收缩力较弱，也说明新生儿对血容过高的耐受力低下。这种心肌收缩能力不足，对早产儿的影响尤为突出。足月产儿实际上更易于大幅度加强左室功能，以适应机体生理功能的需要。由于新生儿交感神经系统尚未成熟，在静息时几乎处于极限兴奋状态，故心肌的应激能力很差。在出生后 3 周内，左心室心肌体积迅速发育，可增加至原来的 3 倍，从而使其最初较弱的适应能力明显改善。

（2）血容量：新生儿出生时的血容量，个体间有很大的差异。例如延迟钳夹脐带可使之增加 25%。与此相反，子宫内胎儿缺氧，将导致血管收缩，故窒息的新生儿多合并血容量不足。出生时交感神经系统发育尚未成熟，使新生儿血容量对其动脉血压的影响非常突出，故在临床上，新生儿的血压是反映其血容量的很好指标。不同年龄小儿的心率和动脉压正常值见（表 16–1）和（表 16–2）。

表 16-1 不同年龄小儿的正常心率（次 /min）

年龄		均值	范围
新生儿		120	100 ~ 170
1 ~ 11 个月		120	80 ~ 160
2 岁		110	80 ~ 130
4 岁		100	80 ~ 120
6 岁		100	75 ~ 115
8 岁		90	70 ~ 110
10 岁		90	70 ~ 110
14 岁	男	80	60 ~ 100
	女	85	60 ~ 105
16 岁	男	75	55 ~ 96
	女	80	60 ~ 100

表 16-2 不同年龄小儿的血压正常值（mmHg）

年龄	收缩压	舒张压	平均动脉压
早产儿 (750g)	44	24	33
(1000g)	49	26	34.5
足月产儿	60	35	45
3 ~ 10 天	70 ~ 50	–	–
6 个月	95	–	–
4 岁	98	57	–
6 岁	110	60	–
8 岁	112	60	–
12 岁	115	65	–
16 岁	120	65	–

（3）低氧血：与成人或较大儿童比较，新生儿的低氧血具有一些特殊性质，实际上氧在新生儿体内储备甚少而消耗极多，很快即被用尽。低氧血可迅速达到严重程度，并继发有酸中毒、心动过缓和心排

血量降低。此外，在出生时，低氧血可使肺动脉系阻力增加，有令动脉导管和卵圆孔重新开放至右向左短路分流、恢复胎儿型循环的危险，这将使动脉血的低氧程度更加严重。因此，对新生儿的低氧血必须引起足够重视，否则低氧血症可迅速导致循环骤停的危险。

（4）脑循环：早产和足月产的新生儿，在有胎儿急性窘迫时，其脑部供血的自动调整功能将受到损害，此时脑供血量随动脉血压而变化。早产儿在动脉压有剧烈变化时，常导致脑室内或脑室周围出血。

（三）肾脏功能

1. 肾血流量（RBF）

胎儿期间，由于肾血管阻力较高，其血流量也相对较少。出生时心排血量增多，并在其后的6周内随着体循环血压迅速提高，肾血管阻力持续性逐渐降低，因而导致肾脏血流动力学发生适应性改变，故肾血流量增加。肾内血液灌流自髓质向周围的皮质部分重新分布，这对增加肾小球渗滤和肾小管泌尿等肾功能的建立，起着根本性作用。

2. 新生儿肾功能的不成熟情况

（1）肾小球滤过率（CFB）低：按体表面积，新生儿肾小球清除率较低，约为成人的30%，肾浓缩功能差而稀释功能较好。

（2）肾小管对钠的再吸收差：由于吸收钠的能力低下，且易失钠，如输液中不含钠，有可能出现低钠血症。

（3）肾小管对葡萄糖的再吸收差：新生儿近端小管一般可完全重吸收肾小球毛细血管滤过的葡萄糖，但其肾小管葡萄糖重吸收量约为成人的1/5，因此，新生儿在摄入过多糖时也可出现糖尿，糖尿可起渗透性利尿作用，导致水钠丢失。

（4）肾的解酸能力低：肾排泄碳酸氢盐的阈值较小，对酸负荷的反应减弱，提示需给予碳酸氢钠，以纠正早产儿常见的代谢性酸中毒。

上述说明，新生儿对液体过量或脱水的耐受性均较差，输液与补充电解质时应尽量精确调节。

（四）中枢神经系统

脑电图（EEK）记录到的新生儿大脑皮质电生理活动，在睡眠状态下接受外界刺激时可出现各种变化，说明新生儿中枢神经系统对外界反应非常敏感。新生儿对疼痛刺激则有生理、生化方面的应激反应。因此，新生儿与成人相同，手术期间需采取完善的麻醉镇痛措施。

（五）体温调节

新生儿体温调节机制发育不全，皮下脂肪少，体表面积相对较大，既产热量少，又容易散热，故体温易受周围环境温度而改变。因此，麻醉期间更容易发生体温下降或过低，易导致麻醉加深、呼吸与循环抑制，且术后苏醒延迟，还易发生硬肿病。所以，新生儿麻醉期间应注意保温。

第二节　麻醉前准备与麻醉前用药

一、麻醉前准备

小儿由于住院，离开家庭及父母，麻醉医师术前必须对患儿进行访视，与患儿建立感情，并取得小儿的信任。对小儿手术而言，术前访视与准备比术前用药更为重要。国外20世纪90年代的调查显示，约有65%的患儿可能发生术前焦虑，高达25%的患儿需要肢体束缚才能完成麻醉诱导。对患儿不当的麻醉前处理会增加患儿的分离恐惧，使术后不合作状态概率增高，导致术后治疗更加困难。同时，还可能导致患儿的术后行为障碍等不良后果。术前应对麻醉操作过程、手术的必要性和可能出现的问题对家长进行解释和交流，因为家长感觉焦虑可能会影响患儿。术前放映录像或利用含图片的小册子介绍手术室设备、麻醉机、面罩等使小儿熟悉手术室环境，可消除其恐惧不安心理，减少精神创伤，从而避免术后产生抑郁、焦虑、夜梦及其他行为改变。术前访视时家长和患儿从麻醉医师处获得的相关信息越多，越利于他们应对手术和住院的压力。

麻醉前访视除了解患儿心理状况外，还应从家长处了解现病史及既往史，有无变态反应史、出血倾向、肾上腺皮质激素应用史以及麻醉手术史。家族中有无遗传性缺陷病或麻醉后长期呼吸抑制（可能血浆假性胆碱酯酶不足或有神经肌肉疾病）病史。应注意患儿体重，并与预计体重［年龄（岁）×2 + 8kg］比较，可了解患儿发育营养情况，有无体重过低或超重。体格检查时注意牙齿有无松动，扁桃体有无肿大，心肺功能情况以及有无发热、贫血、脱水等情况。脱水程度可从皮肤张力、囟门、眼球、神志、血压等体征来估计（表 16–3）。如有脱水，应在麻醉前纠正，每脱水 1% 需输液 10mL/kg。

表 16–3 脱水程度估计

体征	脱水程度（占体重 %）
皮肤张力低、舌唇黏膜干燥	5
前囟凹陷、心动过速、少尿	10
眼球凹陷、低血压	15
昏迷	20

应注意实验室检查资料，了解有无低血糖、低血钙以及钾钠情况，有无凝血障碍。凡肛温 38℃以上，血红蛋白 80g/L 以下，严重心肺功能不全，严重水电解质紊乱等，除急诊外，择期手术均应延期，待病情改善后再行手术。此外，还应了解拟施手术的范围和体位、手术创伤程度以及可能的出血量。

美国麻醉医师学会将患儿风险分为 6 级见（表 16–4）。多项研究认为这一评分可以预测手术和麻醉的风险。

表 16–4 美国麻醉医师学会 ASA 风险分级

ASA	定义
1 级	无生理或功能限制的患儿
2 级	不严重损害功能的轻度全身性疾病，如良好控制的哮喘，Ⅱ型糖尿病，小型限制性室间隔缺损
3 级	合并其他严重影响功能的疾病，如显著降低峰流量的哮喘，难以控制的癫痫，合并充血症状并降低运动能力的大型室间隔缺损
4 级	合并威胁生命的疾病，如休克，心源性或低血压性休克，呼吸衰竭，合并意识改变的颅脑损伤
5 级	无论手术与否，均难以挽救生命的患儿
6 级	器官将用于移植的脑死亡患儿

二、术前禁食

术前禁食是择期手术的常规，以避免胃内容物引发的呼吸道并发症。然而，有许多研究证实，健康小儿和青少年禁食达 8 小时与麻醉诱导前 2 ~ 3 小时仍口服液体的小儿相比较，其残存的胃容量及胃液均无明显不同。此外，缩短禁食时间可提高患儿的舒适度，减少水分的丢失，这对婴幼儿十分重要。因此，现代小儿麻醉的趋势，是允许口服清流质直到麻醉前 2 ~ 3 小时，这些液体可以为橙汁、软饮料或水；而对于母乳喂养的婴儿，禁食时间为麻醉前 4 小时；非母乳喂养（如牛乳或配方奶粉）者，术前禁食时间与固体食物相似，应在 6 小时以上。

生理学研究表明，正常情况下胃对液体的负荷排空很快。在第 1 小时内，胃排空 80% 以上的液体负荷。胃的生理学研究支持缩短禁食时间，但这种情况只适合于非急诊手术，且不伴有食管或胃肠功能紊乱等危险因素的患儿。对于存在吞咽困难、胃食管反流、中枢神经系统受损或尿毒症的患儿，还应针对具体情况进行个体化考虑。

目前对择期手术的术前禁食时间的指导见（表 16–5）。

表 16-5 小儿术前禁食时间（h）

	固体食物、牛奶	糖水、果汁
6 个月以下	4	2
6 ~ 36 个月	6	3
> 36 个月	8	3

三、麻醉前用药

麻醉前用药的目的在于镇静与消除不安，使麻醉诱导顺利、减轻情绪障碍、抑制口腔和呼吸道分泌物、抑制异常反射、减轻疼痛、预防吸入性肺炎等。以下是小儿麻醉前用药的常用途径及其各自的优缺点（表 16–6）。

表 16-6 小儿麻醉前用药的常用途径及其各自的优缺点

途径	优点	缺点
鼻腔	效果确切	不适感、易致小儿激惹
口腔	无痛、简单	显效慢
舌下	效果确切	吐出或咽下、显效慢
肌内注射	效果确切、显效快	疼痛
直肠	效果确切	不适感、诱发排便、起效时间不确定
静脉	效果确切、显效快	疼痛

麻醉前用药应根据小儿的生理状况、预计的手术时间、麻醉诱导方式等而个体化制定方案。6 个月以下的婴儿麻醉前用药并不是必须的，而 10 ~ 12 个月的小儿离开父母会有明显的恐惧感，术前用药则必不可少。在美国，口服咪达唑仑（0. 25 ~ 0. 33 mg/kg，最大剂量 20mg）是最常用的麻醉前用药方案，5 ~ 10 分钟产生镇静效果，能成功将患儿与父母分离的最短时间是 10 分钟，药效高峰在 20 ~ 30 分钟，45 分钟内镇静作用消失。对于不能配合口服用药的小儿，可采用中等剂量的氯胺酮（2 ~ 4mg/kg）加用阿托品（0. 02mg/kg）和咪达唑仑（0. 05mg/kg）肌内注射；既往有小剂量咪达唑仑口服给药效果不佳病史的小儿，可使用氯胺酮（4 ~ 6mg/kg）伍用阿托品（0.02mg/kg）和咪达唑仑（0.5mg/kg，最大剂量 20mg）口服，给药，15 分钟后起效，可达到较深程度的镇静。对于预计可能静脉置管困难或诱导前必须有静脉通路的小儿（如先心病的婴儿），可采用大剂量氯胺酮（约 10mg/kg）和阿托品、咪达唑仑混合肌内注射以提供良好的静脉置管镇静条件。

糖果形状的口服透黏膜芬太尼具有舒适的口感，易透过口腔黏膜迅速吸收，吮吸糖棒后 15 ~ 30 分钟血药浓度达到峰值，10 ~ 20μg/kg 就可以产生足够的镇静作用。但是咀嚼或是吞服会降低药效及其生物利用度。镇静、抗焦虑作用不如咪达唑仑强，并可发生皮肤瘙痒、增加恶心呕吐发生率及呼吸抑制的风险等。

肌内注射抗胆碱能药物会引起注射部位疼痛，对于麻醉诱导时的咽反射抑制效果也并不明显，在小儿并不应作为常规使用。但对于小于 6 个月的婴儿，强效的吸入麻醉剂诱导前 45min 肌内注射或口服阿托品（0. 02mg/kg）可显著降低低血压的发生率。

可乐定是一种 α_2 肾上腺素能受体激动剂，通过激活中枢神经系统内的突触后 α_2 肾上腺素受体产生镇静和降低交感神经张力作用，导致外周血管扩张和血压下降、心率减慢。作为小儿麻醉前口服镇静药，镇静作用与口服咪达唑仑相当，镇痛作用机制尚不明确。术前 30 ~ 40 分钟口服 2 ~ 4μg/kg 的可乐定可产生足够的镇静和抗焦虑作用，作用时间可大于 90 分钟，常常需要辅助给氧。

右美托咪定比可乐定有更强的 α_2 受体亲和力。口服后吸收较好，镇静作用与可乐定相似。患儿在术前 30 ~ 50 分钟口服 1μg/kg（推荐 3 ~ 4μg/kg）的右美托咪定后，具有良好的镇静作用，神经性行为障碍的患儿也能顺利地接受静脉置管，无不良并发症发生，患儿父母满意度高。单次静脉注射 0.5 ～ 1.0μg/kg 的右美托咪定（缓慢注射 5 ～ 10 分钟），持续静脉输注 0.5 ～ 1.0μg/（kg. h）可产生有效的镇静作用，并维持自主呼吸，降低突发躁动的发生率。右美托咪定作为严重不合作儿童的术前用药，已取得令人满意的效果。

盐酸戊乙奎醚（penehyclidine hydrochloride，长托宁）能通过血 – 脑屏障，兼有中枢和外周双重抗胆碱作用，有较强的抑制腺体分泌作用，可降低术后恶心呕吐的发生。选择性阻滞 M_1、M_3 胆碱受体，对心脏和突触前膜 M_2 胆碱受体无明显作用，因而不增快心率。半衰期长约 10h。常用剂量为 0.01 ～ 0. 02mg/kg 术前 30 分钟肌内注射或 0.01mg/kg 术前 15 分钟静脉注射。不良反应少见，多与用药剂量过大有关。

四、上呼吸道感染小儿

一般小儿每年会发生 6 ～ 8 次上呼吸道感染，呼吸道感染引起呼吸道敏感性和分泌物增加，可能增加喉痉挛、支气管痉挛和手术期间低氧的发生率。择期手术的小儿如果有上呼吸道感染症状则需要进行仔细的术前评估，包括详细的病史和体格检查。需行肺部听诊以排除下呼吸道受累可能，如果诊断有疑问可考虑行胸片检查。此外，还要评估是否有发热、呼吸困难、咳嗽、咳痰、鼻塞、嗜睡、喘鸣。

虽然不加区分地推迟上呼吸道感染小儿的手术可以避免并发症的发生，但会增加患儿父母感情和经济上的负担。研究显示，小儿气道的高反应状态在上呼吸道感染发生后仍可持续 6 周以上，气道相关并发症在上呼吸道感染恢复期的小儿与处于急性期的小儿并无显著差别，因此如果小儿每年要发生 6 ～ 8 次上呼吸道感染，那就很难确定一个无症状期来行择期性手术。而且，这种操作模式也不适合当前手术病例不断增加、要求加快床位周转率的医疗环境。另外，对于择期进行鼓膜置管术、扁桃体切除术、腺样体切除术和腭裂修补术的小儿，手术本身可改善其慢性上呼吸道的相关症状，除非患儿的呼吸道症状出现明显恶化加重或蔓延至下气道，手术就不应推迟。

目前认为，如果小儿出现并不复杂的上呼吸道感染症状（如无发热、有清亮分泌物且身体其他方面均健康）或是非感染引起的症状，则可以施行手术。如果患儿症状较严重，如有脓性分泌物、有痰的咳嗽、体温 > 38℃、嗜睡或有肺部累及的征象，其择期性手术至少要推迟 4 ～ 6 周。同样的，如果发生可疑的细菌感染，则要行抗生素治疗，手术至少需要推迟 4 ～ 6 周。决定上呼吸道感染小儿是否需推迟手术的流程图，见图 16–1。

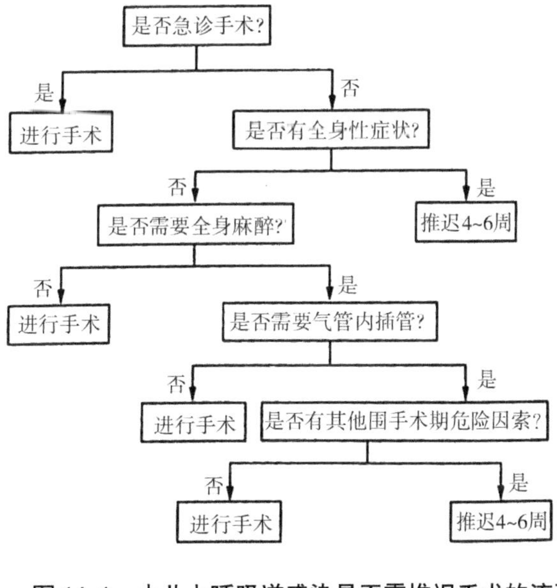

图 16–1　小儿上呼吸道感染是否需推迟手术的流程图

第三节　麻醉方法和装置

全身麻醉是小儿麻醉最常用的方法，除小手术可采用面罩紧闭法吸入麻醉、静脉或肌肉麻醉下完成外，较大手术全麻均应在气管内插管麻醉下进行。此外，区域麻醉（蛛网膜下隙阻滞、硬膜外阻滞、臂丛阻滞及其他神经阻滞）在国内外的应用有增多趋势。

一、全身麻醉

（一）常用药物

1. 吸入麻醉药　吸入麻醉药的最低肺泡有效浓度（MAC）在小儿随年龄而改变。对照研究显示，早产儿吸入麻醉药需要量比足月新生儿低，新生儿比 3 月婴儿低，而婴儿的 MAC 则比年长儿和成人要大（图 16–2）。小儿由于呼吸频率快、心脏指数大，心排血量向血管丰富的器官分布的比例更大，吸入性麻醉药的摄取更为迅速。血液中吸入药物浓度上升迅速而心血管功能发育不完善，易致小儿特别是婴儿和幼儿用药过量。由于其在小儿安全边界较窄，在吸入诱导气管插管时过度追求足够的麻醉深度易使小儿处于药物过量、心血管不稳的危险边缘。在静脉通路开放前避免使用吸入麻醉药控制通气，快速降低吸入麻醉药的浓度、特别是在使用肌松药进行控制通气后，这些措施都可提高小儿使用吸入诱导的安全性。

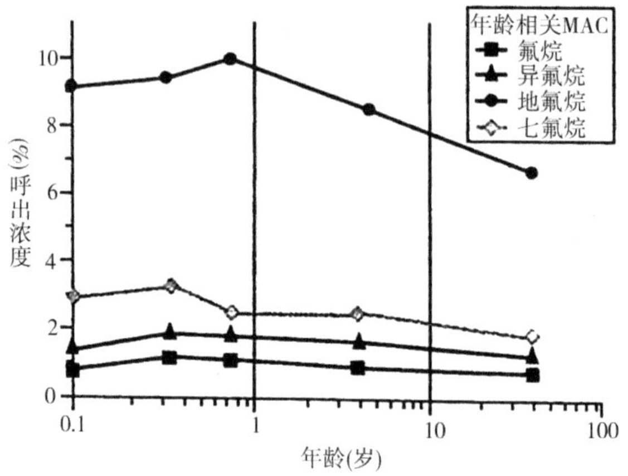

图 16-2　四种常用的吸入性麻醉药年龄相关的最低肺泡有效浓度（MAC）
注意：MAC 的最高值出现于 3 ～ 6 个月的婴儿

（1）氟烷：氟烷是目前仍在使用的唯一一种烷烃结构的非醚类吸入性麻醉药，具有无刺激性，不燃烧爆炸；全麻药效强，早期抑制咽喉反射，使呼吸道分泌物减少，便于呼吸管理，价格低廉等优点，是小儿常用的全麻药。麻醉期间易出现心肌抑制、心排血量下降、低血压、心动过缓、心律失常等心血管抑制作用，与其他吸入性麻醉药相比更易发生过量。氟烷抑制呼吸，使肺泡通气量减少，为避免二氧化碳蓄积，麻醉期间应进行辅助或控制呼吸。氟烷的肝脏毒性作用并不比其他全麻药高。小儿“氟烷肝炎”全世界报道不足 20 例，与小儿已应用数百万例氟烷相比，其发生率很低，因此是安全的。对小儿短小手术、诊断性检查、吸入麻醉诱导、气道管理困难及哮喘息儿，氟烷是很好的吸入麻醉药。氟烷的缺点是血 / 气分配系数较高，脂肪 / 血分配系数也高，因此起效慢、维持时间长，再加上其麻醉效能强，目前所有的挥发罐能输送的最大吸入浓度 5%，对小儿而言较其他吸入性麻醉药更易引起过量，引发心血管及呼吸系统抑制。在肥胖小儿、使用酶诱导药、近期接受过氟烷麻醉以及对氟烷“敏感”的小儿，应相对禁忌使用氟烷。氟烷麻醉下散热较多，且使心肌对内源性或外源性儿茶酚胺应激性增加。氟烷麻醉下小儿出现心律失常往往与高碳酸血症和麻醉深度不足有关，最大剂量 10μg/kg 的肾上腺素可降低其在小儿使用时发生心律失常的风险。

（2）异氟烷：血/气分配系数为1.4，麻醉诱导及苏醒快，代谢降解产物仅0.17%，因此肝肾毒性小。异氟烷对呼吸道有刺激性，可引起咳嗽、屏气，甚至出现喉或支气管痉挛，不宜单独用于小儿麻醉诱导。可先用静脉麻醉，待小儿入睡后再吸入0.5%～1%异氟烷，以后将吸入浓度逐渐增至2%～3%，维持麻醉用1.5%～2%，常与氧化亚氮－氧合用，异氟烷较氟烷对循环抑制较轻，不增加心肌对儿茶酚胺的敏感性，可显著降低脑对氧的代谢率。血容量不足的小儿用异氟烷容易引起血压下降。在吸入浓度骤增或从吸入七氟烷突然改为异氟烷的情况下，偶可出现高血压，特别是在10余岁的小儿，这可能是由于刺激肺部受体导致交感活性的增加及激活了肾素－血管紧张素系统。

（3）七氟烷：血/气分配系数0.66，诱导及苏醒迅速，其MAC比氟烷及异氟烷高，新生儿MAC是3.3,1～6个月3.2，6～12个月2.5，1～3岁2.6，3～12岁2.3～2.5。与其他吸入性麻醉药合用氧化亚氮时不同，七氟烷的MAC值不随着混合吸入的氧化亚氮浓度成比例的降低。在1～3岁的小儿，混合氧化亚氮60%浓度吸入，七氟烷的MAC仅降低25%。

七氟烷气味比异氟烷好，易为患儿所接受，对呼吸道无刺激性，特别在未使用术前用药的小儿更有优势。吸入诱导时浓度即使最高达8%，发生屏气、咳嗽、喉痉挛及氧饱和度降低的概率亦低，目前已取代氟烷成为小儿麻醉吸入诱导的首选药物，在美国，七氟烷吸入诱导更是小儿麻醉最常用的简单有效的诱导方法。常用的七氟烷吸入诱导方法包括潮气量吸入法和单次肺活量吸入法。研究显示这两种方法在大于5岁的小儿，吸入7%的七氟烷，达到适当的麻醉深度（BIS值40～60）的时间和不良反应的发生率相似，但应用单次肺活量法小儿睫毛反射消失更快，且更易于被小儿接受，更值得推荐。而传统的潮气量吸入法，可在吸入纯氧的基础上混合七氟烷，逐步将浓度由2%至6%再提高至8%；或纯氧加8%七氟烷直接吸入；抑或8%七氟烷加氧气和氧化亚氮1∶1混合吸入，三者差别微小。

在小儿，七氟烷能较好地维持心血管系统的稳态性，不影响心率、心脏指数及心肌收缩性，也不使心肌对肾上腺素致敏，与其他吸入性麻醉药相比，发生心律失常更少见。小儿吸入1MAC七氟烷，即使术前不使用阿托品，心率也能维持平稳。偶有报道在吸入超过1MAC，出现心率降低。对发绀型先天性心脏病的小儿，吸入七氟烷较氟烷出现低血压和氧饱和度降低的概率更低。在吸入浓度超过1.5MAC时，七氟烷比氟烷更能造成对呼吸的抑制，婴儿吸入1MAC，分钟通气量及呼吸频率均降低，但只轻度升高呼气末二氧化碳水平；吸入浓度8%七氟烷的小儿可引起呼吸暂停，使用咪达唑仑等术前用药能加重这种抑制作用。七氟烷在小儿进行吸入诱导时，偶有报道出现癫痫样发作或脑电图出现相关表现。

七氟烷体内代谢率为2.9%，比异氟烷高，但用药后肝肾功能仍正常。七氟烷与钠石灰相互作用可产生在动物实验中证实有肾毒性的代谢产物A，在小儿低流量紧闭麻醉应予注意，且该产物的浓度在闭合回路中随着小儿年龄的增长而增加。在个别极端案例中已有报道，大剂量的七氟烷和干燥的二氧化碳吸收剂产生大量热量导致吸收罐着火。

虽然七氟烷苏醒迅速，但与氟烷相比，患者苏醒期疼痛评分明显升高，往往需要早期使用其他镇痛药物。近期的研究发现，七氟烷比氟烷发生苏醒期躁动的可能性更高，治疗和预处理的方法包括使用右美托咪定，芬太尼或丙泊酚（1mg/kg），在小儿也有报道使用α_2-肾上腺素能受体激动剂可乐定、5-羟色胺受体阻滞剂托烷司琼（0.1mg/kg）、氯胺酮（0.25mg/kg）或纳布啡（0.1mg/kg）有效。

（4）地氟烷：血/气分配系数仅0.42，诱导及苏醒迅速，但地氟烷对呼吸道有刺激性，单独诱导时可发生呛咳、屏气、分泌物增加及喉痉挛，小儿喉痉挛的概率甚至可高达50%。临床上常先用氟烷或七氟烷吸入诱导后再改用地氟烷吸入，手术完毕患儿可迅速苏醒。地氟烷脂溶性低，故麻醉效能低，MAC高，新生儿为9.2，1～6个月为9.4，7～12个月为9.9，1～3岁为8.7，5～12岁为8。地氟烷对心血管抑制作用比异氟烷小，对呼吸的抑制作用不比氟烷和异氟烷强。地氟烷代谢率低，仅0.02%，是现有吸入麻醉药中体内生物转化最少的麻醉药。当快速吸入高浓度地氟烷时，因交感神经系统激活，偶尔可出现高血压及心动过速。由于其苏醒迅速，在停用该药前，要重视早期使用镇痛药物防止苏醒期疼痛及躁动。

2. 静脉诱导和维持药物具体如下。

（1）氯胺酮：氯胺酮于20世纪应用于临床以来，曾一度是全麻的必选药物，尽管有苯环己哌啶的精神不良反应，但对呼吸循环影响较小，故仍有使用的价值。是目前仍在使用的唯一的苯环己哌啶类药。

在小儿麻醉，特别是手术室外麻醉中应用广泛。单独注射氯胺酮时不呈类自然睡眠状，而呈木僵状。麻醉时眼睛可睁开，各种反射如角膜反射、咳嗽反射与吞咽反射可依然存在，对麻醉与手术失去记忆，神志完全消失，但肌张力增强、眼球呈凝视状或震颤，外观似浅麻醉，但镇痛效果好，尤其体表镇痛明显。近年来对其的深入研究发现氯胺酮除了麻醉性镇痛作用外还具有抗炎、脑保护、促进细胞凋亡、解除支气管痉挛和对抗由阿片类药物引起的痛觉过敏等作用。

氯胺酮静脉注射 2mg/kg，注射后 60 ~ 90 秒后入睡，维持 10 ~ 15 分钟，肌内注射 5 ~ 6mg/kg，2 ~ 8 分钟入睡，维持 20 分钟。氯胺酮使唾液及呼吸道分泌物增加，麻醉前必须应用抗胆碱类药物。氯胺酮适用于浅表小手术、烧伤换药、诊断性操作的麻醉以及全麻诱导。氯胺酮诱导时有暂时性心血管兴奋作用，使血压、心排血量、脉搏均升高，中心静脉压及外周血管阻力也增加。

早期曾认为氯胺酮安全而无并发症，甚至提出饱食患儿可选用氯胺酮麻醉。研究发现，氯胺酮麻醉时喉反射有抑制，故饱胃患儿不能用氯胺酮。新生儿或 6 月以下婴儿用氯胺酮后可发生呼吸抑制，应严密观察、及时处理。休克及低心排量小儿用氯胺酮后，由于其负性心肌肌力作用，可引起血压下降，甚至心搏骤停。国内外文献均已有报道，故休克患儿不宜用氯胺酮麻醉。

氯胺酮无肌松作用，也不抑制内脏反射，腹部手术不宜单独应用。氯胺酮增加脑血流及脑氧耗，增高颅内压，神经外科麻醉时应慎用。氯胺酮麻醉后恶心呕吐发生率高（33% ~ 44%），术后苏醒延迟，有时呈烦躁不安，是其缺点，术后幻觉及噩梦在小儿少见，如与咪达唑仑或地西泮同用，发生率还可下降。

（2）丙泊酚：是具有高度亲脂性的静脉麻醉药，静脉注射后快速分布至血管丰富的器官，麻醉起效快而平顺，能在一次臂脑循环内发挥作用，呛咳、呃逆发生率低。麻醉强度是硫喷妥钠的1.8倍，代谢清除率快，是硫喷妥钠的 10 倍。由于小儿中央室分布容积大，且清除率快，故小儿丙泊酚剂量按公斤体重计比成人大，需 2.5 ~ 3mg/kg 方能达到诱导效果。由于清除快，分布广，需连续静脉输注才能达到预计的稳态血药浓度，维持镇静催眠效果。丙泊酚有呼吸抑制作用，其发生及持续时间与剂量有关，2.5mg/kg 静脉注射时 20% 患儿有呼吸暂停，故麻醉时需吸氧和加强呼吸道管理。使用丙泊酚后收缩压、舒张压、平均压、心排血量和体循环阻力有不同程度下降，但不引起心率增快，故可减轻气管插管的血流动力学反应。丙泊酚可直接抑制心肌，心肌氧耗量下降。丙泊酚可降低颅内压，脑氧耗量、脑血流及脑代谢率均有下降，眼内压也有降低。丙泊酚麻醉恢复时间早，患儿清醒迅速，脑功能如精神活动、认知能力恢复完善，麻醉后恶心呕吐发生率低。丙泊酚的缺点是注射部位疼痛，发生率高达 33% ~ 50%，应选择肘前大静脉注射，药液中加入利多卡因 0.2mg/kg 可减轻甚或消除注射痛。小儿用丙泊酚诱导时可发生不自主运动，其原因不明，因此在需绝对镇静的情况如 CT、MRI 检查时不宜用丙泊酚。丙泊酚无镇痛作用，手术时必须辅用其他麻醉药及镇痛药。由于诱导平顺，起效迅速，麻醉深度易控，苏醒快且脑功能恢复完善，术后恶心呕吐发生率低，故丙泊酚适于小儿门诊手术及某些诊断性检查的麻醉。由于市售丙泊酚制剂中含有鸡蛋和大豆成分，用于对这两种物质过敏的小儿要慎重。

（3）瑞芬太尼：瑞芬太尼是一种新型合成的镇痛剂，选择性作用于 μ 受体，具有阿片类药物的典型作用和不良反应，包括镇痛、镇静、呼吸抑制、肌张力增高和心动过缓，镇痛作用与芬太尼相当。它由非特异性血液及组织酯酶代谢，迅速水解为无生物活性的代谢物瑞芬太尼酸，具有起效快、代谢快与药量及时间无关的特点。2003 年瑞芬太尼正式进入国内市场，应用于临床以来由于其良好的可控性，成为越来越多的麻醉医师首选的阿片类药物。在小儿麻醉中，瑞芬太尼已用于：①麻醉诱导及维持；② TIVA；③ TCI；④小儿心脏手术麻醉；⑤小儿 ICU 镇静和术后镇痛。研究证实瑞芬太尼应用于小儿麻醉具有以下特点：①起效迅速，易于调节；②术后镇痛作用弱；③停药后恢复快；④应用抗胆碱能药能预防或治疗瑞芬太尼引起的心动过缓或低血压；⑤与年长儿比较，< 2 个月的小儿清除更快；⑥所测定的输注即时半衰期与模型的结果高度一致。在年长小儿，瑞芬太尼非常适合在需要术后早期评定神经系统状况的手术中使用。在心脏手术的小儿，也利于术后维持心血管系统的稳定，提供早期拔管和术后镇痛。

瑞芬太尼被非特异性酯酶水解代谢，其代谢受年龄、性别和体重的影响不大，不受肺、肾功能状况影响，在肝肾功能衰竭的小儿使用有很大的优势。即使长时间持续输注，停药后血浆药物浓度下降一半的时间仍为 3 ~ 6 分钟。分布容积随年龄增长而降低，婴儿（< 2 个月）的分布容积最大。清除率新生

儿较低，2个月～2岁婴幼儿清除率较高，其后随年龄增长逐渐降低。各个年龄段的半衰期（$t_{1/2}\beta$）无明显区别（3.4～5.7分钟）。

瑞芬太尼经静脉途径给药，推荐的负荷剂量0.5～1μg/kg，接着以0.2～0.5μg/(kg·min)的速率输注。在静注或输注的速度大于0.5μg/（kg·min）时可能发生低血压和心动过缓。当同时应用吸入麻醉药时，推荐输注瑞芬太尼的开始速率为0.25μg/（kg·min）。瑞芬太尼可以减轻小儿对气管插管的反应，瑞芬太尼1.25～3μg/kg合用丙泊酚4mg/kg可使未使用肌松剂的情况下气管内插管更容易。

近年来研究显示，瑞芬太尼呈现剂量依赖性的阿片耐受及痛觉超敏现象，可能与瑞芬太尼作用时间短及NMDA系统激活有关。因此推测小剂量NMDA受体拮抗剂氯胺酮可以抑制这种快速耐药性，并降低这类小儿术后镇痛所需要的吗啡用量，但该结论仍存在争议。临床应用可以在即将或者接近手术结束时，给予长效的阿片类药物（如吗啡0.05～0.2mg/kg），或者结合局部区域麻醉。

3. 肌肉松弛药　随着其他新型麻醉药物的出现，肌松药在儿科麻醉中的使用正在减少；然而，均衡的麻醉措施在小儿气管插管时可以提供最佳的插管条件。所谓均衡措施指浅、中等深度的麻醉并配伍用一种非去极化肌松药，这种方法还能减少不良反应的发生。那些需要深度肌松的外科手术仍然需要使用肌松药，肌松药还能减少麻醉药在婴儿和患病小儿中的用量。当然，最主要的是要根据实际临床情况选择肌松药及其剂量。

（1）琥珀酰胆碱：是目前临床上唯一应用的去极化肌松药，直到20世纪90年代初期，由于其起效快速和作用时间短，曾是小儿辅助气管插管的主要肌松药。小儿比成人对琥珀酰胆碱略有耐药，插管剂量需1～2mg/kg。新生儿则需2～3mg/kg，45秒即产生满意的肌松作用。当小儿静脉给药困难时，可用4mg/kg进行肌内注射，4分钟后可提供足够的插管条件。

小儿用琥珀酰胆碱后胃内压增加很少，成人用琥珀酰胆碱胃内压平均增高0.93kPa（95cmH_2O），最高达4.02kPa（41cmH_2O），小儿仅增高0.40kPa（4cmH_2O），对小儿饱胃者插管很有利。

静脉注射琥珀酰胆碱可引起血钾升高，对严重烧伤、创伤或截瘫患儿施行手术，禁用琥珀酰胆碱。小儿用琥珀酰胆碱可促使肌红蛋白释出，20%患儿呈肌红蛋白血症。小儿使用琥珀酰胆碱后也可出现咬肌痉挛，这可以是正常变异反应，也可能是使用琥珀酰胆碱诱发恶性高热的并发表现。琥珀酰胆碱可引起窦性心动过缓伴结性和（或）室性逸搏，尤其小儿更易发生，有报道小儿在追加第二次剂量时发生心搏骤停。患肌强直和肌营养疾病的小儿，有报道在疾病被诊断前使用琥珀酰胆碱后出现高钾血症，随之发生心搏骤停。

正因为可能并发如此多的问题，美国FDA在药物包装盒上加以警告：小儿使用琥珀酰胆碱仅限于紧急插管或需要紧急气道保护的病例，或者无法开通静脉通路时可以肌内注射给药。从那时起，儿科麻醉使用该药的趋势开始下降。随着起效快、作用时间短的非去极化肌松药的临床应用，琥珀酰胆碱在临床上可能将逐渐被淘汰。

（2）泮库溴铵：泮库溴铵是一种强效的非去极化甾类肌松药，无神经节阻滞作用，组胺释放少，不产生支气管痉挛，但可引起心率增快，收缩压有上升倾向，特别适宜与芬太尼麻醉配合应用，可解除芬太尼所致的心率减慢作用，剂量为0.08mg/kg静脉注射，作用维持30～45分钟。然而，对于大多数儿科手术而言，泮库溴铵的作用时间显得过长。因此随着20世纪80年代中等时效肌松药阿曲库铵和维库溴铵的引入，泮库溴铵的应用呈下降趋势。

（3）阿曲库铵：阿曲库铵是一种中等时效的双季胺苄异喹啉类化合物。在体内通过两条代谢途径降解。一条途径是Hofmann效应，速率随温度和（或）pH增加而增加的非酶性降解。另一条是非特异性酯酶水解途径。静脉注射0.3～0.6mg/kg，1～2分钟即可进行气管插管，作用维持15～30分钟。阿曲库铵优点是不引起心血管不良反应，大剂量及快速注射可致组胺释放，但其发生率仅约为箭毒的1/3。肝肾功能不全及心脏病患儿应用阿曲库铵很适宜。由于其在小儿各年龄组均快速恢复、时效中等、常用剂量阿曲库铵严重不良反应的发生率低，因此有学者在儿科麻醉肌松药的选择中，将阿曲库铵作为万能药。但在美国，由于其组胺释放的不良反应（成人较小儿更常见），已为其代谢产物——顺式阿曲库铵所取代。

（4）顺式阿曲库铵：和阿曲库铵相似，顺式阿曲库铵是一种中等时效的肌松药，体内依赖 pH 和温度进行自主降解。然而，顺式阿曲库铵的效能比阿曲库铵强约三倍，这也使该药具有更显著的特点以及更少的组胺释放。效能增强所伴随的主要缺点是起效时间的延长，需要相对高的剂量 0. 15mg/kg（约 3 倍 ED_{95}），才能在 2 分钟取得满意的插管条件。进一步增加药物剂量（4 倍 ED_{95}）并不会显著缩短起效时间。该药物的效能（ED_{95}）在婴儿、儿童和成人相似，在氧化亚氮－硫喷妥钠麻醉中，婴儿的 ED_{50} 和 D_{95} 与儿童相似，但药物的作用时间在婴儿与儿童比较延长 5 ～ 10 分钟。在使用瑞芬太尼并吸入七氟烷的麻醉中，该药物婴儿较儿童起效快（74 秒比 198 秒）、恢复至 T_{25} 的时间长（55 分钟比 41 分钟）、恢复至 TOF 0.9 时间长（73 分钟比 59 分钟），这可能与吸入麻醉药加速其起效，延长其恢复有关。在选择顺式阿曲库铵时，必须对这些药物在婴儿中的作用特点加以权衡。

（5）维库溴铵：是泮库溴铵衍生物，肌松强度是泮库溴铵的 1.5 倍，时效仅泮库溴铵的 1/3 ～ 1/2，维库溴铵无明显心血管作用。本药自肝脏摄取自胆汁排出，肾脏消除维库溴铵的作用较小，肾功能不全患儿仍可应用。插管剂量 0. 1mg/kg，维持 25 ～ 30 分钟。而对于新生儿和婴儿，由于器官功能的不成熟，0. 1mg/kg 维库溴铵（约 2 倍 ED_{95}）可以产生超过 90% 的神经肌肉阻滞并且维持时间达 1h。因此儿科麻醉使用维库溴铵时需要注意一个问题：其活性在新生儿和婴儿中会明显延长。

（6）罗库溴铵及其拮抗剂：罗库溴铵的结构与维库溴铵相似，但起效更快。罗库溴铵体内代谢很少，主要经肾脏清除。七氟烷显著增加罗库溴铵的效能。小儿使用硫喷妥钠 5mg/kg 和阿芬太尼 10 μ g/kg 诱导麻醉后，注射 0.6mg/kg（2 倍 ED_{95}）罗库溴铵 60 秒后能产生满意的插管条件；而使用七氟烷吸入麻醉诱导的小儿，注射 0. 3mg/kg 罗库溴铵，在 2 分钟内 95% 的 2 ～ 7 岁儿童可产生满意的插管条件，1 ～ 3 岁幼儿 60s 可产生满意的插管条件。因此，在仔细评估气道排除困难插管后，罗库溴铵可以作为快诱导时替代琥珀酰胆碱的肌松药。已有多中心的研究评价了在婴儿肌内注射 1mg/kg 和小儿肌内注射 1. 8mg/kg 罗库溴铵用于气管插管的插管条件、起效时间和持续时间，结果认为它并不足以取代肌内注射琥珀酰胆碱作为肌内注射诱导插管的理想药物。

罗库溴铵在婴儿和儿童的药物作用时间有较大差异。氧化亚氮麻醉时，标准插管剂量的罗库溴铵 0.6mg/kg 在婴儿的作用时间要长于儿童，新生儿 0.6mg/kg 剂量的作用时间较婴儿（5 ～ 12 个月）长。即使是 0.3mg/kg 罗库溴铵，无论是 T_{25}、T_{75}、RI 还是恢复至 TOF 0.7 的时间，0 ～ 6 个月的婴儿较 2 ～ 6 岁的小儿都延长。这种年龄相关的差异与维库溴铵相似。

1 ～ 2 倍 ED_{95} 的罗库溴铵仅会轻微增加心率，对动脉血压没有影响。预注利多卡因或瑞芬太尼可以减轻罗库溴铵的注射痛。在可能存在未确诊肌营养不良的患儿，尤其是男孩中，当琥珀酰胆碱相对禁忌时可以使用罗库溴铵进行快诱导。

罗库溴铵的拮抗剂环糊精（Sugammadex）能通过选择性与罗库溴铵结合恢复正常的神经肌肉功能，而不影响乙酰胆碱、烟碱样受体或乙酰胆碱酯酶功能，该药与维库溴铵和泮库溴铵的结合能力稍弱。环糊精只与含有甾核的肌松药结合。苄异喹啉类药物，如阿曲库铵、顺式阿曲库铵、米库氯铵以及琥珀酰胆碱不受环糊精的影响。环糊精可以在 2 分钟内拮抗罗库溴铵的深度阻滞而没有心血管反应。环糊精的投入使用将会增加罗库溴铵的临床应用，并在快诱导时增加罗库溴铵的安全性。当出现 2 个 TOF 颤搐反应高度时，环糊精的有效拮抗剂量是 2mg/kg。

（7）米库氯铵：米库氯铵是临床唯一使用的短效非去极化肌松药，其作用时间较短与被正丁酸基血浆胆碱酯酶代谢有关。其 ED_{95} 是 0. 08 ～ 0.1mg/kg，应用 2 倍 ED_{95} 量静脉注射，起效时间是 1.6 ～ 1.9 分钟，与阿曲库铵、维库溴铵起效时间 2 分钟相似，但比琥珀酰胆碱起效时间（45 秒）慢。作用时间 14 分钟，是阿曲库铵的 1/3，维库溴铵的 1/2。氟烷麻醉时，婴儿和儿童米库氯铵的 ED_{95}，分别是 85 μ g/kg 和 95 μ g/kg，而成人则是 45 ～ 81 μ g/kg。在婴儿，米库氯铵可同样迅速地产生与琥珀酰胆碱相同的肌肉阻滞效能，但膈肌抽搐和呛咳的发生概率较高。在儿童，米库氯铵阻滞完全则较琥珀酰胆碱慢。与七氟烷或丙泊酚伍用时，药物在前者的起效时间较快，作用时间也较长。由于米库氯铵被正丁酸基血浆胆碱酯酶水解，该酶的缺乏会使药物的作用延长。大剂量快速注射米库氯铵（0. 4mg/kg）会引发组胺释放，最常见的表现是短暂的皮肤潮红和血压降低。

由于该药药效较快、作用时间短，即使长时间使用也无蓄积作用，恢复时间也不因长时间用药而延长，停药后恢复迅速，对自主神经及心血管系统无不良反应，那些需要气管插管和（或）深度肌松的短时间手术可以选择米库氯铵。2009 年在德国调查发现，年龄低于 5 岁的小儿如果要选择肌松药进行气管插管，麻醉医师更愿意使用米库氯铵。因为其较短的作用时间，米库氯铵几乎不需要拮抗。近来研究表明，在新生儿 ICU 使用米库氯铵作为肌松药进行插管，插管时间和插管次数均会减少，同时严重低氧饱和度的发生率也降低。

（二）气管内插管麻醉和麻醉装置

1. 气管导管　气管插管可保证呼吸道通畅，减少呼吸道无效腔，便于呼吸管理及应用肌松药，优点较多。因此，小儿麻醉中以气管内插管麻醉最为常用，尤以重危患儿、婴儿、头颈、胸部手术以及腹部大手术、俯卧位、侧卧位手术全身麻醉时均应选用气管内插管麻醉，以策安全。气管插管的并发症包括插管损伤、喉水肿、导管扭曲、导管阻塞、呼吸阻力增加、拔管喉痉挛等。预防气管插管后喉水肿的措施有：①选用合适大小及优质的导管；②导管严格消毒；③麻醉期间避免导管与气管黏膜摩擦；④疑有喉水肿者，喉头局部用麻黄碱及地塞米松喷雾，同时静脉注射地塞米松。施行气管内麻醉期间需严密观察病情，注意预防上述并发症，但总的说来，气管插管优点远远超过其缺点，应尽量选用。

气管导管现多以对组织无刺激性的聚氯乙烯制成，导管以内径（mm）编号，管壁应薄，导管大小以 1. 53 ~ 2. 04kPa（15 ~ 20cmH$_2$O）加压时有轻度漏气为合适，如以 1.0kPa（10cmH$_2$O）加压时漏气明显，应更换气管导管。（表 16-7）为小儿气管导管选择（内径及插入长度估计），可供参考。导管上有长度（cm）标志，经口腔插管时其长度为 12+ 年龄 /2。固定导管时应了解插入长度，可避免插管过深。气管导管连接管的口径应与导管内径相等（可用塑料外套管将二者连接），并应紧密连接，不留间隙，以免连接处屈曲。插管后应作两侧肺部听诊，两肺呼吸音相等才可固定导管。侧卧位或俯卧位翻身后再进行两肺听诊，以及时发现导管滑出气管或误入一侧支气管。

表 16-7　小儿气管导管号码（内径）及插入长度估计

	导管号码内径(mm)	插入长度(cm)	
		经口	经鼻
新生儿	3.5	10	12
1 ~ 11 个月	4.0	12	14
1 岁	4.0	12	14
2 岁	4.5	13	15
3 岁	5.0	14	16
4 岁	5.0	15	17
5 岁	5.5	16	18
6 岁	5.5	16	18
7 岁	6.0	17	19
8 岁	6.0	17	19
9 岁	6.5	18	20
10 岁	6.5	18	20
11 ~ 12 岁	7.0	20	22

在小儿麻醉中，究竟是选用带套囊的或是不带套囊的气管导管近年来仍存在广泛争议。在低龄儿童中使用无套囊的气管导管被广泛认为是安全的，而传统观念认为带套囊的气管导管应在 6 岁以上的小儿使用。而近年来，小儿麻醉中机械通气常规使用，压力支持通气机随之应用，由气管导管引起的阻力增加的问题在小儿就不那么显著了，气管导管引起的局部组织损伤更多的是因为气囊过度充气或在 ICU 中长时间带管。多项研究也证实，在小儿使用肌松药的麻醉中，带套囊的与不带套囊的导管术后并发症的

发生率并没有差别，需重复插管的概率更低，因此可能更适合。同时随着小儿喉头部解剖结构的研究进展，气管导管设计制作技术不断发展进步，如新近研发使用的微套囊导管，套囊以聚氨酯为材料，更为柔软，充气后压力更均匀，位置更朝向环状软骨水平远端。因此，近年来即使在婴儿，使用带套囊的气管导管也较为常见。美国心脏病协会在新版（2005 年）“心肺复苏和心血管急救国际指南”中对小儿气管导管选用的描述已修改为：在住院患儿中，带套囊的气管导管与无囊导管一样能安全地用于婴儿和儿童（新生儿除外）。但所有的气管导管都与气管黏膜的局部损伤程度有关，在婴儿和低龄儿童风险最高，损伤后最严重的后果是声门下狭窄。虽然在临床操作中，很多情况下有套囊的导管要比无套囊的导管更有益处，但两种导管无疑都会造成气管损伤，并给小儿带来更加严重的后果。有套囊的导管是否存在其他方面的不良反应，需要更多的使用和报道加以深入探讨。关于这一问题争论可能还将继续，但是，无论是有套囊的还是没有套囊的，对气管导管的仔细选择以及置入气管内的正确方法都是最重要的，这取决于临床医师的判断和技术以及患儿的指征。使用带套囊的导管应比不带套囊的导管小半号，且气囊内的压力应小于 $25cmH_2O$（18.4mmHg）。

在小儿，还有一系列特殊设计的气管导管用于不同的手术用途。异形管（图 16-3）方便应用于头颈外科手术，可避免导管发生折叠、闭塞，减少意外拔管的危险。柯尔导管（图 16-4）是一种上粗下细的、不带套囊，适用于新生儿的口插管，导管的气管部分比其他部分细，推荐用于新生儿复苏和短时间通气，但也有一些机构成功用于新生儿 ICU。加长管（图 16-5）适用于一些需要补偿导管额外长度的状况，在一些气道严重缩窄的患儿（如哮鸣、气道软化）应用常规的导管不合适时，可能需要使用加长管。增强型气管导管特别适用于小儿头颈部手术，如纵隔肿瘤、胃镜、经食管超声检查等，不易受到外力的影响使导管折屈或压扁。激光导管（图 16-6）专门为激光手术中保护气管导管和患儿避免受激光伤害而设计。

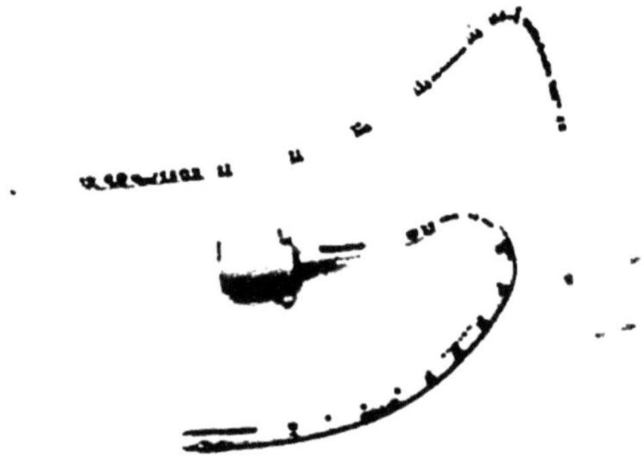

图 16-3　异形管

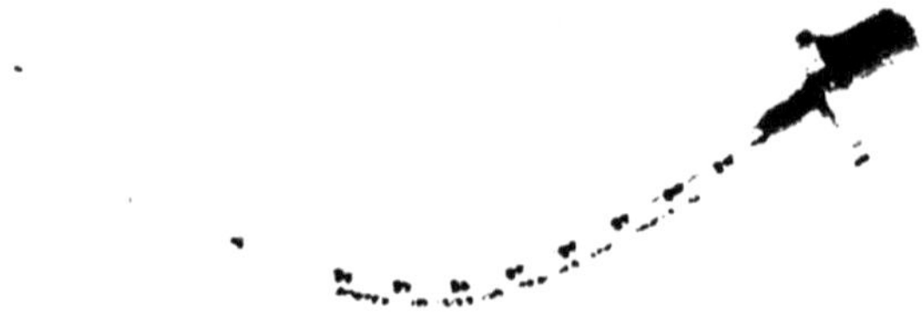

图 16-4　柯尔导管

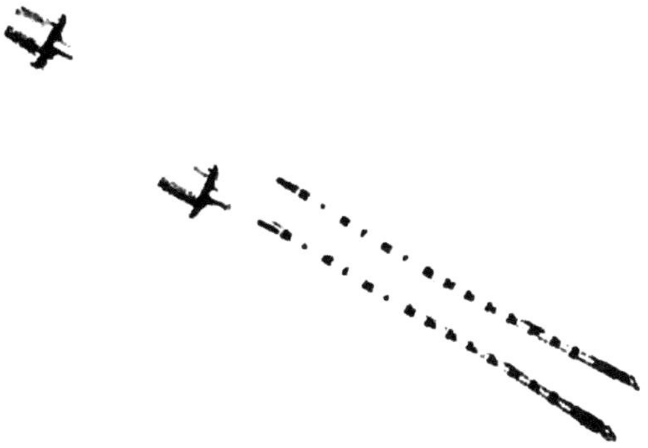

图 16-5　加长管

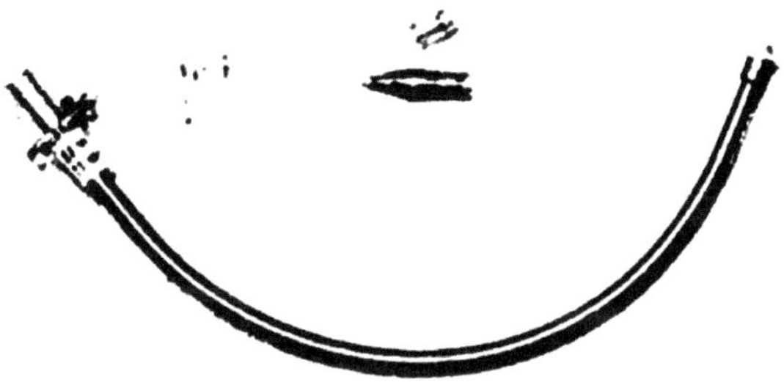

图 16-6　激光导管

2. 喉罩（LMA）　自 1983 年喉罩问世以来，已广泛地应用于小儿麻醉。这种通气道将导管尖端接一卵圆形扁平罩，罩的周围镶嵌充气囊，经明视或盲探法插至咽喉部，覆盖声门部位，充气后在喉周围形成密闭圈（图 16-7），既可让小儿自主呼吸，也可施行正压通气。1.0、1.5、2.0、2.5、3.0 号喉罩，套囊的最大充气量分别为 4.7、10、14、20mL。与气管插管比较，喉罩刺激小，不引起呛咳，特别适用于自主呼吸下进行眼、耳鼻喉科短小手术。喉罩插入和拔出时心血管系统反应小，可避免血压和眼压的波动。对有先天性小颌、舌下坠、腭裂的 Pierre-Robin 综合征患儿，气管插管困难，可用喉罩通气道维持麻醉。对需频繁施行麻醉的患儿（如烧伤换药、放射治疗），用喉罩通气道保持呼吸道通畅，可避免反复气管插管。小儿喉罩充气囊的压力推荐是 60cmH_2O 以下，有学者建议小儿喉罩内压应低于 40cmH_2O，以减少小儿喉痛及喉罩周围漏气的概率，并建议在使用喉罩时常规使用校汀后的测压计测喉罩内的压力。

近年来小儿使用 LMA 时用纤支镜观察及 MRI 成像研究显示，小儿放置 LMA 位置不正的概率更高（Keidan et al.2000；Monclus et al.2007），在纤支镜下评价喉罩的位置分为 5 级，小儿置入喉罩后 1 级理想位置的比率只有 70%，且导致并发症的风险与小儿的年龄成反比。LMA 用于小儿，气道梗阻的发生率高于成人近两倍。因为小儿舌体大，声门位置偏高偏前，会厌大且松软，常会遮盖咽部，造成气道阻力大，特别在小于 1 岁的婴儿中。小儿置入 LMA，除标准的 Brain 置入法，可采用逆转法提高小儿置入的成功率。LMA 用于更小的患儿会发生更多的气道梗阻、通气压力高、呼气末 CO_2 分压升高、喉罩漏气及气道并发症，因此在婴儿和新生儿使用 LMA 需要麻醉医师有更娴熟的技术并更为谨慎。术前用药及术中麻醉肌松药的应用、手术操作和并发症的影响等，可明显减低食管上、下端括约肌张力和正常生图 16-7 小儿喉罩理保护反射（咳嗽、屏气等反射），存在潜在的反流、误吸风险。由于小儿胃液的容量相对较多、胃内压较高、pH 值低，因此在麻醉中反流误吸的危险性相对较大。为此，凡遇胃内容量加大，喉功能不全等反流误吸高危因素的患儿，全麻、急救复苏时不宜选用LMA。LMA是一个声门上的通气装置，所以对于张口困难、声门和声门上梗阻（咽喉部肿瘤、脓肿、血肿等）的患儿应用是有局限性的。

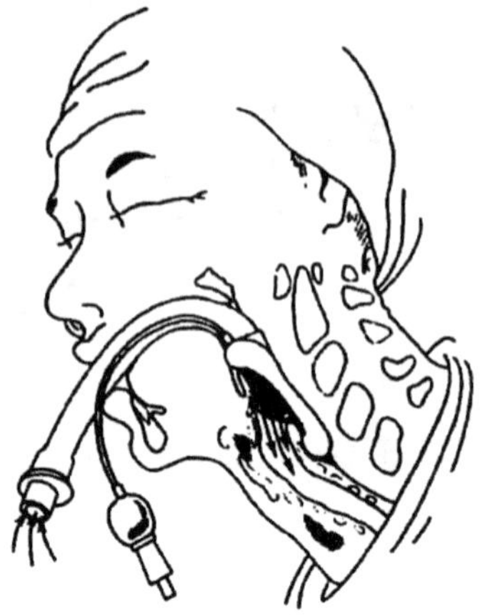

图 16-7　小儿喉罩通气道置入咽喉，覆盖声门部位的位置图

除 Brain 的传统喉罩外，近年来不同的生产商还设计了各种新型喉罩可应用于小儿，如 Ambu Aura-Once 喉罩、air-Q 喉罩以及 Portex 喉罩等。目前在小儿应用较为广泛，在任何年龄段均有适用尺寸的是引流型喉罩（Proseal LMA, 图 16-8）。引流型喉罩在导气管的侧面有单独的引流管末端开口于气囊罩，放置到位后，引流管与食管相通，可置入胃管进行引流或吸引。该设计可完全隔离气道和消化道，避免了传统喉罩易引起胃扩张和反流的弊端，在小儿口咽部允许的泄漏压也更高（11 ~ 18cmH_2O），一次放置成功的概率更高达 90%。传统喉罩与引流型喉罩在小儿的尺寸见（表 16-8）。

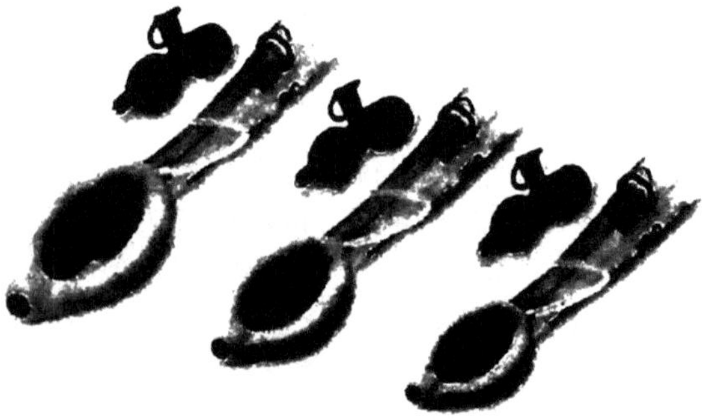

图 16-8　小儿引流型喉罩

表 16-8　小儿传统喉罩与引流型喉罩型号的选择

	体重 (kg)	对应的气管导管
传统喉罩		
1 号	＜ 5	3.5 不带套囊
1.5 号	5 ~ 10	4.0 不带套囊
2 号	10 ~ 20	4.5 不带套囊
2.5 号	20 ~ 30	5.0 不带套囊
3 号	30 ~ 50	6.0 带套囊
4 号	50 ~ 70	6.0 带套囊

续 表

	体重(kg)	对应的气管导管
5号	70～100	7.0带套囊
6号	＞100	7.0带套囊
引流型喉罩		
1号	＜5	
1.5号	5～10	4.5不带套囊
2号	10～20	4.5不带套囊
2.5号	20～30	4.5不带套囊
3号	30～50	5.0带套囊
4号	50～70	5.0带套囊
5号	70～100	6.0带套囊

3. 呼吸回路 气管插管或喉罩通气道插入后可连接Ayre T管装置（Mapleson E型回路）（图16-9）或Jackson- Rees改良Ayre装置（图16-10）维持麻醉。AyreT形管装置结构简单、无活瓣，对呼吸阻力小。当新鲜气流量达患儿分钟通气量的2倍时，可避免复吸入。气流量过低，二氧化碳可被复吸入，且麻醉药可被稀释，呼气端加延长管可减少空气稀释，从而增加氧及麻醉药浓度。气流量过高，可引起肺持续高压，麻醉药也浪费。Ayre T装置主要供自主呼吸时应用，如需控制呼吸，需堵塞T管开口端加压，放开时减压，操作不方便。自1954年该装置问世以来，曾在数十年里被推荐于小于10kg的小儿使用。

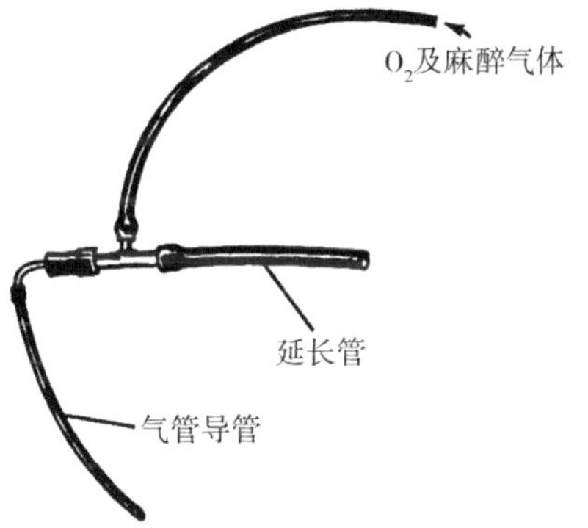

图16-9 Ayre T形管装置

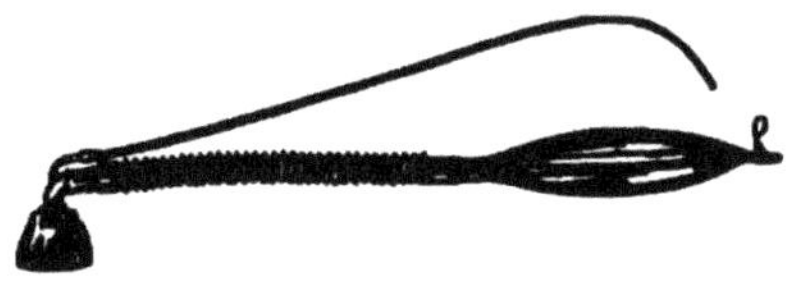

图16-10 Jackson-Rees改良Ayre装置

Jackson- Rees改良Ayre装置（Mapleson F型回路）在Ayre装置基础上加螺纹管及贮气囊，便于控制呼吸，现已取代Ayre装置在小儿麻醉广泛应用，其优点是无效腔及呼吸阻力小，可单手加压，便于呼吸管理。缺点是干燥气体吸入，有体热丧失。

20世纪70年代以来，在小儿麻醉又推广应用Bain装置（改良型Mapleson D型回路）。此系双套管装置，是一根直径22mm、长1.5m的塑料呼气螺纹管，其内有一根输氧及麻醉气体的塑料管，两管形成一个同轴系统（图16-11），具有结构简单，重量轻，使用方便，适用于任何年龄等优点。Bain装置作为部分重复吸入系统可控制患儿二氧化碳浓度，避免麻醉时低碳酸血症，从而维持较满意的心排血量和脑血流量，避免氧离解曲线左移和细胞外钾离子减少。由于 Bain 装置的管道很长，尤其适用于神经外科及头面部手术，手术期间麻醉医师可远离患儿头部进行呼吸管理，而不致影响手术操作。应用 Bain 装置的气流量是 100 mL/（kg·min），最低气流量至少应为 3.5 L/min。自主呼吸时，气流量应比控制呼吸时增加 50%。除上述装置外，各种无重复吸入活瓣在小儿麻醉已很少应用。

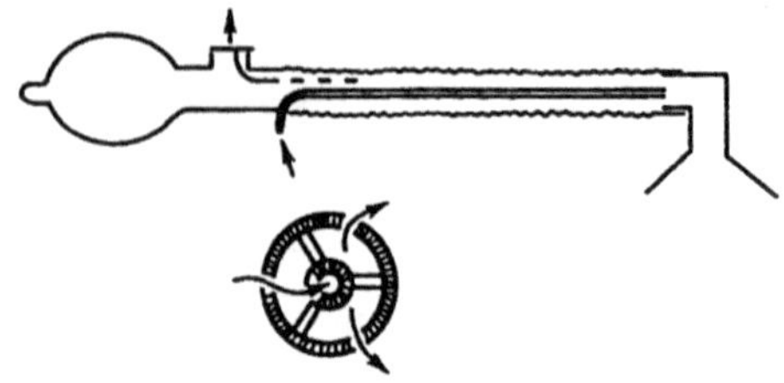

图 16-11　Bain 麻醉装置（横截面示气流方向）

小儿应用循环紧闭法麻醉近年来逐渐得到推广，虽然没有特意为小儿应用设计的麻醉机，但成人麻醉机部件考虑到小儿特点经适当改进，小儿应用成人麻醉机进行循环紧闭麻醉是完全可行的。衔接管无效腔要小，用 15mm 塑料螺纹管替代麻醉机上的 22mm 橡胶螺纹管，储气囊改用 750 ~ 800mL 容量，麻醉呼吸器内的呼吸风箱改用小儿风箱，同时麻醉期间进行控制呼吸，可以代偿呼吸阻力及无效腔的增加。

二、区域麻醉

在过去的 30 年中，区域麻醉已逐步增多，并成为小儿患者手术或非手术治疗的主要疼痛处理方法。随着特别针对小儿的穿刺针和导管的发展，区域麻醉应用于小儿也更为安全和便捷。近 10 余年里，许多大样本的小儿研究涵盖了包括新生儿至青春期少年的各年龄段，评价了各种神经阻滞方法的适应证、禁忌证和不良反应。随着神经刺激仪的广泛应用，周围神经阻滞可安全的应用于未使用肌松药的全麻小儿。同时，超声引导技术为部位阻滞带来了重大的变革。超声技术的优势在于可将局麻药的扩散可视化，在穿刺针定位至药物扩散不佳时可作调整，在局麻药对神经形成完整圆形包裹时也可实时停药以减少用药量。

（一）骶管麻醉

骶管麻醉通过骶裂孔实施，是小儿尤其是婴幼儿最常用的硬膜外麻醉方式。小儿骶管裂孔相对较大，体表标志明显，且骶骨背面平、骶角突出易扪及，穿刺成功率较高，而且小儿骶管容积小，蛛网膜囊位置较低，局麻药物浸润完全，能够满足下腹部、会阴部以及下肢大部分手术的要求，并且连续骶管麻醉的应用，也可满足长时间手术的要求。小儿骶管内蛛网膜囊位置较低，如穿刺过深，亦有误人蛛网膜下隙造成全脊髓麻醉的可能。骶管麻醉应使用短斜面穿刺针以免刺破硬脊膜。随着年龄增长小儿骶骨轴线偏离腰椎中轴，骶裂孔更难定位，甚至可能闭锁。

婴幼儿骶管腔充满脂肪和疏松的网状结缔组织，这使得局麻药很容易扩散。6 ~ 7 岁儿童硬膜外间隙脂肪变得更紧密，局麻药不易扩散。脂肪内含许多无瓣膜的血管，意外的血管内注药可立即导致局麻药全身扩散，引起中毒症状。骶管腔与腰骶部神经丛周围间隙相通（特别是腰骶干），所以有必要注入足够剂量的局麻药以补充流失量才能获得满意的感觉阻滞平面。

骶管麻醉能满足多数低位手术要求（主要是脐以下），包括疝囊结扎术、泌尿道、肛门、直肠手术、骨盆以及下肢手术等。骶管麻醉主要用于 AS Ⅰ ~ Ⅱ级的婴儿和幼儿，并通常复合浅全身麻醉。也可用于孕后 50 ~ 60 周以内婴儿以及早产儿（怀孕 37 周以前出生的婴儿）麻醉。因其硬膜外间隙脂肪呈液态，导管置人很容易，能提供持续时间较长的无痛感。包括美国在内的许多国家都常采用骶管麻醉，但穿刺部位接近肛区，括约肌功能失调的患儿有细菌感染的可能，因此一些国家对使用骶管麻醉有顾虑。经骶管可放置导管直达腰部和胸部硬膜外间隙，而无须选用经腰椎或胸椎棘突间隙硬膜外阻滞。骶管麻醉的禁忌证主要有骶骨畸形、脊膜突出和脑脊髓膜炎。

骶管麻醉的同时可将镇痛药加入局麻药中进行术后镇痛，所以容易被患儿及其家长接受。可单次给药或连续给药，选用低浓度的长效局麻药如 0.1% 或 0.125% 布比卡因或 0.2% 罗哌卡因，二者都具有长效的优势。骶管麻醉局麻药用量可参考许多数学模式和方程式计算，其中最可靠的是 Busoni 和 Andreucetti 的计算公式，Armitage 的计算公式更实用。分别注射 0.5mL/kg、1mL/kg、1.25mL/kg 局麻药可达骶、腰部上段和胸部中段感觉阻滞平面。大剂量局麻药（1. 25mL/kg）偶尔可导致过高平面（超过 T_4 椎体）。如果所需局麻药超过 1mL/kg，则不宜采用骶管麻醉，最好选择更高位硬膜外麻醉。可联合的镇痛药有：氯胺酮、曲马多、可乐定、阿片类药等，但应注意术后的监护。

（二）蛛网膜下隙阻滞

蛛网膜下隙阻滞适用于大部分手术时间较短的婴幼儿下腹部和下肢手术。与在成人中的应用效果一样，它起效迅速、镇痛效果确切、肌松良好。蛛网膜下隙阻滞尤其适用于容易引起术后呼吸系统并发症的高危婴幼儿，包括早产儿、低体重儿、支气管发育不良、患有慢性呼吸道疾病等的患儿。这些患儿全麻术后发生呼吸系统并发症的概率明显增加，而应用蛛网膜下隙阻滞对呼吸功能几乎无影响，又能大大减轻全身麻醉的不良反应，术后镇痛良好，对生理功能影响少，操作简单，患儿术后恢复迅速。蛛网膜下隙阻滞也适用于孕后 60 周以下早产儿，尤其是那些发生过新生儿呼吸窘迫和贫血症（血细胞比容低于 30%）的早产儿，这些患儿全麻（包括七氟烷吸入麻醉）后更易发生延迟性呼吸暂停。饱胃也是蛛网膜下隙阻滞的适应证。蛛网膜下隙阻滞不影响保护性气道反射，发生误吸的风险很低，对那些有较高术后恶心呕吐风险的患儿是一个不错的选择。蛛网膜下隙阻滞还可用于那些有明显肺部疾病和神经肌肉疾病的患儿，以避免全身麻醉而使原有的呼吸功能不全恶化。区域麻醉不会诱发恶性高热，因此蛛网膜下隙阻滞还可用于那些恶性高热的易感患儿。

对于大于 5 岁的小儿应用蛛网膜下隙麻醉表现与成人相似，但更年幼的小儿常会出现血流动力学不稳，虽然并不会出现显著的低血压或心动过缓，但可有一过性的，可通过快速输液纠正的平均动脉压的下降或脑血流的降低。

小儿蛛网膜下隙常用局麻药有丁卡因、布比卡因、左旋布比卡因及罗哌卡因，剂量可按体重、年龄或脊柱长度（第七颈椎棘突至骶裂孔距离，简称椎长）计算。新生儿及小儿蛛网膜下隙阻滞根据体重计算常用药物用量见表 16-9 和表 16-10。临床应用中，某些单位常根据脊柱长度用药，下腹部手术用布比卡因 0. 15mg/cm，下肢及会阴部手术用 0.12mg/cm，注药后 2 分钟起效，麻醉可维持 1.5 ～ 2 小时。

表 16-9　新生儿和孕后 60 周内的早产儿（≤ 5kg）蛛网膜下隙阻滞常用的局麻药用量

局麻药	剂量 (mg/kg)	体积 (mL/kg)	持续时间 (min)
1% 丁卡因	0.4 ～ 1.0	0.04 ～ 0.1	60 ～ 75
1% 丁卡因加用肾上腺素	0.4 ～ 1.0	0.04 ～ 0.1	90 ～ 120
等比重或高比重 0.5% 布比卡因	0.5 ～ 1.0	0.1 ～ 0.2	65 ～ 75
0.5% 左旋布比卡因	1	0.2	75 ～ 88
0.5% 罗哌卡因	1.08	0.22	51 ～ 68

表 16-10　儿童和青少年蛛网膜下隙阻滞常用的局麻药用量

局麻药	常用剂量
0.5% 等比重或重比重布比卡因	5 ～ 15kg：0.4mg/kg(0.08mL/kg) ＞ 15kg：0.3mg/kg(0.06mL/kg)
0.5% 等比重或重比重丁卡因	5 ～ 15kg：0.4mg/kg(0.08mL/kg) ＞ 15kg：0.3mg/kg(0.06mL/kg)

续 表

局麻药	常用剂量
0.5% 等比重左旋布比卡因	5 ~ 15kg：0.4mg/kg(0.08mL/kg) 15 ~ 40kg：0.3mg/kg(0.06mL/kg) > 40kg：0.25mg/kg(0.05mL/kg)
0.5% 等比重罗哌卡因	0.5mg/kg(最大剂量 20mg)

小儿蛛网膜下隙阻滞操作虽简单，但麻醉管理不能忽视，麻醉期间应吸氧，并常规监测血压、呼吸及氧饱和度，并应有麻醉机及急救物品准备在侧，以便随时处理。小儿特点是当下肢麻木或有内脏牵拉反应时，常难以忍受而出现哭闹，应及时应用辅助药物。小儿循环时间快，腰椎穿刺后损失的脑脊液易于恢复，故小儿脊麻后头痛发生率低。

（三）硬膜外阻滞

小儿硬膜外阻滞的应用指征，尚无一致意见。有些单位小儿腹部手术常规应用硬膜外阻滞，有些单位则仅在下腹部及会阴手术中应用。单次硬膜外阻滞已可满足大多数儿科手术麻醉，在可导致术后长时间疼痛的大手术则可放置硬膜外导管连续麻醉并用于术后镇痛。小儿施行硬膜外阻滞时，辅助药的用量必须控制，如大量应用多种辅助药物，反而使麻醉管理复杂化，亦易于引起呼吸循环并发症，故对适应证的掌握必须慎重。为解决小儿硬膜外阻滞内脏牵拉不适和阻滞平面高影响呼吸的问题，目前应用硬膜外阻滞与气管内全麻复合麻醉，这样硬膜外阻滞的优点可以保留，而牵拉不适可以消除，复合麻醉便于呼吸管理，可进行控制呼吸，可不必顾虑阻滞平面引起呼吸抑制。硬膜外与全麻复合，全麻药及肌松药用量可以减少，应激反应也减少，术毕可早期拔管，术后并发症少，术后可通过硬膜外导管进行硬膜外术后镇痛治疗。全麻与硬膜外阻滞复合应用使小儿硬膜外阻滞的应用指征扩大至胸腹部大手术，取得了良好效果，并在国内外获得推广。

小儿硬膜外腔含脂肪组织、淋巴管及血管丛较丰富，腔内间隙相对较少，而脂肪组织较为疏松，有利于药液扩散，但椎间孔通畅，药液由此漏至椎旁间隙的量也相对增多，故小儿硬膜外脊神经阻滞节段的数量并不完全按药液量的增加而呈比例地增加。小儿硬膜外腔脊神经细，鞘膜薄，故麻醉作用较成人出现早，药物浓度也可相应降低。随着年龄增长，小儿脊神经由细变粗，神经鞘膜由薄到厚，局麻药的有效浓度也和成人相似。小儿硬膜外麻醉的常用药物及使用方案见（表 16-11）。

表 16-11　小儿硬膜外麻醉的常用药物及使用方案

药物	初始剂量	持续注射（最大剂量）
布比卡因，左旋布比卡因	浓度：0.25% 加用 5μg/mL 肾上腺素（1/200 000）	< 4 个月：0.2mg/(kg. h)［0.125% 的溶液 0.15m/(kg. h)或 0.0625% 的溶液 0.3mL (kg. h)］
	剂量：< 20kg：0.75mL/kg 20 ~ 40kg：8 ~ 10mL(或 0.1mV 岁 / 脊髓节段)	4 ~ 8 个月：0.25mg/(kg. h)［0.125% 的溶液 0.2mL(kg. h) 或 0.0625% 的溶液 0.4mL (kg. h)］
	> 40kg：同成人	> 18 个月：0.3 ~ 0.375mg/ (kg. h)［0.125% 的溶液 0.3mL(kg. h) 或 0.062 5% 的溶液 0.6mL(kg. h)］
罗哌卡因	浓度：0.2%	年龄相关的输注速度同布比卡因（罗哌卡因的常用浓度：0.1%，0.15% 或 0.2%)
	剂量：ml/kg 的用法同布比卡因（见上）	< 3 个月的新生儿输注勿超过 36h

（四）外周神经阻滞

小儿不易合作，常需在浅全麻下施行神经阻滞，由于周围神经刺激器的临床应用，使小儿神经阻滞的效果提高，应用范围也有所扩大。

臂丛神经阻滞在小儿上肢手术应用较多，以腋路法为常用，在腋动脉上缘或下缘进针，当穿刺针出现与腋动脉一致的摆动时，确认针已进入腋鞘，注入 1% 利多卡因 0.8 ~ 1.0mL/kg，药液中加肾上腺素 5μg/mL。由于局麻药液量相对较大，阻滞效果常很满意，但注药时要防止注入血管内而导致局麻药毒性反应。此法不要求小儿指出异感，故常用，特别适用于急诊饱食小儿。除腋路法外，也可选用经肌间沟阻滞，进针后通过周围神经刺激器测定相应的肌颤搐部位，即使小儿在基础麻醉情况下，也可正确定位，提高臂丛神经阻滞成功率。

除臂丛神经阻滞外，下肢手术可用坐骨神经阻滞，对腹股沟手术可应用髂腹股沟下神经阻滞。

（五）超声引导在小儿区域阻滞中的应用

超声准确定位局麻药的给药部位的方法已经在区域阻滞中得到普及，超越了传统的坐标定位技术和神经刺激技术。超声实现了相关解剖结构的非侵入性成像，进而在直视下进针，提高了区域阻滞的成功率，降低局部麻醉药量 30% ~ 50%，从而可以在局麻药最大剂量范围内进行多处外周神经阻滞。而小儿个体较小，操作范围内的解剖结构更为精细；且区域阻滞常常需要在复合全身麻醉下实施，这样使神经损伤很难被观测到，大大增加了区域阻滞的危险性。超声引导穿刺技术可用于大多数类型的小儿神经阻滞，有助于避免传统方法引起的严重不良反应。超声引导神经定位对那些目前的神经定位技术不能起效的患儿更有益的，例如肌肉组织对刺激反应缺失的患儿。

连续硬膜外阻滞仍是小儿局部阻滞的基础。然而，胸段和高位腰段穿刺时硬膜穿刺针直接引起或过量麻醉药引起的脊髓意外损伤的风险令人担忧，而传统的硬膜外麻醉，包括负压定位技术，很难确定导管的最佳置入位置。新方法包括硬膜外电刺激和硬膜外导管定位，主要是超声引导确定有关的神经解剖，实时监测穿刺以及导管的置入过程。超声引导可减少骨接触，更快地定位，直接观察到神经轴索结构，距皮肤的深度以及局麻药在硬膜外腔的扩散。此外，超声能定位导管末端本身或通过注入一些生理盐水后观察导管在硬脊膜的位移来推断它的位置。超声评估也被应用于脊髓成像和寻找骶尾椎扩大的间隙（骶管位置）。在骶尾部阻滞中，超声成像下的盐水试验是定位正确导管位置的可靠指标，在两岁以下儿童中成功率为 100%。

在小儿，神经十分贴近皮肤，因此可以使用高频线性超声探头（10 兆赫及以上）。通过超声的应用，脐旁阻滞和髂腹股沟阻滞已得到改进。在实时超声引导下，将 0.25%左旋布比卡因 0.1mL/kg 双侧注入腹直肌鞘和腹直肌后方，能够为脐疝修补术提供足够的镇痛。儿童的后腹直肌鞘深度不易预测，这使得超声引导更适用于这一区域阻滞技术。超声引导应用于儿童髂腹股沟 / 髂腹下神经阻滞，0.25% 左旋布比卡因的剂量可减少到 0.075mL/kg 即能满足麻醉需要。下肢手术的儿童，可联合使用超声引导和神经刺激技术行臀肌下坐骨神经置管术，以完成术中麻醉和术后镇痛。

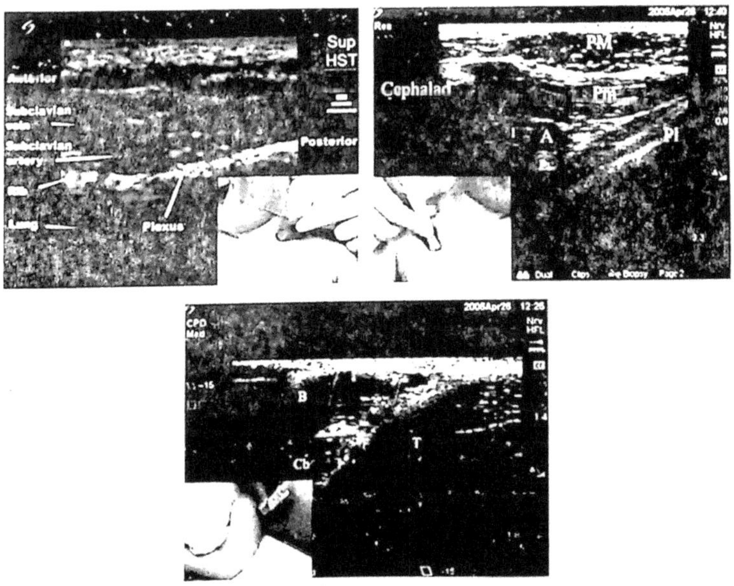

图 16-12 臂丛神经阻滞探头位置及超声表现图：锁骨上（上左）、锁骨下（上右）、腋路（下）

腋路阻滞（图 16–12）是最常应用于儿童的臂丛神经阻滞技术。但由于肌皮神经自喙突水平较早离开神经鞘，腋路往往阻滞不全。在超声引导下，可以在腋窝分辨臂丛各神经分支并在直视下注入局麻药，桡神经最先被阻滞，然后是尺神经、正中神经，最后是肌皮神经，超声技术可使腋路阻滞有效而完全。其他位点进行小儿臂丛神经阻滞，因为其操作风险较大以及成功率较低，使用一直受到限制。现在，经由超声引导可安全进行锁骨上 / 下臂丛神经阻滞（图 16–12），对于技术熟练的麻醉科医师，可完全避免气胸的发生，大大增加了操作的安全性和成功率。

参考文献

[1] 邓小明，姚尚龙，于布为，黄宇光. 现代麻醉学. 第4版. 北京：人民卫生出版社，2014.
[2] 喻田，王国林. 麻醉药理学. 第4版. 北京：人民卫生出版社，2016.
[3] 艾登斌，帅训军，姜敏. 简明麻醉学. 第2版. 北京：人民卫生出版社，2016.
[4] 韩晓玲. 神经外科手术麻醉的研究进展. 继续医学教育，2016，30 (1)：138 −139.
[5] 韩济生，樊碧发. 疼痛学. 北京：北京大学医学出版社，2012.
[6] 郑宏. 整合临床麻醉学. 北京：人民卫生出版社，2015.
[7] 陈志扬. 临床麻醉难点解析. 第2版. 北京：人民卫生出版社，2015.
[8] 张励才. 麻醉解剖学. 北京：人民卫生出版社，2016.
[9] 王森. 唇腭裂手术麻醉. 北京：人民军医出版社，2015.
[10] 孙增勤. 实用麻醉手册. 第6版. 北京：人民军医出版社，2016.
[11] 田玉科. 小儿麻醉. 北京：人民卫生出版社，2013.
[12] 黄宇光. 北京协和医院麻醉科诊疗常规. 北京：人民卫生出版社，2012.
[13] 刘延青，崔健君. 实用疼痛学. 北京：人民卫生出版社，2013.
[14] 中华医学会麻醉学分会. 中国麻醉学指南与专家共识. 北京：人民卫生出版社，2014.
[15] 李德爱. 临床疼痛药物治疗学. 北京：人民卫生出版社，2015.
[16] 房晓. 浅谈麻醉药物的管理和使用. 中国现代药物应用，2016，10 (8)：289 −290.
[17] 古妙宁. 妇产科手术麻醉. 北京：人民卫生出版社，2014.
[18] 吴新民. 麻醉学高级教程. 北京：人民军医出版社，2015.
[19] 张欢. 临床麻醉病例精粹. 第2版. 北京：北京大学医学出版社，2014.
[20] 高崇荣，樊碧发，卢振和. 神经病理性疼痛学. 北京：人民卫生出版社出版，2013.
[21] 博志俭. 疼痛诊疗技术. 北京：人民卫生出版社，2014.
[22] 刘进. 麻醉学临床病案分析. 北京：人民卫生出版社，2014.